Leitfaden der Krankenpflege
in Frage und Antwort

Für Medizinstudierende,
Krankenpflegeschulen und Schwesternhäuser

bearbeitet von

Dr. med. Johannes Haring

Oberstabsarzt a. D.
ehemals staatlichem Prüfungskommissar an der
Krankenpflegeschule des Carolahauses zu Dresden

Zehnte,
umgearbeitete und erweiterte Auflage

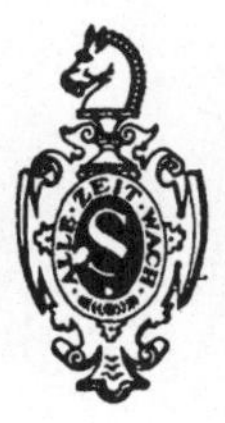

Springer-Verlag Berlin Heidelberg GmbH
1944

ISBN 978-3-662-26982-4   ISBN 978-3-662-28460-5 (eBook)
DOI 10.1007/978-3-662-28460-5

Vorwort.

Der vorliegende Leitfaden enthält in kurzer übersichtlicher Form alles, was der Lehrer einer Krankenpflegerschule im Unterricht bringen kann; seinem ärztlichen Ermessen bleibt es anheimgestellt, in Anpassung an den Bildungsgrad seiner Schülerinnen das Buch als knappen Leitfaden für eingehendere Ausführungen zu benutzen oder sich auf das Elementarste zu beschränken.

Den Schwestern ist es durch die Behandlung des reichhaltigen Stoffes in Form von Frage und Antwort erleichtert, das im Unterricht Gehörte schnell zu repetieren und sich zunächst die theoretischen Kenntnisse anzueignen; dann aber wird es ihnen auch eher gelingen, an der Hand des Leitfadens den Anforderungen zu entsprechen, welche bei Ausübung der praktischen Krankenpflege an sie gestellt werden.

Zu dem bisherigen Kreis der Schwestern und Pfleger, die sich eingehend mit den Lehren der Krankenpflege befassen müssen, sind nun auch die jungen Medizinstudierenden gekommen, die in den vorklinischen Semestern 4 Monate lang ein Krankenpflegepraktikum ableisten müssen. Der Leitfaden wurde dementsprechend etwas „medizinischer" gefaßt. Dabei wurden auch viele medizinische Fachausdrücke absichtlich nicht vermieden, da sie bei der täglichen „Umgangssprache" des Arztes für das glatte Zusammenarbeiten mit der Schwester oft unentbehrlich sind. Den Kriegsanforderungen entsprechend ist das Kapitel der Infektionskrankheiten (Kriegsseuchen) und der Ernährung gründlich umgearbeitet worden. Den Terrorangriffen Rechnung tragend wurde „für den Bunker" ein kurzer Abschnitt „Nothilfe bei der Geburt" eingefügt.

Auch die neue Auflage entspricht in ihrer Einteilung den vorgeschriebenen Lehrfächern des Gesetzes zur Ordnung der Krankenpflege; für den theoretischen Unterricht ist wieder das amtliche Krankenpflegebuch zugrunde gelegt und durch eigene Erfahrungen und Erkenntnisse ergänzt worden.

Der Leitfaden wurde von Fräulein Ninina Facchi ins Italienische übersetzt.

Klotzsche (Bez. Dresden), August 1944.

Dr. med. Haring.

1*

Inhaltsverzeichnis.

I. Einführung.

Eignung zur Krankenpflege; Aufgaben und Pflichten des Krankenpflegepersonals; Berufsehre und Berufskunde.

Frage:	Antwort:
1. Wer eignet sich zur Krankenpflege?	Nur derjenige, der eine ausgesprochene Neigung zum Krankenpflegeberuf hat und die innerliche Bereitschaft besitzt, mit seiner ganzen Persönlichkeit selbstlos und opferbereit dem Kranken zu helfen, eignet sich zur Krankenpflege.
2. Welche Eigenschaften müssen — abgesehen von den erforderlichen praktischen Kenntnissen — vom Krankenpflegepersonal verlangt werden?	Ein hohes sittliches Pflichtbewußtsein, Verantwortungsgefühl, Wahrheitsliebe und Furchtlosigkeit, Geduld und Fügsamkeit in allen oft unbehaglichen Situationen, Gehorsam und zuverlässige Treue in pünktlicher Ausführung aller ärztlichen Anordnungen. Dabei können gute Beobachtungsgabe, eine zarte Hand und Ruhe in allen Bewegungen durch redliche Übung entwickelt werden. Einfachheit in der Kleidung, Sinn für Sauberkeit und Ordnung sind selbstverständliche Voraussetzungen für eine Pflegerin.
3. Wie soll sich das Pflegepersonal selbst frisch und gesund erhalten? (Vgl. Nr. 6 S. 149.)	Es soll seine freie Zeit durch Aufenthalt in frischer Luft ausnützen, es soll auch bei der Pflege Schwerkranker zu rechter Zeit auf die eigene Erholung und besonders auf Schlaf bedacht sein und nicht durch Überanstrengung sich und den Kranken schädigen.
4. Vor welchen Gesundheitsschädigungen soll sich das Pflegepersonal besonders hüten?	Vor Mißbrauch geistiger Getränke und vor betäubenden Arzneimitteln. Einmal genommen verursachen sie stets Hunger nach mehr und schädigen, wiederholt genommen, die Gesundheit aufs schwerste. Fühlt sich der Pfleger nicht wohl, befragt er den Arzt.
5. Auf was soll die Pflegerin niemals bedacht sein?	Auf Gewinn oder Dank.

Frage:	Antwort:
6. Wie erreicht das Personal, daß es stets auf der Höhe des Wissens und Könnens steht?	Es soll keine Gelegenheit versäumen zur Fortbildung in der Krankenpflege und zur Hebung der allgemeinen Bildung durch Lektüre, Besuch von Konzert, Theater, Ausstellungen usw.
7. Wie soll das Pflegepersonal den Kranken gegenüber auftreten?	Bestimmt und sicher, dabei stets zuvorkommend und willig, mehr heiter als ernst. Die Pflegerin muß vor allem bestrebt sein, das Vertrauen des Kranken zu gewinnen.
8. Wie soll die Unterhaltung mit dem Kranken sein?	Sie soll sich dem Zustand und dem Bildungsgrad des Kranken tunlichst anpassen, den Kranken vor allem von seinem Leiden ablenken; womöglich soll die Pflegerin gar nicht über Krankheit sprechen, jedenfalls den Kranken, ebenso wie die Angehörigen betreffs Auskunft über das Leiden stets an den Arzt verweisen.
9. Wie soll die Lektüre des Kranken gewählt werden?	Schwerkranke brauchen Ruhe und keine Lektüre. Rekonvaleszenten wird etwas vorgelesen, oder es werden ihnen kleine Erzählungen, Märchen, gute humoristische Sachen zum Lesen gegeben. Tageszeitungen womöglich nicht; sie bringen oft Ereignisse, die den Kranken aufregen.
10. Welche Stellung soll die Krankenschwester auf Krankensälen einnehmen?	Sie ist Stellvertreterin des Arztes gegenüber den Kranken und muß auf gute Ordnung und Disziplin halten. Das erreicht sie am besten, wenn sie für genaues Befolgen der Hausordnung Sorge trägt.
11. Wozu sollen Leichtkranke angehalten werden?	Zu Rücksicht auf die Schwerkranken; sie sollen sich außerhalb des Krankensaales im Tagesraum oder im Freien durch Spiele usw. beschäftigen.
12. Wie soll die Schwester den Angehörigen gegenüber auftreten?	Freundlich, bescheiden und zuvorkommend. Die Pflegerin soll willig bei der Pflege Schwerkranker alle Dienstleistungen im Krankenzimmer ausführen, in der Privatpflege aber auch in der Wirtschaft und Beaufsichtigung der Kinder, soweit es möglich und notwendig ist, behilflich sein und nicht etwa selbst Bedienung verlangen.
13. Wie ist die Stellung der Krankenschwester zum Arzt?	Der Arzt ist der Vorgesetzte der Schwester; deshalb muß sie bestrebt sein, seinen Wünschen und seiner Eigenart in jeder Hinsicht gerecht zu werden und sich ihm anzupassen. Alle ärztlichen Anordnungen, auch die scheinbar unwichtigen, müssen pünktlich ausgeführt werden. Merkbuch!

Frage:	**Antwort:**
14. Wer führt die Aufsicht über sämtliche Krankenpflegepersonen eines Bezirkes?	Der **Amtsarzt** des zuständigen staatlichen Gesundheitsamtes. Jede Krankenschwester hat ihre Berufsführung ihm gegenüber zu verantworten. Er soll ihr aber auch jederzeit mit Rat zur Verfügung stehen.
15. Wie soll sich das Personal gegen Mitpfleger bei gemeinsamer Pflegetätigkeit verhalten?	Es ist von großer Bedeutung für den Kranken, daß die Pflegenden übereinstimmend arbeiten und sich gut vertragen. Dabei müssen sich die jüngeren den älteren Schwestern willig fügen und nicht empfindlich sein. Die älteren sollen es aber auch nicht an Geduld und Nachsicht fehlen lassen. Mitpflegenden Wärtern gegenüber wird die Schwester durch sicheres Taktgefühl stets das Richtige zu treffen wissen.
16. Wie soll das Pflegepersonal sich gegen die Geistlichen benehmen?	Es soll ihnen rechtzeitig die Wünsche der Patienten nach den Tröstungen der Religion übermitteln, jedoch das Einwirken auf die Kranken im Sinne einer anderen Religion unbedingt ablehnen. Das Personal muß sich der religiösen Auffassung des Kranken anpassen.
17. Wie berücksichtigt die Pflegerin am besten den Seelenzustand des Kranken?	Sie sucht durch warme, herzliche Anteilnahme das Vertrauen des Kranken und dadurch ein Bild von seinen Sorgen und Gedanken zu gewinnen. Den oft unfreundlichen, eigensinnigen Stimmungen des Kranken kann sie am besten begegnen, wenn sie gleichmäßig freundlich ist; sie kann so viel zur Genesung beitragen.
18. Wie weit muß die Verschwiegenheit der Pflegerin gehen?	Sie darf nie über die Art des Leidens Auskunft geben, oft selbst nicht den Angehörigen (gesetzliches Berufsgeheimnis, vgl. Nr. 25, S. 180). Aber auch intime Familienangelegenheiten, die ihr erzählt worden sind, oder die sie selbst beobachtet hat, dürfen nicht zum Unterhaltungsstoff mit anderen Leuten gemacht werden. Eigne und Berufsangelegenheiten stelle sie stets in den Hintergrund.
19. Was verstehen wir unter Berufsehre?	Vor sich selbst und vor seinen Volksgenossen ehrenvoll, einwandfrei und rein in jeder Beziehung dazustehen und aus vollem Herzen die großen, selbstgewollten Pflichten uneigennützig auszuführen.
20. Was umfaßt die Berufskunde?	Alle den Krankenpflegeberuf regelnden Gesetze und Vorschriften, insbesondere das Krankenpflegegesetz und die Krankenpflegeordnung vom

Frage:	Antwort:

28. 9. 1938, ferner das Arbeitsrecht (vgl. S. 178) und die Einrichtungen der Berufsorganisationen (vgl. S. 178).

21. Was verstehen wir unter Ausübung der Heilkunde? — Jede Tätigkeit zur Feststellung, Heilung oder Linderung von Krankheiten.

22. Wer darf die Heilkunde ausüben? — Nur der staatlich approbierte Arzt und der Naturheilpraktiker, wenn er die behördliche Erlaubnis dazu hat nach dem Heilpraktikergesetz vom 17. 2. 1939, nicht aber Krankenschwestern und Krankenpfleger, denen sonst die staatliche Berufserlaubnis wieder entzogen wird.

23. Wer die Krankenpflege? — Nur die staatlich anerkannten „**Krankenschwestern**" und „**Krankenpfleger**", deren Berufsbezeichnung gesetzlich geschützt ist (vgl. S. 177, Z. 3).

II. Weltanschauliche Schulung.

Erb- und Rassenkunde; Erb- und Rassenpflege; Bevölkerungspolitik.

1. Wo findet die politische Weltanschauung des Nationalsozialismus ihren Ausdruck? — Im Programm der NSDAP. vom 24. 2. 1924, in dessen 25 Punkten die Grundgedanken für den verfassungsrechtlichen Aufbau des Deutschen Reiches niedergelegt sind.

2. Was ist die Aufgabe der politischen Schulung? — Sie hat neben der Sicherstellung des in den Erziehungsanstalten des deutschen Volkes Erlernten und der Übung seiner richtigen Anwendung vor allem jeden Volksgenossen zu einem politisch und weltanschaulich sicheren Glied der Volksgemeinschaft zu machen und damit die Einheit des politischen Willens der Nation zu sichern.

3. Wer ist der Träger dieser Schulung? — Ausschließlich die NSDAP. Weder staatliche noch ständische Einrichtungen sind befugt, Schulungen anzuordnen oder durchzuführen.

4. Was ist eine Rasse? — Als Rasse bezeichnen wir eine Gruppe von Lebewesen (Menschen, Tieren, Pflanzen), deren einzelne Glieder das gleiche körperliche und seelische Bild bieten und dieses vererben.

5. Welche Menschenrassen unterscheiden wir in Europa? — Hauptsächlich 5 Rassen, und zwar die nordische (mit der fälischen), die westische, die dinarische, die ostische und die ostbaltische Rasse.

Frage:	**Antwort:**
6. Wie unterscheiden sich die verschiedenen Rassen?	Körperlich und seelisch. Körperlich besonders in der Schädelform; langköpfige Rassen sind die nordische, fälische, westische; kurz-rundköpfig sind die ostbaltische, ostische und dinarische Rasse.
7. Was verstehen wir unter **Erb- und Rassenkunde?**	Rassenkunde ist die Lehre von der Entstehung, dem Vorkommen und den Kennzeichen der menschlichen Rassen; Erbkunde ist die Lehre von der Gesetzmäßigkeit, nach der Erbanlagen von Geschlecht zu Geschlecht weitergegeben werden.
8. Was verstehen wir unter Volkscharakter?	Bestimmte seelische Rasseneigentümlichkeiten innerhalb eines Volkes.
9. Welche seelischen Werte hat die nordische Rasse?	Urteilsfähigkeit, Wahrhaftigkeit, Treue, Sauberkeit, Kühnheit, Tatkraft, Führereigenschaften des heldischen Menschen.
10. Warum entsteht trotz der jahrhundertelangen Mischung der einzelnen Hauptrassen keine ausgesprochen einheitliche „Mischrasse"?	Es beruht auf den Gesetzen des Erbganges, daß immer wieder die Merkmale der einzelnen Rassen zum Durchbruch kommen.
11. Welchen Gesetzen unterliegt der Erbgang?	Der Mönch Gregor Mendel entdeckte 1865 an Erbsen, daß die Erbanlagen je zur Hälfte von väterlicher und von mütterlicher Seite stammen und sich gesetzmäßig vererben. Besitzen beide Eltern die gleiche Eigenschaft (z. B. Augenfarbe) schon von den Vorfahren reinerbig, dann werden alle Kinder diese zeigen. Haben die Eltern nicht die gleiche Augenfarbe (beispielsweise), so sind die Kinder mischerbig. Dabei überdeckt ein einerbiges Merkmal (z. B. braunäugig) des einen ein anderes Merkmal (blauäugig) des anderen Elternteiles. Man spricht dann davon, daß die Erbanlage für braunäugig dominant (überdeckend) und blauäugig rezessiv (überdeckbar) ist. Seltener ist der intermediäre Erbgang (z. B. weiß + rot = rosa).
12. Wie heißen die drei Mendelschen Gesetze?	Das Gleichförmigkeitsgesetz, das Spaltungsgesetz und das Unabhängigkeitsgesetz.
13. Was verstehen wir unter **Erbbild** und **Erscheinungsbild?**	Im Erscheinungsbild sind nur die dominant ererbten Eigenschaften sichtbar, im Gegensatz zu den überdeckten Erbanlagen. Im Erbbild dagegen sind alle, auch die überdeckten Erbanlagen vorhanden. Erst bei einer Paarung mit gleicher rezes-

Frage:	**Antwort:**
	siver Erbanlage kann diese auch im Erscheinungsbild auftreten.
14. Wann kommt es zu Reinerbigkeit?	Wenn Vater und Mutter eine von lange her ererbte gleiche Anlage besitzen, überträgt sich diese auf alle Kinder.
15. Vererben sich erworbene Eigenschaften?	Nein; nur angeborene Eigenschaften und Krankheitsanlagen vererben sich.
16. Ist eine Beeinflussung der Erbmasse durch die Umwelt möglich?	Nein, eine Schädigung der Keimanlagen und dadurch bedingt eine Änderung der Erbmasse (Mutation) ist nur möglich durch Röntgen- und Radiumbestrahlung, wohl auch durch Alkoholmißbrauch, nicht aber durch Umwelteinflüsse.
17. Welche Rolle spielt die Umwelt und die Erziehung?	Beide können die Erbanlagen lediglich fördern oder hemmen, aber nicht von Grund auf ändern; das ist am deutlichsten nachgewiesen bei eineiigen Zwillingen (Zwillingsforschung).
18. Welches Bestreben hat der deutsche nationalsozialistische Staat in der **Erbgesundheitspflege?**	Er will wertvolles Erbgut dem Volkskörper erhalten und mehren (positive Erbpflege) und biologisch Minderwertiges ausschalten (ausmerzende Erbpflege).
19. Welche Gesetze sind dazu geschaffen worden? (Vgl. Abschnitt VIII, 3, S. 186!)	a) **Das Gesetz zur Verhütung erbkranken Nachwuchses** vom 14. 7. 1933, b) **das Gesetz gegen gefährliche Gewohnheitsverbrecher und über Maßregeln der Sicherung und Besserung** vom 24. 11. 1933, c) **das Gesetz zum Schutze des Blutes und der Ehre** vom 15. 9. 1935, d) das Gesetz zum Schutze der Erbgesundheit des deutschen Volkes **(Ehegesundheitsgesetz)** vom 18. 10. 1935.
20. Welche Aufgabe hat die **Volkspflege** im deutschen Staate?	Neben der Bekämpfung der Erbkrankheiten und der Rassenmischung trifft der heutige Staat **bevölkerungspolitische Maßnahmen** im Sinne der Aufartung gegen den Geburtenrückgang (Ehestandsdarlehen) und durch Förderung der gesunden, kinderreichen Familien (Kinderbeihilfen, Steuererleichterung usw.).
21. Was bezweckt die Verordnung über die **staatliche Sportaufsicht** und die öffent-	Die Sicherstellung planmäßigen Einsatzes der Leibesübungen durch Klarstellung der Zuständigkeit der einzelnen Behörden für die staatliche Sportaufsicht, durch zweckmäßige, sparsame Ver-

Frage:	Antwort:
liche Sportpflege (R. M. d. I. vom 20. 6. 1940)?	wendung der Zuschüsse, Erhaltung vorhandener Übungsstätten und weiterer öffentlicher Sportpflege.

III. Gesundheitslehre.

A. Allgemeine und persönliche Hygiene.

Frage	Antwort
1. Was gehört zu den natürlichen Grundbedingungen des menschlichen Lebens?	Luft, Licht und Wärme, Wasser und dem Klima entsprechende Nahrung, Wohnung und Kleidung.
2. Woraus ist die Luft zusammengesetzt und wozu brauchen wir dieselbe?	Die Luft besteht aus ca. 21 % Sauerstoff, 78 % Stickstoff und etwa 0,05 % Kohlensäure; oft sind ihr Wasserdampf, Staubteile und Keime beigemengt. Wir brauchen die Luft zum Atmen.
3. Was versteht man unter **Luftdruck** und Bergkrankheit?	Der Luftdruck bezeichnet den mit dem Barometer gemessenen Druck einer Luftsäule von je 1 kg auf 1 qcm Fläche. Mit steigender Höhe fällt der Luftdruck, und der Sauerstoffgehalt nimmt ab; das dadurch bedingte Übelwerden in bestimmten Höhenlagen nennt man Bergkrankheit.
4. Woher stammt das Licht der Erde?	Von der Sonne. (Vgl. Ziffer 15, Seite 150.)
5. Was für Strahlen sendet die Sonne?	Lichtstrahlen, Wärmestrahlen und ultraviolette Strahlen, die Pigment bilden (Hautbräunung), wobei Vitamine entstehen.
6. Wie können wir uns erwärmen?	Äußerlich durch Sonne und Feuer; innerlich durch Verbrennung der Nahrungsmittel (Oxydation), was durch jede Art von Muskelarbeit gesteigert wird.
7. Welchen Einfluß übt der **Boden** auf die Gesundheit aus?	Er beeinflußt sie durch seinen Wassergehalt und seine Pflanzen, die ständig Sauerstoff ausatmen und uns direkt und durch die Tierwelt ernähren.
8. In welchem Aggregat-Zustand kommt **Wasser** vor?	Flüssig bei 1—100° C; fest unter 0° als Eis und gasförmig über 100° als Wasserdampf.
9. Wo finden wir gutes Trinkwasser? (Vgl. S. 63, Z. 9.)	In Quellen, im Grundwasser und stehenden Wassern (Staubecken) von 20 m Tiefe an abwärts, in den städtischen Wasserleitungen; nicht aber in Bächen, Flüssen und Seen.

Frage:	**Antwort:**
10. Wie wird zu starker Kalkgehalt des Wassers ausgeglichen?	Hartes, zu kalkhaltiges Wasser eignet sich nicht zum Kochen von Hülsenfrüchten, Kaffee und Tee oder zum Waschen. Zusetzen von Kaiser-Borax zum Waschwasser, Natron zum Kochen macht es brauchbar.
11. Aus welchen Baustoffen besteht unser Körper?	Zu 68 % aus Wasser; ferner enthält er 20 % Eiweißkörper, 2,5 % Fett und 9—10 % Mineralsalze (Kalium, Kalzium, Phosphor, Eisen usw.).
12. Welches **Klima** unterscheiden wir gesundheitlich?	a) Schonungsklima in geschützter Ebene und mäßiger Höhenlage, das Ruhe bringt; b) Reizklima im Hochgebirge und am Meer.
13. Wie soll die menschliche **Wohnung** möglichst beschaffen sein?	Luftig, sonnig, gut erwärmbar und nicht überfüllt. (Vgl. Nr. 15, Seite 150.)
14. Welches ist der Zweck der Beschaffenheit unserer **Kleidung?**	Die Kleidung dient zur Erhaltung des Wärmegleichgewichtes unseres Körpers. Und zwar soll sie im Winter vor zu großer Wärmeabgabe, im Sommer gegen übermäßige Wärmeaufnahme schützen, unter Regulierung der Wasserabgabe durch die Haut. Dazu müssen die Stoffe lufthaltig (porös) sein.
15. Worin besteht die persönliche Körperpflege?	In der Aufgabe, alle Funktionen des Körpers und des Geistes in voller Harmonie zur Gestaltung zu bringen, insbesondere durch richtige Atemtechnik, Gymnastik und Leibesübungen, Hautpflege, Mundpflege und richtige Ernährung.

B. Bau und Verrichtungen des menschlichen Körpers.

1. Beschreibung der Körperoberfläche.

1. Was bedeuten die Worte **Anatomie, Physiologie, Histologie, Biologie?**	Anatomie ist die Lehre vom Bau des menschlichen Körpers, Physiologie die Lehre von seinen Verrichtungen; Histologie heißt Gewebslehre und Biologie die Lehre von den Lebensvorgängen.
2. Wonach wird eine **Körperstelle,** z. B. der Sitz einer Wunde, eines Schmerzes bezeichnet?	Nach der Körperseite, nach festliegenden Punkten und Linien der Körperoberfläche und nach der Körpergegend.
3. Was heißt rechts und links?	Was beim Kranken rechts oder links ist.
4. Was heißt oben und unten?	Oben, was nach dem Kopfe zu, unten, was nach den Füßen zu liegt.

Frage:	**Antwort:**
5. Was heißt vorn und hinten?	Vorn das nach der Gesichtsseite, hinten das nach dem Rücken zu Gelegene.
6. Was heißt innen und außen?	Was nach der Körpermitte oder Körperlängsachse (einer gedachten Linie, die vom Scheitel zur Fußsohle verläuft) zu gelegen ist, heißt innen; außen, was sich von ihr entfernt.
7. Messung. Wie lang und breit ist I h r rechter Zeigefinger, Schwester; wie weit können Sie mit der rechten Hand spannen?	(Der Zeigefinger ist durchschnittlich 8—10 cm lang und etwa 2 cm breit; die Handspanne faßt ungefähr 18, beim Manne 23 cm.)
8. Wieviel cm bedeutet: „3 Querfinger breit?"	Etwa 5—6 cm.
9. Welche **festliegenden Punkte** haben wir an der Körperoberfläche?	Die Scheitelhöhe, den höchsten Punkt des Schädeldaches; die Nasenwurzel; inneren und äußeren Augenwinkel; Mundwinkel; oberen und unteren Rand des Ohransatzes; Unterkieferwinkel; Schulterhöhe; Ellenbogenknorren; Kehlgrube; untere Spitze des Brustbeins und Magengrube; Brustwarzen; Nabel; oberen Rand der Schambeinfuge; vorderen oberen Darmbeinstachel; Sitzbeinhöcker; Rollhügel; Kniescheibe; äußeren und inneren Fußknöchel.
10. Welche **Bestimmungslinien** haben wir?	Den Scheitel oder die Mittellinie des Kopfes; die vordere und hintere Mittellinie (Wirbelsäule!) des Rumpfes; senkrecht durch die Brustwarze gedacht die Brustwarzenlinie, senkrecht durch die Mitte der Achselhöhle die Achsellinie; ferner schräg verlaufend den Unterkieferrand, unteren Rippenrand oder Rippenbogen, Beckenkamm, Schenkelbeuge (Leisten).
11. Wonach werden im allgemeinen die **Körpergegenden** benannt?	Außer den volksüblichen Bezeichnungen wie Wangen, Kinn, Nacken, Weichen oder Flanken, Gesäß, Wade: nach den dort oder darunter befindlichen Organen oder Knochen.
12. Zum Beispiel?	Die Herzgegend (vom linken Brustbeinrand bis fast zur linken Brustwarzenlinie, nach oben von der 3. nach unten bis zur 6. Rippe reichend), Magengegend, Lebergegend, Milzgegend, Nieren- oder Lendengegend, Kehlgegend, Schulterblatt-

Frage:	**Antwort:**
	gegend, Kreuzbeingegend usw. Wir sprechen auch von Halsdreiecken, Ober-, Mittel- und Unterbauchgegend.
Zeigen Sie diese Gegenden durch Handauflegen!	
13. Wie unterscheidet man die Seiten des Vorderarmes?	Man spricht hier nicht von Vorder- und Rückseite usw., sondern von Streck- und Beugeseite, Daumen- und Kleinfingerseite.

2. Die Bestandteile des menschlichen Körpers.

a) Gewebslehre.

14. Woraus setzt sich der menschliche Körper zusammen?	Er ist aufgebaut aus mikroskopisch kleinsten Zellen, die sich aus Zelleib (Protoplasma) und Zellkern zusammensetzen. Das Wachstum des Körpers entsteht durch Zellteilung, die Erhaltung des Körpers durch die Arbeit in den Zellen.
15. Was ergibt die Gesamtheit solcher Zellen?	Sie ergibt je nach der Art ihrer Zusammensetzung die verschiedenen Körpergewebe.
16. Aus was für Geweben setzt sich nun der menschliche Körper zusammen?	Aus Epithel- oder Deckgewebe, aus Stützgewebe, Muskelgewebe und Nervengewebe. Das Epithel- oder Deckgewebe überzieht die inneren und äußeren Körperoberflächen und bildet die drüsigen Organe. Das Stützgewebe besteht aus dem Bindegewebe, Fettgewebe, Knorpel- und Knochengewebe. Das Bindegewebe umhüllt als häutige Kapsel die inneren Organe, füllt die Lücken zwischen den Organen aus und ist Bestandteil der Gelenkkapseln, Bänder und Sehnen; das Fettgewebe befindet sich zwischen den Bindegewebsfasern; das Knorpelgewebe verbindet die Knochen miteinander und überzieht die Gelenkenden der Knochen; das Knochengewebe bildet das Knochengerüst des Körpers.

b) Knochenlehre.

17. Welche sind die harten Bestandteile?	Knochen und Knorpel, Zähne.
18. Die Gesamtheit der Knochen bildet was?	Das Knochengerüst (Skelett), das dem Körper als Stütze dient.

Frage:	**Antwort:**
19. Woraus besteht ein Knochen?	Aus der starken Rinde, die das schwammartige innere Gewebe umhüllt, aus dem in diesem Gewebe befindlichen Knochenmark und der ihn außen überziehenden, die Blutgefäße und Nerven führenden Knochenhaut.
20. Was für verschiedene Knochen unterscheiden wir?	Die Knochen werden nach ihrer Form unterschieden, und zwar gibt es lange oder Röhrenknochen, kurze Knochen und breite oder platte Knochen.
21. Wie sind die Knochen untereinander verbunden?	Entweder durch Fugen und Nähte (beim Neugeborenenschädel unverknöchert: Fontanelle) oder beweglich durch Gelenke.
22. Wie sieht ein Gelenk aus?	Das eine Knochenende bildet die Gelenkpfanne; das andere ist walzenförmig oder kugelig gestaltet und heißt Gelenkkopf. Beide Knochenenden haben einen Knorpelüberzug, sind durch einen sehnigen Sack, die Gelenkkapsel, welche die Gelenkschmiere enthält, abgeschlossen und durch Gelenkbänder und Sehnen beweglich verbunden.
23. Wie teilen wir die **Knochen des Kopfes** ein?	In die des Gesichts- und des Hirnschädels.
24. Welche Knochen bilden den Hirnschädel?	Er wird gebildet aus Stirnbein, Scheitel- und Schläfenbein, Hinterhauptsbein, Siebbein, Keilbein und Warzenfortsatz.
25. Welche Knochen bilden den Gesichtsschädel?	Er wird gebildet aus den paarigen Nasen-, Tränen-, Joch-, Oberkiefer- und Gaumenbeinen, dem Unterkiefer, dem Zungenbein und den Nasenmuscheln.
26. Welche Höhle umschließen die Schädelknochen?	Die Schädelhöhle.
27. Womit steht sie in Verbindung?	Die Schädelhöhle steht durch das große Hinterhauptsloch mit dem Wirbelkanal in Verbindung.
28. Welche Höhlungen enthält der Gesichtsschädel?	Die Höhlungen für die wichtigsten Sinneswerkzeuge: die Augenhöhlen, die Höhlung für das Gehörorgan, die Nasenhöhlen, die Mundhöhle.
29. Aus welchen Teilen besteht die **Nase**?	Aus dem Nasenrücken mit knöchernem Nasenbein, Seitenflächen, Nasenflügeln und Nasenlöchern. Die Nasenhöhle wird durch die Nasenscheidewand in zwei Hälften geteilt, in die von den Seitenflächen her je drei Nasenmuscheln hineinreichen, so daß der untere, mittlere und obere Nasengang entsteht.

Frage:	**Antwort:**
30. Mit welchen Höhlen steht die Nasenhöhle in Verbindung?	Mit den sog. Nasennebenhöhlen, und zwar der Stirn-, Oberkiefer-, Sieb- und Keilbeinhöhle, sowie durch den Tränennasenkanal mit der Augenhöhle.
31. Was befindet sich in den oberen Teilen der Nasenschleimhaut?	Die Nervenenden des Geruchsnerven, die sog. Riechzellen.
32. Was nennen wir **Rachen?**	Der hintere Ausgang der Nasenhöhle mündet in den Nasen-Rachenraum, dessen Rückwand von der Halswirbelsäule und dessen Vorderwand von den Gaumenbögen mit den lymphatisches Gewebe enthaltenden Gaumenmandeln gebildet wird. Im oberen Teile des Rachens liegt die Rachenmandel; etwas darunter münden die vom Mittelohr kommenden Ohrtrompeten (Tuben).
33. Wie ist der **Kehlkopf** gestaltet?	Er besteht aus mehreren Knorpeln — vorn der Adamsapfel —; darüber der Kehldeckel, der verhindert, daß Speisebrei in den Kehlkopf gelangt; im Innern die von den elastischen Stimmbändern gebildete Stimmritze.
34. Woraus besteht die **Luftröhre?**	Sie ist ein durch Knorpelringe gestützter elastischer Schlauch, dem der Kehlkopf aufsitzt und der, wie die gesamten Luftwege, Flimmerepithel führt zur Wiederentfernung eingedrungenen Staubes.
35. Wo befinden sich die **Zähne?**	Sie stehen mit ihren Wurzeln in den Zahnfächern des Oberkiefers und Unterkiefers.
36. Wieviel Zähne hat der Erwachsene? Welche?	32. In jeder Kieferhälfte: 2 Schneidezähne, 1 Eck- oder Augenzahn, 2 vordere Backzähne und 3 hintere Back- oder Mahlzähne. Der letzte Mahlzahn heißt Weisheitszahn; er bricht häufig erst nach dem 20. Lebensjahre durch.
37. Was für Zähne hat das **Milchgebiß?**	Das Milchgebiß hat 20 wurzellose **Zähne.**
38. In welcher Reihenfolge erscheinen die Milchzähne gewöhnlich?	Die beiden unteren mittleren Schneidezähne im 5.—9. Monat, die 4 oberen Schneidezähne im 9.—10. Monat, die 4 ersten Backzähne und die unteren seitlichen Schneidezähne im 12.—15. Monat, die 4 Eckzähne und die weiteren 4 Backzähne bis zum Ende des 2. Jahres.

Frage:	**Antwort:**
39. Wann findet der Zahnwechsel statt?	Vom 7.—13. Lebensjahre.
40. Woraus besteht der Zahn des Erwachsenen?	Aus der von Zahnschmelz umschlossenen Krone, dem Zahnhals und der von der Wurzelhaut bekleideten Zahnwurzel, in deren Höhlung der Zahnnerv und die Zahngefäße liegen. Schneide- und Eckzähne haben 1, Backzähne 2 und die oberen Mahlzähne meist 3 Wurzeln.
41. Aus welchen **Knochen** besteht der **Rumpf?**	Aus Wirbelsäule mit Brustkorb und Beckenring.
42. Welche Aufgabe hat die Wirbelsäule? (Vgl. Nr. 102, 103, S. 26.)	Sie ist Träger des Kopfes, Stütze des Rumpfes und dient zum Schutze des Rückenmarks.
43. Welche Biegungen der Wirbelsäule sind normal?	Genickhöhlung, Schulterblattwölbung, Lendenhöhlung und Kreuzbeinwölbung.
44. Auf welchen Knochen ruht der Körper in der Rückenlage?	Außer dem Hinterkopf auf den Schulterblättern, Kreuzbein sowie den Fersen (vgl. Nr. 29, S. 89).
45. Aus welchen Knochen setzt sich die Wirbelsäule zusammen?	Aus 7 Hals-, 12 Brust-, 5 Lendenwirbeln, dem Kreuzbein und dem Steißbein. Der Wirbel ist ein knöcherner Ring, der das Wirbelloch umschließt, hat Seitenfortsätze und nach hinten den Dornfortsatz, der durch die Rückenhaut fühlbar ist und abgezählt werden kann. Die Wirbelkörper sind durch Knorpelscheiben elastisch untereinander verbunden.
46. Welche Knochen gehören zum Brustkorb? (Vgl. Nr. 94, 95, Seite 25.)	Außer den 12 Brustwirbeln, gelenkig mit ihnen verbunden, auf jeder Seite 12 Rippen, von denen 7 direkt und 3 durch Bänder vorn am Brustbein ansetzen. 2 Rippenpaare enden frei. Mit dem oberen Ende des Brustbeins steht jederseits das Schlüsselbein in gelenkiger Verbindung, das mit seinem äußeren Ende an der Schulterblattgräte befestigt ist. Das Schulterblatt selbst ist ein platter Knochen, dessen innerer Rand parallel der Wirbelsäule verläuft.
47. Wie kann der Schulterring vom Brustkorb abgehoben werden?	Durch Aufstützen der Arme. Dadurch kann bei Atemnot dem Brustkorb freiere Beweglichkeit verschafft werden. (Vgl. Nr. 16, Seite 130.)

Frage:	Antwort:
48. Welche Knochen bilden den Beckenring?	Außer dem Kreuzbein und Steißbein die aus Schambein, Darmbein und Sitzbein bestehenden Hüftbeine. An der Vereinigung dieser 3 Hüftbeinteile befindet sich die Gelenkpfanne für den Oberschenkelkopf. Durch die Berührung der beiden Schambeine entsteht die Schambeinfuge.
49. Wie heißen die unteren Vorsprünge der Sitzbeine?	Die Sitzbeinhöcker, auf denen der Mensch sitzt.
50. Die Knochen der oberen Gliedmaßen sind welche?	Der Oberarmknochen, die beiden Unterarmknochen: Elle und Speiche, die Handwurzel-, Mittelhand- und Fingerknochen (Grundglied, Mittelglied und Nagelglied).
51. Wie heißen die Knochen der unteren Gliedmaßen?	Der Oberschenkelknochen, der längste und stärkste Knochen des ganzen Körpers mit Kopf, Hals und großem Rollhügel; Kniescheibe; Schienbein und Wadenbein; Fußwurzel-, Mittelfuß- und Zehenknochen.

c) Weichteile.

Frage:	Antwort:
52. Die **Weichteile** des menschlichen Körpers sind welche?	Muskeln, Bindegewebe und Fett, Haut und Schleimhäute, Drüsen, Gefäße, Eingeweide, Gehirn und Nerven.
53. Was ist der Unterschied zwischen Fleisch und Muskeln?	Das ist dasselbe.
54. Welche Aufgabe haben die **Muskeln?**	Sie haben die Eigenschaft, sich zusammenzuziehen und wieder zu erschlaffen und ermöglichen so, wenn sie an zwei durch ein Gelenk verbundenen Knochen ansetzen, die Bewegungen.
55. Wie sind sie an den Knochen befestigt?	Entweder unmittelbar oder durch Sehnen, das sind weiße, derbe bindegewebige Stränge, in die die Muskelenden übergehen.
56. Wovon sind die Sehnen umgeben?	Von Sehnenscheiden, die etwas Schleim enthalten, damit die Sehnen besser gleiten können.
57. Was für Arten von Muskeln unterscheiden wir?	Wir unterscheiden lange und kurze, platte und ringförmige (Schließ-) Muskeln; oder die willkürlichen quergestreiften Muskeln und die unwillkürlichen glatten (z. B. der Baucheingeweide.) Die einzige Ausnahme bildet das Herz, dessen unwillkürliche Arbeit von quergestreiften Muskeln geleistet wird. (Vgl. Nr. 100, S. 26; Nr. 145, S. 32.)

Frage:	**Antwort:**
58. In welcher Gestalt kommt das **Bindegewebe** vor?	Als maschenartiges Gewebe, das mit Fett ausgefüllt ist (Unterhautzellgewebe), in Sehnen und Bändern, Gelenkkapseln und als straffe Bindegewebsschicht (Fascie).
59. Welche Bedeutung hat das **Fett**?	Es dient als Polster und gibt dem Körper seine abgerundete Form, bildet aber auch eine Aufspeicherung überschüssigen Nahrungsmaterials.
60. Welche Bedeutung hat die **Haut** für den menschlichen Körper?	Die Bedeutung der Haut ist eine sehr vielfache: sie bildet eine schützende Einhüllung des Körpers, regelt seine Wärmeabgabe, atmet, dünstet aus (z. B. den Harnstoff), bildet das Vitamin D, gibt Schutz gegen Krankheitserreger und ist wichtig als Tastorgan.
61. Welche Schichten unterscheiden wir?	Oberhaut, Lederhaut und Unterhautzellgewebe.
62. Welche Schicht ist bei Brandblasen abgehoben und was sieht man auf dem Grunde geöffneter Blasen?	Die Oberhaut ist abgehoben, man sieht die Lederhaut.
63. Was befindet sich in der Lederhaut?	Ein dichtmaschiges Adernetz, die Anfangsfasern der Gefühlsnerven, die Haarwurzeln, Schweiß- und Talgdrüsen.
64. Was gehört zu den Gebilden der Haut?	Die Haare, die Finger- und Zehennägel, die die Endgliederspitzen durch ihre Härte schützen.
65. Was versteht man unter Hautatmung?	Das fortwährende Ausdunsten von Wasser und gasförmigen Stoffen (Dampfen der Tiere!).
66. Wann läßt sie nach?	Wenn die Haut nicht durch Waschen und Wäschewechsel sauber gehalten wird.
67. Was ist **Schleimhaut**?	Die Auskleidung der Körperöffnungen und der Eingeweide, z. B. des Mundes, der Nase, des Darmes.
68. Was sind **Drüsen**?	Gebilde im Körper, die Säfte absondern, z. B. Tränen, Speichel, Magensaft, Galle, Talg, Schweiß, Schleim. Diese Absonderung erfolgt durch Ausführungsgänge und heißt äußere Sekretion. **Drüsen mit innerer Sekretion**, wie Hirnanhang, Schilddrüse, Thymus, Langerhanssche Inseln, Nebennieren und Geschlechtsdrüsen haben keine Ausführungsgänge. Ihre Produkte sind die Inkrete und **Hormone**, die jetzt auch künstlich hergestellt werden, z. B. Suprarenin, Hypophysin, Insulin.

Frage:	Antwort:
69. Welche Aufgabe haben die Lymphdrüsen, besser genannt **Lymphknoten?**	Sie sind als Filter in die aus den feinen Lymphhaargefäßen oder Lymphgängen der Gewebe hervorgehenden Lymphbahnen eingeschaltet.
70. Was für **Gefäße** gibt es außer den Lymphbahnen?	Die Blutgefäße, und zwar Schlagadern oder Pulsadern (Arterien) mit starken elastischen Wandungen, die das Blut vom Herzen wegführen, ferner Blutadern (Venen) mit dünneren, mit taschenartigen Klappen versehenen Wänden, in denen das Blut zum Herzen zurückströmt und die ganz feinen Haargefäße (Kapillaren), durch deren Wandung der Austausch der Nährstoffe in den Geweben erfolgt.

d) Die flüssigen Bestandteile.

Frage:	Antwort:
71. Die flüssigen Bestandteile des Körpers sind welche?	Außer den Drüsenabsonderungen und den Flüssigkeiten im Auge und Ohr enthält der Körper Blut und Lymphflüssigkeit.
72. Woraus besteht das **Blut?**	Es ist eine klebrige Flüssigkeit (Blutplasma), die ihre rote Farbe durch mikroskopisch kleine, rote, runde Scheiben, die roten Blutkörperchen, die Träger des Blutfarbstoffes (Hämoglobin), erhält. Außerdem befinden sich in der Blutflüssigkeit noch weiße Blutkörperchen, doch in geringerer Zahl (8—10000) als die roten (4,5 Mill. im ccm Blut), und die Blutplättchen, die bei der Gerinnung eine Rolle spielen. Die Gesamtblutmenge des Menschen beträgt etwa ein Fünfzehntel seines Körpergewichtes.
73. Was geschieht außerhalb der Adern mit dem Blut?	Es gerinnt; z. B. das beim Aderlaß in einem Gefäß aufgefangene Blut scheidet sich in Blutkuchen (Fibrin + Blutkörperchen) und Blutflüssigkeit (= Blutserum).
74. Welche Bedeutung hat das Blut?	Es ist ein Transportmittel. Es bringt den in der Lunge aufgenommenen Sauerstoff und die von den Lymphgefäßen im Darm aufgenommenen Nährstoffe zu den entlegensten Körperteilen und läßt diese so der Nahrung teilhaftig werden.
75. Was sind **Blutgruppen?**	Wir kennen beim Menschen 4 Blutgruppen und zwar O, A, B und AB, die bei der Blutübertragung eine Rolle spielen, nämlich ob sich die Blutkörperchen zusammenballen (agglutinieren) oder sich nicht stören. Es muß vor jeder Bluttransfusion festgestellt werden, ob sich die Blut-

Frage:	**Antwort:**

	gruppe des Spenders mit der des Empfängers verträgt.
76. Stehen bei starken Blutverlusten und bei bestimmten bedrohlichen Krankheiten jederzeit **Blutspender** zur Verfügung?	Ja; die Richtlinien über die Einrichtung des Blutspenderwesens im Deutschen Reiche vom 5. 3. 1940 ordnen an, daß in bestimmten Krankenhäusern gesunde Blutspender schnell zur Verfügung stehen müssen — jeder etwa einmal monatlich —, die dafür bezahlt werden.
77. Wie sieht **Lymphflüssigkeit** aus?	Dünnflüssig, klar; im Darm und Gekröse jedoch milchig trüb, ebenso im Lymphbrustgang.
78. Welche Aufgaben haben die Saugadern oder Lymphgefäße?	Im Darm saugen sie mit Hilfe der Schleimhaut die nützlichen Stoffe aus dem Speisebrei und führen sie durch den Lymphbrustgang ins Blut. Im übrigen Körper saugen sie überflüssige oder verbrauchte und schädliche Stoffe auf und führen sie zu den als Filter wirkenden Lymphknoten, die in großer Menge besonders am Hals, in der Achselhöhle und Schenkelbeuge vorhanden sind.

3. Die drei großen Körperhöhlen.

79. Wie heißen die drei **großen Körperhöhlen?**	Bauchhöhle, Brusthöhle, Schädelhöhle.
80. Wovon wird die **Bauchhöhle** begrenzt?	Nach oben bildet das Zwerchfell die Grenze gegen die Brusthöhle, nach unten setzt sich die Bauchhöhle in die Beckenhöhle (großes und kleines Becken) fort; die hintere Wand bilden die Wirbelsäule und Weichteile (die Lenden); die vorderen (Bauchdecken) und die seitlichen (Weichen) Wandungen werden nur von Weichteilen gebildet.
81. Wie hoch reicht die Bauchhöhle hinauf?	Infolge der kuppelförmigen Gestalt des Zwerchfells reicht sie beträchtlich in den Brustkorb hinein, so daß einige Organe der Bauchhöhle (Leber, Magen, Milz, Nieren) noch zum Teil hinter den Rippen liegen.
82. Wo befindet sich das Bauchfell?	Es kleidet nicht nur die Höhlenwandung aus, sondern schlägt sich auch auf die Baucheingeweide über und bedeckt diese zum größten Teil.
83. Was durchdringt ein in den Leib gestoßenes Messer?	Die Spitze durchbohrt die äußere Haut, das Unterhautzellgewebe, die straffe Bindegewebsschicht (Fascie), die Bauchmuskeln, das Bauchfell und dringt nun durch das Netz in das daliegende

Frage:	Antwort:

Organ ein, z. B. beim Darm in dessen Bauchfellüberzug, dann durch die Muskelschicht und dann durch die Schleimhaut ins Darminnere und in den dort befindlichen kotigen Inhalt.

84. Was bildet den Inhalt der Bauchhöhle (Baucheingeweide)?

Die Verdauungswerkzeuge: der Magen und der 6—10 m lange Darm, die Leber mit der Gallenblase und die Bauchspeicheldrüse, ferner die Harnorgane: Nieren, Harnleiter, Harnblase, sodann die inneren Geschlechtsorgane und die zur Blutbildung dienende Milz.

85. Welche Teile unterscheiden wir am Magendarmkanal?

Den Magen, ein sackartiges Gebilde, das aus mehreren Muskelschichten besteht und mit Drüsen enthaltender Schleimhaut ausgekleidet ist; sein Eingang (Cardia) liegt noch im Bereiche des Zwerchfells; zwischen diesem und dem Magenausgang, dem Pförtner (Pylorus) liegen die Magenwände mit kleiner und großer Magenkrümmung (Kurvatur). Der Pförtner verbindet Magen und Dünndarm (Zwölffingerdarm, Leerdarm und Krummdarm), der in den Dickdarm mündet.

86. Aus welchen Teilen besteht der Dickdarm?

Aus Blinddarm mit Wurmfortsatz, aufsteigendem, querverlaufendem, absteigendem und S-förmig verlaufendem Grimmdarm und dem Mastdarm mit After. Vom Querdarm hängt schürzenartig das Netz herab über die zahlreichen Dünndarmschlingen.

87. Wo liegt die Leber?

Im rechten oberen Teil der Bauchhöhle. Sie ist die größte Drüse des menschlichen Körpers. Ihr scharfer vorderer Rand liegt noch hinter dem Rippenbogen, der linke Leberlappen vor dem unteren Teile des Magens Die an der unteren Leberfläche befestigte Gallenblase speichert die überschüssige Galle, die von den Leberzellen gebildet und durch die Ausführungsgänge dem Zwölffingerdarm zugeführt wird.

88. Was für ein Ausführungsgang mündet ebenfalls dort im Zwölffingerdarm?

Der der **Bauchspeicheldrüse**, die etwa zwei Finger dick, von graugelber Farbe, quer hinter dem Magen liegt. Der Bauchspeichelsaft dient, ebenso wie die Galle zur Verdauung. Die Bauchspeicheldrüse wirkt aber auch innersekretorisch regulierend auf den Zuckerhaushalt des Körpers.

89. Wo liegt die Milz?

Die etwa handtellergroße Milz liegt im linken Oberbauch längs der 10. Rippe. Sie dient ebenso wie die Leber der Blutspeicherung, baut die ver-

Frage:	**Antwort:**
	brauchten roten Blutkörperchen ab und bildet, ebenso wie das Knochenmark und die Lymphknoten, neue weiße Blutkörperchen.
90. Welche Aufgabe hat die Leber noch außer der Gallenabsonderung?	Die Leber bereitet ferner Glykogen aus Zucker und speichert dieses, sie bildet Harnstoff aus den Aminosäuren, sie entgiftet den Körper, zerstört die verbrauchten roten Blutkörperchen und speichert Eisen zur Blutbildung.
91. Wo liegt der „Blinddarm"?	Der wurmförmige Fortsatz (Appendix) des Blinddarms liegt auf der rechten Seite zwischen Nabel und Darmbeinstachel.
92. Was hat der wurmförmige Fortsatz für einen Zweck für den Menschen?	Er hat nach unseren heutigen Kenntnissen keinen Zweck, sondern ist ein in der Entwicklung zurückgebliebener Darmabschnitt.
93. Wie ist der Darm im Bauch befestigt? Zeigen Sie die Baucheingeweide auf dem Bilde, Schwester!	Durch das Gekröse an der Hinterwand der Bauchhöhle.
94. Womit ist die **Brusthöhle** ausgekleidet? (Vgl. Nr. 46, S. 19.)	Mit dem Brustfell, das als Lungenfell die Lungen, als Rippenfell die Innenwand des Brustkorbs überzieht und gedoppelt als Mittelfell die Wandung des Mittelfellraumes darstellt.
95. Was bildet den Inhalt der Brusthöhle (Brusteingeweide)?	Lungen und Herz mit einem Teil der Luftröhre und der großen Gefäße; ferner treten Speiseröhre und Lymphbrustgang hindurch.
96. Als was sind die Lungen aufzufassen?	Als Verzweigungen und Verästelungen der Luftröhre in Bronchien, an deren kleinsten Ästen die Lungenbläschen aufsitzen.
97. Was für ein Gebilde entsteht so?	Ein schwammartiges Gebilde.
98. Wieviel Teile unterscheiden wir an den Lungen?	Zwei Lungenflügel oder kurz Lungen genannt. Die rechte Lunge zerfällt in 3, die linke in 2 Lappen. Röntgenologisch spricht man von Lungenspitzen, Lungenfeldern, Lungenwurzel (Hilus).
99. Wo und wie liegt das **Herz**?	Das Herz liegt, umschlossen vom Herzbeutel, schräg von hinten oben nach vorn unten, so daß es mit der Spitze der vorderen Brustwand hinter der 5. Rippe, dicht einwärts der linken Brustwarzenlinie, anliegt. Der Herzspitzenstoß ist meist sicht- und fühlbar im 5. Zwischenrippenraum.

Frage:	**Antwort:**
100. Was ist das Herz? (Vgl. Nr. 57, S. 20.)	Es ist ein faustgroßer Hohlmuskel, dessen Hohlraum durch eine senkrechte und eine waagerechte Wand in vier Räume, 2 Kammern und 2 Vorkammern, getrennt wird. In der Wand zwischen Kammer und Vorkammer befindet sich je eine selbsttätig schließende Herzklappe, die das Zurückströmen des Blutes verhindert; ebenso befindet sich je eine Klappe im Anfangsteil der von den Kammern ausgehenden 2 großen Gefäßstämme.
101. Welche Bedeutung hat das Herz für den Körper?	Es wirkt als Druck- und Saugpumpe für den Blutumlauf (vgl. Nr. 145, Seite 32).
102. Was befindet sich in der **Schädelhöhle**?	Großhirn und Kleinhirn, das sich durch das große Hinterhauptsloch hindurch in das im Wirbelkanal befindliche Rückenmark fortsetzt.
103. Wovon sind Gehirn und Rückenmark umschlossen? (Vgl. Nr. 42, Seite 19.)	Von den Hirn- und Rückenmarkshäuten.

4. Nervensystem und Sinneswerkzeuge.

104. Welche Bedeutung hat das **Gehirn**?	Es ist der Sitz der Empfindung, des Denkens und des Wollens, überhaupt der geistigen Fähigkeiten des Menschen.
105. Welche Bedeutung hat das **Rückenmark**?	Abgesehen von eigenen „Zentren" vermittelt es die Verbindung sämtlicher Nerven des Rumpfes und der Gliedmaßen mit dem Gehirn.
106. Welche Bedeutung haben die **Nerven**?	Die einen leiten die äußeren Eindrücke zum Gehirn und heißen **Empfindungsnerven**, die anderen, die **Bewegungsnerven**, vermitteln die Willensäußerungen vom Gehirn zu den Bewegungswerkzeugen, den Muskeln.
107. Womit kann man die den Nerven zufallende Tätigkeit vergleichen?	Mit der Tätigkeit der Telegraphendrähte.
108. Welche Teile unterscheiden wir beim **Gehirn**?	Das Gehirn besteht aus Großhirn und Kleinhirn; beide werden durch eine Längsspalte in eine rechte und linke Hälfte, Hemisphäre, die durch den Balken verbunden sind, getrennt. Durch Furchen in den Hirnwindungen werden Stirn-, Scheitel-, Schläfen- und Hinterhauptslappen getrennt. Die 3 spaltförmigen Höhlen und Lücken

Frage:	**Antwort:**
	führen das Hirnwasser. Das Gehirn ist eingebettet in die weiche Hirnhaut, Spinnwebenhaut und harte Hirnhaut.
	Das Kleinhirn steht durch das lebenswichtige verlängerte Mark mit dem Rückenmark in Verbindung.
109. Woraus besteht die Gehirnmasse?	Das ziemlich weiche Hirn besteht aus Nervenzellen, Nervenfasern, Nervenstützgewebe. Die graue Masse der Hirnrinde besteht aus Nervenzellen, das weiße Hirnmark aus Nervenfasern, den Anfängen der aus dem Hirn austretenden Nerven.
110. Welche Felder finden sich in der grauen Hirnrinde?	Felder für die Sprache, für das Sehen, Hören, Riechen, Schmecken, von denen die entsprechenden paarigen 12 Hirnnerven ausgehen.
111. Was sind Reflexe?	Automatische Bewegungen, die durch einen äußeren Reiz ausgelöst werden, der nicht bis zum Hirn, sondern nur zum Rückenmark geleitet wird. Kniescheibenreflex durch Beklopfen der Kniescheibensehne, ähnlich der Ellbogenreflex; der Bauchdeckenreflex wird durch Bestreichen der Bauchhaut ausgelöst.
112. Welche Nervensysteme können wir unterscheiden?	Außer dem zentralen Nervensystem, das aus Gehirn und Rückenmark besteht, und dem peripheren System der abgehenden Nerven kennen wir das nur durch feine Äste mit Hirn und Rückenmark verbundene sympathische Nervensystem, das auch aus Nervenfasern und Nervenzellen besteht und selbsttätig die Bewegungen der glatten Muskulatur der inneren Organe und die Drüsentätigkeit regelt, sowie alle Blutgefäße umspinnt und ihre Tätigkeit beeinflußt.
113. Was sind Sinneswerkzeuge?	Organe, welche äußere Eindrücke aufnehmen und auf die Empfindungsnerven übertragen, die sie dann zum Gehirn hinleiten.
114. Wie heißen die fünf Sinne?	Gefühl, Geschmack, Geruch, Gehör, Gesicht.
115. Wo ist der Sitz des Gefühls?	Hauptsächlich in der Lederhaut und so über die ganze Körperoberfläche verbreitet, befinden sich fein verästelte Enden der Empfindungsnerven, die jeden äußeren Reiz (Berührung, Kälte, Wärme) aufnehmen und zum Gehirn leiten; besonders fein ist das Gefühl an den Fingerbeeren.

Frage:	**Antwort:**
116. Wo ist der Sitz des **Geschmacks?**	In den Geschmackswärzchen des Zungenrückens.
117. Wann schmecken wir jedoch die Stoffe nur?	Wenn sie in der Mundflüssigkeit, die die Wärzchen umspült, gelöst sind.
118. Wo ist der Sitz des **Geruchs?**	In der Nase. Die Geruchsnerven treten aus dem Gehirn durch das Siebbein in die Nasenhöhlen, wo ihre Enden in der Schleimhaut sich verbreiten. Sie werden gereizt durch Stoffe, die mit der Luft beim Einatmen an der Nasenschleimhaut vorbeigeführt werden.
119. Welche Teile unterscheiden wir beim **Gehörorgan?**	Das äußere, das mittlere Ohr oder die Paukenhöhle und das innere Ohr oder Labyrinth.
120. Welchen Weg gehen die Schallwellen, bis sie zum Bewußtsein kommen?	Die Schalleindrücke werden von der Ohrmuschel gesammelt und in den äußeren Gehörgang geworfen, an dessen Ende vom Trommelfell die Grenze zwischen äußerem und mittlerem Ohr gebildet wird. Das Trommelfell gerät durch den Schall in Schwingungen, die sich durch den in ihm eingewebten Griff des Hammers auf die übrigen Gehörknöchelchen, Amboß und Steigbügel, fortsetzen. Diese Schwingungen werden durch das im Boden des Steigbügels ausgespannte Häutchen, das gleichzeitig das mittlere vom inneren Ohr trennt (ovales Fensterchen), auf das im inneren Ohr vorhandene Gehörwasser übertragen. Die Wellenbewegung des Gehörwassers geht durch den Vorhof (die Bogengänge dienen nicht mit zum Hören) zu dem in der Schnecke ausgebreiteten Gehörnerv und übt einen Reiz auf ihn aus, der vom Nerven zum Gehirn geleitet, dort zum Bewußtsein kommt. Der ganze Vorgang ist zum „Hören“ notwendig.
121. Was ist die Ohrtrompete?	Ein Kanal, auch Eustachische Röhre genannt, durch den die Paukenhöhle mit Rachen und Mundhöhle in Verbindung steht.
122. Welchen Zweck hat sie?	Sie verhindert die einseitige Einwirkung zu lauten Schalles auf das Trommelfell. Erhöht wird ihre Bedeutung durch Öffnen des Mundes (z. B. wird bei Kanonenschüssen so das Platzen des Trommelfelles vermieden).

Frage:	**Antwort:**
123. Andrerseits bieten die Ohrtrompeten welche Gefahr?	Bei Erkrankungen des Rachens, Schnupfen, Scharlach, Influenza, Diphtherie, Mandelentzündung können Krankheitsstoffe vom Rachen ins mittlere Ohr gelangen und dort zu Entzündung und Eiterung führen; Paracentese!
124. Aus welchen Teilen besteht das **Auge?**	Aus dem Augapfel und dessen Hilfs- und Schutzeinrichtungen.
125. Wo befindet sich der Augapfel?	In der mit Fett stark ausgepolsterten Augenhöhle.
126. Woraus besteht er?	Aus mehreren Häuten und Flüssigkeiten, und zwar ist der gallertartige Glaskörper von 3 Häuten, der Netzhaut, der Aderhaut und der äußeren, weißen Haut so umspannt, daß der Augapfel eine kugelförmige Gestalt erhält. In einer Vertiefung der vorderen Glaskörperfläche liegt die Kristalllinse, die vorn und hinten gewölbt, vollständig farblos und durchsichtig ist. Der Raum zwischen Linse und der uhrglasförmig in die weiße Haut eingesetzten, durchsichtigen Hornhaut wird durch die Regenbogenhaut (Iris) in die vordere und hintere Augenkammer geteilt, die mit einer klaren farblosen Flüssigkeit (Kammerwasser) angefüllt sind. Die Iris hat die Gestalt einer kreisförmigen Scheibe, die in der Mitte ein Loch hat, das Sehloch (Pupille). Durch Zusammenziehen und Ausdehnen der Iris wird die Pupille weiter oder enger.
127. Was meint man, wenn man sagt, die Pupille reagiert prompt auf Lichteinfall?	Die Pupille wird bei plötzlicher Einwirkung von Licht rasch klein.
128. Wie kommt das Sehen zustande?	Die durch die Hornhaut, vordere Augenkammer und Pupille durchgehenden Lichtstrahlen werden durch die Wirkung der Kristallinse auf der Netzhaut zu éinem Bild vereinigt, das durch den Sehnerv im Gehirn zum Bewußtsein gebracht wird.
129. Worauf beruht Kurzsichtigkeit u. Weitsichtigkeit?	Beim Kurzsichtigen ist die Gestalt des Augapfels in der waagerechten Achse zu lang, so daß sich die das Auge treffenden Strahlen schon vor der Netzhaut vereinigen. Eine Zerstreuungslinse (Bikonkavglas) korrigiert diesen Fehler. Beim Weitsichtigen ist umgekehrt der Augapfel in der Richtung der einfallenden Lichtstrahlen zu kurz (Brille mit Konvexgläsern).

Frage:	**Antwort:**
130. Was für Hilfs- und Schutzeinrichtungen hat das Auge?	Die Augenmuskeln, die den Augapfel nach allen Richtungen hin bewegen. Sind sie gestört, so tritt Schielen ein. Die Augenbrauen sollen das Auge beschatten, vor Staub schützen und herabfallenden Schweiß nach außen ableiten. Die Augenlider halten blendendes Licht vom Auge ab und schützen mit den Wimpern zusammen die Augen vor dem Eindringen von Insekten und Staub. Ferner sorgen sie auch durch den Lidschlag für die Verteilung der Tränenflüssigkeit und dadurch für dauernde Befeuchtung der vorderen Augapfelfläche und für Entfernung etwaiger Fremdkörper. Die Tränenflüssigkeit stammt aus den im äußeren oberen Augenhöhlenwinkel befindlichen Tränendrüsen und wird nach Benetzung des Augapfels durch die Tränenpunkte am inneren Augenwinkel in den Tränensack gepreßt, aus dem sie durch den Tränennasenkanal in die Nase abfließt. (Notwendigkeit häufigen Schneuzens beim Weinen!)

5. Verdauung.

131. Welche Vorgänge im Körper bedingen sein Leben? (Vgl. Nr. 1, Seite 66.)	Die durch Arbeit verbrauchten Teile des Körpers müssen immer wieder ergänzt werden. Die zur Ergänzung nötigen Stoffe: Eiweiß, Fette, Kohlehydrate, Salze, Wasser und Ergänzungsstoffe (Vitamine) werden ihm durch die Atmung und die Ernährung zugeführt. Die Körpergewebe entnehmen sie dem ihnen zugeführten Blut. Der Vorgang der Aufnahme, der Umwandlung dieser Nährstoffe und der Abgabe der verbrauchten heißt Stoffwechsel.
132. Welchen Weg geht die aufgenommene Nahrung?	Die von den Zähnen mit Hilfe der Zunge zerkleinerten Speisen werden im Munde mit dem Speichel durchfeuchtet, schlüpfrig gemacht.
133. Woher kommt der Speichel?	Aus den Unterzungen-, Unterkiefer-, Ohrspeicheldrüsen.
134. Welcher Akt folgt auf das Kauen?	Der Schluckakt. Dabei wird unwillkürlich die Nase durch die hochgezogenen Gaumenbögen, der Kehlkopf durch den Kehldeckel abgeschlossen. Bei Gaumenlähmung (nach Diphtherie) kommen Getränke durch die Nase zurück, bei Benommenen oder durch Unachtsamkeit kann die Speise in die „falsche Kehle", d. i. in den Kehlkopf, gelangen

Frage:	**Antwort:**
135. Durch die Speiseröhre gelangen die Speisen wohin?	In den Magen, wo sie mit dem salzsäure- und pepsinhaltigen Magensaft (der das Eiweiß verdaut) gemischt und durchknetet werden und dadurch unlösliche Kohlehydrate in löslichen Zucker umgewandelt werden. Durch gutes Kauen werden die Speisen bereits „angedaut". Durch den Pförtner verlassen sie den Magen als Speisebrei. Im nun folgenden Zwölffingerdarm mischen sich dem hier alkalisch werdenden Speisebrei die aus der Leber stammende Galle und der Bauchspeichelsaft (die das Fett verdauen) bei. Der Brei gelangt durch Leerdarm und Krummdarm, wo ihm durch die Zotten der Darmschleimhaut die Nährstoffe entzogen werden, in den Dickdarm. Durch Entziehung der Flüssigkeit wird hier der Kot gebildet, der durch den aufsteigenden, querverlaufenden und absteigenden Teil des Grimmdarms, den S förmigen Teil und den Mastdarm hindurch geformt den After verläßt.
136. Wie entledigt sich der Körper der für ihn unbrauchbaren Stoffe?	Entweder im Kot oder sie werden durch das Blut den Nieren zugeführt, mit dem Urin durch die Harnleiter in die Blase und von da durch die Harnröhre nach außen entleert. Ein Teil wird bei der Hautatmung ausgeschieden.

6. Atmung.

137. Welche Organe gehören zur **Atmung?**	Nase, Rachen, Kehlkopf, Luftröhre und Lungen.
138. Wie ist der Vorgang der Atmung?	Bei der Einatmung, d. h. bei der Ausdehnung des Brustkorbes, strömt frische, sauerstoffhaltige Luft in die Lungen. Nun ist die Wand der Lungenbläschen und der feinsten Bronchien so dünn, daß durch sie zwischen der im freien Raum der Bronchien befindlichen Luft und den in der Wand der Lungenbläschen verlaufenden Blutgefäßen ein direkter Gasaustausch stattfinden kann. Der Sauerstoff der frischen Luft geht an die roten Blutkörperchen und gibt so dem Blut eine frische hellrote Farbe, während die Kohlensäure aus dem Blut durch die dünne Wand der Gefäße und der Lungenbläschen an die Ausatmungsluft abgegeben wird.
139. Welche Gefahr bietet das Atmen durch den Mund?	Mangel an Vorwärmung der eingeatmeten Luft, Einatmen von Staub in die Atmungswege, was Anlaß zu Katarrhen geben kann.

Frage:	Antwort:
140. Wie kommt die **Stimme** zustande?	Im Kehlkopf werden bei der Ausatmung die Stimmbänder durch die vorbeiströmende Luft in Schwingungen versetzt.
141. Wann ist der Ton hoch?	Wenn die Stimmbänder straff gespannt sind.
142. Wann ist erst die **Sprache** möglich?	Bei Mitwirkung von Zunge, Gaumen, Zähnen und Lippen.

7. Blutkreislauf.

143. Welchen Weg geht das Blut beim Blutkreislauf? (Vgl. Nr. 100, Seite 26.)	Von der linken Herzkammer strömt es durch die Hauptkörperschlagader (Aorta) und deren Äste in die entlegensten Teile des Körpers, wird durch die Haargefäße (Kapillaren) den kleinsten Blutadern zugeführt, die sich zu größeren vereinigen und schließlich als zwei Hohlblutadern (Venen) in die rechte Vorkammer münden; von hier gelangt das Blut durch die Herzklappe in die rechte Kammer. Damit ist der große Körperkreislauf beendet, und es beginnt der Lungenkreislauf. Das Blut strömt aus der rechten Herzkammer durch die Lungenschlagader in beide Lungen, verteilt sich in die Haargefäße, wo es durch Sauerstoffaufnahme und Kohlensäureabgabe gereinigt wird und kommt nunmehr hellrot durch die Lungenblutader nach der linken Vorkammer und von da wieder nach der linken Herzkammer.
144. Was versteht man unter **Pfortaderkreislauf?**	Die Venen der Baucheingeweide laufen nicht wie die anderen Blutadern direkt zu den *großen* Hohlvenen, sondern sie vereinigen sich zu einer großen Vene, der Pfortader, die durch die Leber hindurchgeht und erst dann mit der Lebervene in die untere Hohlvene mündet.
145. Wodurch wird der Blutumlauf bewirkt?	Durch die ständig abwechselnde Zusammenziehung und Erweiterung des Herzens. In der Minute durchströmen das Herz 5 Liter Blut.

8. Harn- und Geschlechtsorgane.

146. Wo wird der Harn gebildet?	In den Nieren, die in einer bindegewebigen Kapsel und viel Fett eingebettet sind und außerhalb des Bauchfells neben der Lendenwirbelsäule in Höhe der 12. Rippe liegen, wird der Harn aus dem Blute gebildet, von den Nierenkanälchen ins Nierenbecken entleert und von dort durch die

Frage:	Antwort:

	Harnleiter in die Harnblase geleitet, von der er willkürlich durch die Harnröhre abgelassen wird.
147. Aus welchen Teilen bestehen die Geschlechtsorgane?	Beim Manne liegen Hoden mit Nebenhoden im Hodensack. Die dort gebildete Samenflüssigkeit mit den Samenfäden (Spermatozoen) geht im Samenleiter, der durch den Leistenkanal in die Bauchhöhle eintritt und sich durch die (hinter dem Anfangsteil der Harnröhre liegende) kastaniengroße Vorsteherdrüse (Prostata) [hinter welcher die Samenbläschen sich befinden], hindurchbahnt, in die Harnröhre. Bei der Frau bestehen die äußeren Geschlechtsorgane aus den großen und kleinen Schamlippen mit dem Kitzler und darunter der Harnröhrenmündung. Die Scheide führt zu den inneren Geschlechtsorganen, Gebärmutter, Eileiter und Eierstöcken, die in der Bauchhöhle zwischen Harnblase und Mastdarm liegen.
148. Welchen Weg geht das reife Ei?	Das durch Platzen eines Bläschens im Eierstock frei werdende Ei gelangt in den Eileiter und von dort in die Gebärmutter, wo es befruchtet werden kann durch einen Samenfaden. Eireifung aller vier Wochen mit Blutung aus der Schleimhaut heißt Menstruation.

IV. Krankheitslehre.

A. Allgemeines über Krankheiten.

| 1. Was sind die Merkmale der **Gesundheit**? | Beim gesunden Menschen gehen die Lebenserscheinungen in gleichmäßiger Weise vor sich; er hat das Gefühl des Wohlbefindens. Er ist im Besitz aller seiner Glieder, der seinem Alter entsprechenden Körperkräfte und der fünf Sinne. Er hat nach der Geburt ein Körpergewicht von 3 bis 4 kg und auf der Höhe des Lebens etwa soviel Kilogramm, als seine Körperlänge in Zentimetern über 100 beträgt. Der Erwachsene atmet in der Minute durchschnittlich 16 mal, hat 72 Pulse und 36,8° C Körperwärme. Er trinkt und ißt mit Appetit eine angemessene Menge Nahrungsmittel, schläft nachts 6—8 Stunden, hat täglich 1—2 mal geformten Stuhl und entleert in 24 Stunden 1 bis $1^1/_2$ l klaren Harn. |

Frage:	**Antwort:**
2. Wann nennen wir einen Menschen **krank?**	Wenn er nicht das lebensfrische Aussehen des Gesunden darbietet, wenn Veränderungen im Zustand oder den Verrichtungen einzelner Organe nachzuweisen sind, wenn überhaupt die Lebenserscheinungen in irgendeiner Weise gestört sind. Gewöhnlich fehlt beim Kranken das Gefühl des Wohlbefindens, der Lebenslust und Arbeitsfreude.
3. Wodurch entstehen **Krankheiten?** (Vgl. Nr. 3, Seite 156.)	Durch Verletzungen (Nr. 41—48, S. 133), Schädlichkeiten der Witterung, Vergiftung (Nr. 112, Seite 142), unzweckmäßige Lebensweise und Eindringen lebender Krankheitskeime in den Körper (Infektion). (Nr. 1—3, Seite 148.) Außer diesen äußeren Einflüssen können aber Erbanlagen zu Krankheitsursachen werden, z. B. bei Mißbildungen, Taubstummheit, bei exsudativen Diathesen und Krampfbereitschaft der Kinder, abnormen Charakteranlagen und bestimmten Geisteskrankheiten, Tuberkulose und Krebs.
4. Sind alle Menschen für Krankheiten gleich empfänglich?	Nein. Die **Disposition** dazu und die Ansprechbarkeit auf Reize kann angeboren oder durch Umwelteinflüsse erworben sein. Es gibt auch Überempfindlichkeit (Anaphylaxie) und allergische Krankheiten, wie Heuschnupfen, Asthma.
5. Was verstehen wir unter **Konstitution** des Menschen?	Das Gesamtbild des Menschen aus Erbanlage plus Umwelteinflüssen. Wir unterscheiden dabei die schmale (leptosome), die schlankkräftige (athletische) und die breite (pyknische) Wuchsform. Abart der schmalen ist die schwächliche (asthenische) Form, die zu Krankheiten, besonders Tuberkulose disponiert.
6. Nach welchen Grundsätzen pflegen wir die **Krankheiten einzuteilen?**	Nach den Organen, die erkrankt sind, z. B. Hautkrankheiten, Leberkrankheiten, Erkrankungen des Blutes; oder nach der Verlaufsdauer in akute und chronische (vgl. Nr. 24, S. 51); ferner in äußere, meist durch äußere Gewalt entstandene und in innere Krankheiten, bei denen ein in den Körperhöhlen liegendes Organ erkrankt ist; einige auch nach der Entstehungsursache, z. B. Erkältungskrankheiten, Infektionskrankheiten.
7. Was für Krankheitserscheinungen (Symptome) beobachten wir?	Allgemeine, wie Mattigkeit, Abgeschlagenheit, Kopfschmerz und Fieber, ferner örtlich bedingte wie Druckschmerz, Husten und Auswurf, Erbrechen und Durchfall usw. Der Arzt unterscheidet dabei, besonders in Gutachten, genau zwischen

Frage:	**Antwort:**
	subjektiven Beschwerden und objektivem Befund. Zu letzterem gehört Veränderung im Aussehen, Abweichungen der Körpertemperatur, der Herztätigkeit, der Atmung, des Schlafes, der Ausscheidungen, Entzündungserscheinungen, ja auch Ohnmachten und Kollaps.
8. **Kann** bei Erkrankung eines einzelnen Organs eine Störung des Allgemeinbefindens eintreten?	Ja! Und die Störung ist um so größer, je lebenswichtiger das erkrankte Organ ist (Nieren, Herz, Gehirn).
9. Was stellt der Arzt nach seiner Untersuchung fest?	Die **Diagnose** (Krankheitsbezeichnung) als Ergebnis von **Anamnese** (Vorgeschichte) und eingehender Untersuchung; die **Prognose** ist die Voraussage für den Krankheitsverlauf, die günstig, zweifelhaft oder schlecht sein kann.

B. Krankheitserscheinungen.

1. Allgemeines. Körperwärme, Puls, Atmung.

1. Was verlangt der Arzt hinsichtlich der Krankenbeobachtung vom Pflegepersonal?	Er will vom Personal erfahren, welche Krankheitszeichen in seiner Abwesenheit hervorgetreten sind, wie seine Verordnungen befolgt worden sind und wie sie gewirkt haben.
2. Was wird vom Pflegepersonal immer beobachtet?	**Körperwärme, Puls, Atmung** und das **allgemeine Verhalten** des Kranken, z. B. seine Lage im Bett, sein Benehmen, der Schlaf.
3. Als besondere Vorkommnisse sind zu beobachten?	Störungen in den Aus- und Abscheidungen, Schüttelfrost, Blutungen aus den Körperöffnungen oder Nachblutung nach Operationen, Störungen des Bewußtseins, Ohnmacht, Krämpfe und Zuckungen, Lähmungen, Schmerzäußerungen, besonders bei Verbänden, Erbrechen, Husten und Auswurf.
4. Was darf jedoch das Pflegepersonal dabei nicht ausführen?	Irgendeine selbständige Untersuchung des Kranken.
5. Wie wird die **Körperwärme** festgestellt?	Mit dem Thermometer, das entweder in die Achselhöhle (Axillar-) oder in den Mund (Oral-) oder den After (Rektalmessung) eingelegt wird. Die Körperwärme beim gesunden Erwachsenen beträgt früh 36,3 und abends 36,9 in der Achselhöhle. Im Munde gemessen müssen 0,2° hinzu-

<table>
<tr><td>Frage:</td><td>Antwort:</td></tr>
</table>

gefügt werden; bei Darmmessungen, die eigentlich nur bei Säuglingen nötig sind, erscheint die Körperwärme um 0,5 bis 0,8° höher als die Axillartemperatur und wechselt je nach Nahrungsaufnahme und Bewegung.

6. Wann und wie wird gemessen?

Morgens, wenn der Kranke wach ist, mittags um 12 Uhr und nachmittags zwischen 5 und 6 Uhr. Das Thermometer wird vorher herabgeschüttelt, so daß es unter 36° zeigt; dann wird es in die trocken gewischte Achselhöhle des Kranken gelegt und dessen Arm fest gegen seine Brust gedrückt, die Hand auf die andere Schulter. Nach 5 Minuten erstes Ablesen; ist nach weiteren 2 Minuten der Wärmegrad derselbe, so kann das Thermometer herausgenommen werden. Ist die Quecksilbersäule beim Wiedernachsehen noch gestiegen, so muß das Thermometer liegen bleiben, bis sie nicht mehr steigt.

7. Was hat mit dem Thermometer nach der Messung zu geschehen?

Es muß abgewischt und mit Sublimatlösung desinfiziert werden.

8. Woraus besteht ein Fieberthermometer? (Vgl. Nr. 141, 142, Seite 114.)

Aus der luftleeren Röhre, in deren unterem Ende sich das Quecksilber befindet und einer an der Glasumhüllung angebrachten Gradeinteilung, die beim Fieberthermometer gewöhnlich die Grade von 34,5—42, jedoch mit Zwischenteilung (je ein Zehntel) umfaßt.

9. Was sind Maximalthermometer?

Bei den Maximalthermometern bleibt die Quecksilbersäule auf der erreichten Temperaturhöhe (Maximum) stehen, bis sie gewaltsam wieder heruntergeschüttelt wird.

10. Was sind Minutenthermometer?

Thermometer, die so empfindlich sind, daß sie die Eigenwärme des Kranken schon nach einer Minute angeben.

11. Welche Bedingungen müssen alle Fieberthermometer erfüllen? Zeigen sie stets richtig an?

Jedes Fieberthermometer, das verkauft oder sonst in Verkehr gebracht wird, muß amtlich geprüft und durch amtlichen Stempel beglaubigt sein. Auch muß es den Namen des Herstellers oder das Fabrikzeichen tragen.

Obwohl sie amtlich geprüft waren, differieren die Thermometer vielfach doch nach längerem Gebrauch und sollen deshalb miteinander verglichen, unter Umständen zur Prüfung eingesandt werden.

Frage:

Antwort:

12. Was ist **Fieber?**

Fieber ist keine selbständige Krankheit, sondern eine Begleiterscheinung vieler und verschiedenartiger Krankheiten. Es ist wahrscheinlich eine heilsame Abwehreinrichtung des Körpers gegen die eingedrungenen Krankheitsstoffe.

13. Wodurch ist Fieber gekennzeichnet? (Vgl. Nr. 27, Seite 89.)

Durch erhöhte Körperwärme, erhöhte Pulszahl, beschleunigte Atmung und allgemeine Erscheinungen, wie Abgeschlagenheit, Appetitlosigkeit, Kopfschmerz, Gliederschmerz. Bei hohem Fieber über 39,5° finden wir Rötung des Gesichtes, Durstgefühl, bisweilen Schüttelfröste, oft Benommenheit und Irrereden, spärlichen, dunkelgefärbten („hochgestellten“) Urin.

14. Was bedeutet der Puls?

Die Erweiterung der Schlagadern durch die Blutwelle, welche bei jeder Zusammenziehung der Herzkammern entsteht. Der Puls gibt also Auskunft über die Herztätigkeit.

15. Welche Umstände erhöhen die Herztätigkeit und damit auch die Pulsziffer?

Jede Bewegung, besonders Laufen und Treppensteigen, ferner Gemütsbewegungen, dann Herzgifte, wie starker Kaffee, Tee, alkoholische Getränke; stets auch das Fieber.

16. Wie hoch kann Temperatur und Puls beim Fieber steigen?

Die höchste Temperatur, bei der der Mensch am Leben bleiben kann, ist etwa 42,5° C; der Puls kann eine Beschleunigung bis zu 150 und 160 Schlägen erfahren, darüber hinaus ist er nicht mehr deutlich zu zählen.

17. Wie kann das Fieber abfallen?

Entweder plötzlich (**Krisis**) oder allmählich in mehreren Tagen (**Lysis**).

18. Welche Bedeutung kann der plötzliche Fieberabfall haben? (Vgl. Nr. 11—15, Seite 130, Nr. 31, 32, S. 53.)

Er kann die Wendung zum Besseren anzeigen, dann tritt gewöhnlich Schweißausbruch und ruhiger und tiefer Schlaf ein; oder er bedeutet plötzlichen Kräfteverfall (**Kollaps**), dabei ist der Puls sehr schlecht, die Atmung beschleunigt, das Gesicht blaß, die Haut kühl und feucht (Todesschweiß).

19. Wo fühlt man den **Puls** am besten?

An der Speichenschlagader direkt über dem Handgelenk mit 3 aufgelegten Fingern.

20. Wie ist der Puls beim gesunden Menschen?

Gleichmäßig in der Schlagfolge und Füllung, ruhig und kräftig, aber nicht hart gespannt; beim Erwachsenen schlägt er durchschnittlich 72 mal in der Minute.

21. Was bezeichnet man als schlechten Puls?

Einen schwachen oder kleinen, d. h. kaum fühlbaren Puls, der dabei gewöhnlich noch sehr beschleunigt ist.

Frage:	Antwort:
22. Wo kann man ihn bisweilen noch zählen?	In der Herzgegend durch Auflegen der Hand auf die Brustwand (Herzspitzenstoß) oder sogar nur durch Anlegen des Ohres an diese Stelle.
23. Wie kann die **Atmung** sein?	Ruhig und tief oder beschleunigt und oberflächlich, regelmäßig oder unregelmäßig, leicht oder mühsam (Dyspnoe).
24. Wie zählt man die Atmung?	Durch Beobachtung der Bewegungen der Brust oder Oberbauchgegend (beim Mann), gewöhnlich 16 Atemzüge in der Minute.
25. Was ist Cheyne-Stokessches Atmen? (Vgl. Nr. 4, S. 160.)	Sehr unregelmäßiges, langsames Atmen, das oft längere Zeit aussetzt, wiederkehrt und dann wieder aussetzt. Es ist ein stets bedenkliches, meist kurz vor dem Tode auftretendes Krankheitszeichen.
26. Worauf beruht meist die Atemnot?	Auf erschwerter Einatmung infolge Verengerung der oberen Luftwege (Kropf, Diphtherie) oder auf behinderter Ausatmung (Asthma, Lungenerweiterung).
27. Was für Erscheinungen machen erkrankte Atmungsorgane?	Husten und Auswurf. Der Husten kann hart und bellend, quälend und krampfhaft oder locker sein, trocken oder mit Auswurf, dessen Farbe (grau, gelb, grün, rostfarben) und Beschaffenheit (dünn, zähflüssig, geballt, schleimig, eitrig, blutig) und Geruch (ob stinkend) zu beobachten ist. Der Auswurf wird in zugedecktem Spuckglas für den Arzt aufgehoben.
28. Welche Gesichtsfarbe beobachten wir beim Kranken?	Rötung bei Fieber; blaß bis wachsbleich bei Blutarmut und Blutverlust, wobei auch die Schleimhaut der Lippen und die Augenbindehaut betont blaß aussehen; grau und fahl bei Krebskranken; gelb bei Leberleiden (Augenweiß!); bläulich bei Atemnot und Herzschwäche.
29. Was sind Hautödeme?	Teigige Schwellungen der Haut durch Lymphstauung, wobei eine Delle zurückbleibt, wenn man mit dem Finger darauf drückt.
30. Was sind Krampfadern (Varizen)?	Erweiterte Blutadern an den Beinen, in denen die Venenklappen nicht mehr funktionieren, so daß das venöse Blut staut, ja sogar rückwärts fließt. Vielfach sind sie Ursache der Beingeschwüre und Veranlassung zur gefahrlosen Einspritzung von thrombenbildenden Lösungen zwecks Verödung der Krampfadern.

Frage:	**Antwort:**
31. Wo werden Temperatur, Puls, Atmung aufgezeichnet?	Auf der **Fiebertafel.** Es entsteht die Fieberkurve, bei der wir den Anstieg, die Fieberhöhe (Akme) und den Fieberabfall unterscheiden. (Vgl. 17, 18, S. 37.)
32. Was gehört noch auf die Fiebertafel?	Alle ärztlichen Verordnungen und besondere Vorkommnisse, auch die Zeichen für den Stuhlgang!
33. Was ist ein Meßband?	Ein Meßband oder Zentimetermaß besteht aus Metall oder Stoffstreifen mit genauer Einteilung in 100 cm.
34. Was ist ein Tasterzirkel (Hohlzirkel)?	Ein Tasterzirkel ist ein sehr großer Zirkel ohne scharfe Spitzen, mit einer Vorrichtung für Gradeinteilung und dient besonders zu Beckenmessungen.
35. Warum wird das **Körpergewicht** regelmäßig festgestellt?	Weil Gewichtsabnahme ohne erklärende Ursache oft auf Unordnung des Körperhaushalts (Krebs, Tuberkulose!) hindeutet.
36. Wie wird das Körpergewicht festgestellt?	Die betreffende Person wird auf eine Stuhl- oder eine gewöhnliche Dezimalwaage gebracht; das gewonnene Gewicht muß mit 10 multipliziert werden.
37. Was muß bei regelmäßigen Wägungen berücksichtigt werden?	Die Veränderungen des Gewichts durch Nahrungsaufnahme und durch die Ausleerungen sollen berücksichtigt, womöglich ausgeschaltet werden (bestimmte Tagesstunde!).

2. Ausscheidungen. Harn- und Stuhluntersuchungen. Laboratoriumsarbeiten.

38. Was geschieht mit allen **Ab-** u. **Ausscheidungen** der Kranken?	Sie werden gesammelt und für den Arzt aufgehoben, wenn dieser nicht darauf verzichtet hat.
39. Was darf den vom Arzt zu untersuchenden Stoffen nicht zugesetzt werden?	Jede Verunreinigung muß vermieden werden, zunächst auch der Zusatz eines Desinfektionsmittels.
40. Was hat die Pflegerin am **Stuhlgang** des Kranken zu beobachten? (Vgl. Nr. 85, Seite 138.)	Die Häufigkeit der Stühle; die Farbe des Stuhles (z. B. tonfarben bei Gelbsucht, schwarz bei hochsitzenden Blutungen oder nach Einnehmen von Eisen, Wismut; grün von Kalomel); schließlich, ob der Stuhl dünn, breiig oder geformt ist. Von etwaigen Würmern (Madenwürmern, Spulwürmern, Bandwurm) müssen dem Arzt Proben gezeigt werden.
41. Was hat die Schwester regelmäßig am **Urin** der Kranken zu beobachten?	Ob er die bernsteingelbe Farbe, Klarheit, den aromatischen Geruch, die leicht saure Reaktion (Lackmuspapier wird rot) und das spezifische Gewicht von 1005—1030 (Urometer!) des Urins

Frage:

42. Was kann trüber Urin bedeuten?

43. Wer führt die chemischen und mikroskopischen Untersuchungen des Urins, Magensaftes, des Stuhles, des Blutes, Auswurfs, des Eiters, Drüsensaftes, der Punktionsflüssigkeiten usw. aus?

44. Wie weist man **Eiweiß** im Urin nach?

45. Durch welche Probe noch?

46. Welche sehr empfindliche Probe auf **Eiweiß** gibt es noch?

47. Noch eine andere sehr empfindliche Probe?

Antwort:

eines gesunden Menschen aufweist, ($1-1^1/_2$ l täglich), oder ob Eiweiß oder Zucker vorhanden ist.

Trübungen des Urins kommen zwar auch ohne Nierenerkrankung vor durch Änderung der Nahrung und im Fieber (Harnsalze); sie können aber auch Eiweiß bedeuten. Blut färbt den Urin fleischwasserähnlich, bei Gelbsucht ist er bierbraun mit gelbem Schaum.

Im Krankenhaus werden die einfachen Urinuntersuchungen im allgemeinen auf Station von der Schwester, die schwierigeren Untersuchungen im Laboratorium von Laborantinnen und technischen Assistentinnen unter ärztlicher Aufsicht oder von den Assistenzärzten selbst ausgeführt.

a) Durch die **Kochprobe.** Ein Reagenzglas wird ein Drittel voll filtrierten sauren bzw., wenn er neutral oder alkalisch war, mit einigen Tropfen Essigsäure angesäuerten Urins gefüllt und dessen oberer Teil über der Spiritusflamme gekocht. Eine entstehende oder beim Kochen bestehenbleibende Trübung, die nicht auf Zusatz von 6—8 Tropfen Salpetersäure verschwindet, beweist das Vorhandensein von Eiweiß.

b) Durch die **kalte oder Schichtprobe** (Hellersche Ringprobe): Man füllt ein Reagenzglas zu einem Drittel mit filtriertem Urin und schichtet nun langsam rohe Salpetersäure unter den Harn, indem man die Säure am Rande des Gläschens herablaufen läßt. Bei Anwesenheit von Eiweiß bildet sich an der Berührungsstelle zwischen Harn und Säure ein weißer Ring; ein farbiger Ring ist nicht beweisend.

Die Probe mit **Essigsäure und Ferrozyankali.** Es wird zu kaltem Urin etwa $^1/_5$ seiner Menge entsprechend konzentrierte Essigsäure zugesetzt und dann tropfenweise $5^0/_0$ige Ferrozyankaliumlösung hinzugefügt. Eiweiß ruft Trübung hervor.

Die **Sulfosalizylprobe.** Ein Zusatz von 10 Tropfen $20^0/_0$iger Sulfosalizylsäurelösung zu einigen Kubikzentimetern angesäuerten Urins ver-

Frage:	**Antwort:**

ursacht bei Vorhandensein von Eiweiß einen Niederschlag, der beim Erhitzen nicht verschwindet.

48. Wie bestimmt die Schwester die Menge des vorhandenen Eiweißes?

c) Durch die **Esbachsche Probe.** In das mit eingeätzter Einteilung versehene Reagenzglas wird Urin bis zur Marke U und Esbachs Reagens bis zur Marke R gefüllt, der Stöpsel aufgesetzt, gut umgeschwenkt, aber nicht geschüttelt; 24 Stunden bei Zimmertemperatur stehen lassen. Die Menge des sich bildenden Niederschlags wird an den eingeätzten Zahlen abgelesen. Es entspricht ein Teilstrich je einem Tausendstel an Eiweiß im Urin (z. B. $1\,{}^0/_{00}$).

49. Wie weist man Zucker im Urin nach?

a) Durch die **Nylandersche Probe:** Man gießt ein Reagenzglas zu einem Drittel voll filtrierten Urins und dazu etwa dem zehnten Teil dieser Urinmenge entsprechend Nylanders Reagens. Nun kocht man den obersten Teil der Flüssigkeit mehrere Minuten über der Spiritusflamme. Bei Anwesenheit von Zucker tritt Schwarzfärbung ein. Die Probe ist nicht zuverlässig, wenn Antipyrin, Salol usw. eingenommen worden ist.

50. Oder durch welche andere Probe?

b) Durch die **Trommersche Probe:** Man füllt ein Reagenzglas zu einem Drittel mit filtriertem Urin, gießt dem dritten Teil der Urinmenge entsprechend $10\,{}^0/_0$ige Natron- oder Kalilauge zu und tropft nun unter fortwährendem Schütteln des Gläschens $10\,{}^0/_0$ige Kupfersulfatlösung hinein, soviel als sich löst. Der oberste Teil der Flüssigkeitsmenge wird nun über der Flamme erwärmt (nicht gekocht). Bei Anwesenheit von Zucker entsteht allmählich ein orangefarbener Niederschlag.

51. Wie wird die Heller-Mooresche Zuckerprobe ausgeführt?

Man mischt Harn mit $^1/_3$ oder der gleichen Menge $10\,{}^0/_0$iger Kalilauge und kocht den oberen Teil. Zuckergehalt gibt Braunfärbung und den Geruch nach Karamel.

52. Wie wird die Untersuchung auf Zucker mit Fehlingscher Lösung ausgeführt?

Wenn man Urin mit gleicher Menge Fehlingscher Lösung I und II aufkocht, fällt bei positiver Reaktion ein ziegelroter Niederschlag aus.

53. Wie kann die Zuckermenge festgestellt werden?

c) Durch die **Gärungsprobe:** Einfüllen des mit einem kleinen Hefestückchen versetzten Urins in das Saccharometer; 20 Stunden bei Zimmer-

Frage:	Antwort:

temperatur stehen lassen; die sich bildende Gasmenge an den eingeätzten Zahlen abgelesen, entspricht dem Prozentgehalt des Urins an Zucker. Weiterhin dient auch der Polarisationsapparat zur Feststellung der Zuckermenge.

54. Wie wird Azeton festgestellt?

Oft schon an dem eigenartigen Geruch (nach Äpfeln!). Nachgewiesen wird Azeton durch die Legalsche Probe, indem man zu einigen Kubikzentimetern Harn einige Tropfen gesättigter Nitroprussidnatriumlösung und etwa $^1/_4$ Vol. Natronlauge gibt. Wenn die jetzt auftretende rubinrote Färbung bei Zusatz von etwas konzentrierter Essigsäure bestehen bleibt, ist Azeton vorhanden.

55. Wie weist man geringe Mengen Azeton nach?

Schon 0,2 pro Mille Azeton wird sicher nachgewiesen, wenn Harn, mit gleicher Menge von Libbrechts Reagens beschickt, einen dicken gelben Niederschlag zeigt.

56. Wie wird Azetessigsäure nachgewiesen?

Bei Anwesenheit von Azetessigsäure nimmt der Harn auf Zusatz von einigen Tropfen Liq. ferri sesquichlorati eine tiefviolettrote burgunderartige Farbe an (Gerhardtsche Reaktion).

57. Wie wird Indikan im Harn festgestellt?

Durch die **Jafférsche Probe:** Etwas Harn wird mit gleichen Teilen konzentrierter Salzsäure gemischt und 1—2 Tropfen 10fach verdünnter gesättigter Chlorkalklösung zugesetzt; positiv bei rauchgrauem oder blauschwarzem Ring und bei Blaufärbung des Chloroforms, mit dem man jetzt ausschüttelt.

58. Wie wird die Diazoreaktion angestellt?

Zu gleichen Teilen Harn und Diazoreagens (Acid. sulfanilic. 0,5; Acid. hydrochlor. pur. 5,0; Aqu. dest. ad. 100,0), gut umgeschüttelt, gibt man 10 Tropfen einer $0,5\%$igen Kalium- oder Natriumnitritlösung hinzu. Dazu $^1/_8$ Vol. 10%iges Ammoniak. Positiv bei karminroter Färbung der Flüssigkeit und des Schaumes; orange Färbung ist nicht positiv.

59. Wie weist man Urobilin und Urobilinogen im Harn nach?

Harn mit gleicher Menge von 10%igem Zinkazetat versetzt und filtriert, leuchtet bei Vorhandensein von Urobilin (gestörte Lebertätigkeit) nach einigen Minuten im seitlich einfallenden Lichte grün auf, fluoresziert.

Einige Tropfen Ehrlichs Reagens zum Harn beweisen vermehrten Urobilinogengehalt, wenn in der Kälte Rotfärbung auftritt.

Frage:	**Antwort:**
60. Wie wird **Gallen-farbstoff** im Harn nachgewiesen? (Vgl. Nr. 73, S. 45.)	Durch die Gmelinsche Probe, indem man die Salpetersäuremischung (1 Tropfen Acid. nitr. fum. auf 2 ccm Acid. nitr. pur.) im Reagenzglase unter eine gleiche Menge Harn schichtet, oder durch die Filterprobe, indem man mit der Salpetersäure-mischung ein reines Stück Filtrierpapier, durch das Harn filtriert ist, betupft. Grüner Farbenring ist positiv. Allerdings macht eingenommenes Antipyrin dieselbe Reaktion. Ferner durch die Chloroformprobe: Im Reagenz-glas mit ein wenig Chloroform ausgeschüttelter Harn. Bei Anwesenheit von Bilirubin wird das zu Boden sinkende Chloroform zitronengelb gefärbt.
61. Ein anderer Nach-weis von Gallenfarb-stoff im Harn?	Wenn man den Harn mit verdünnter Jod-tinktur überschichtet (1 Teil Jodtinktur und 9 Teile Alkohol) und ein grüner Ring entsteht.
62. Wie wird die **Hellersche Probe auf Blut** im Harn ausge-führt; ist sie empfeh-lenswert?	Etwas Harn wird im Verhältnis von 2:1 mit Kalilauge gekocht. Blutfarbstoff positiv bei rotem Niederschlag. Die Probe ist wenig empfindlich.
63. Wie kann **Blut im Harn** noch nachge-wiesen werden?	Durch die **Terpentin-Guajakprobe.** Frische Guajaktinktur mit altem Terpentinöl zu gleichen Teilen im Reagenzglas geschüttelt, bis eine mil-chige Trübung entsteht, wird vorsichtig dem Urin zugesetzt, der sauer sein muß. Ein blauer Streifen an der Berührungsschicht beweist Blut.
64. Wie wird **Eiter** im Harn nachgewiesen?	Durch das Mikroskop, nachdem der Harn zen-trifugiert worden ist. Oder durch die Kalilauge-Luftblasenprobe nach Donné, indem man tropfen-weise Kali- oder Natronlauge dem Eiterharn im Reagenzglas zusetzt. Es bilden sich stabile, nichtflüchtige Luftblasen.
65. Auf was wird der ausgeheberte **Magen-saft** untersucht?	Es wird die Reaktion, die freie Salzsäure, die Gesamtazidität festgestellt, auf Milch- und Butter-säure und Blut untersucht.
66. Wie verfährt man bei Prüfung der **Reak-tion?**	Wird durch Lackmuspapier festgestellt, daß Magensaft alkalisch ist, ist weitere Prüfung auf freie Salzsäure, Gesamtazidität, Milchsäure un-nötig. Bei saurem Magensaft wird durch Kongo-papier vorhandene freie Salzsäure (Blaufärbung) festgestellt.

Frage:	**Antwort:**
67. Wie wird die **freie Salzsäure** noch bestimmt?	Einige Tropfen filtrierten Magensaftes werden in einer Porzellanschale mit einigen Tropfen von Günzburgs Reagens (Phlorogluzin 2,0, Vanilin 1,0, Alkohol absol. 30,0) vorsichtig über der Flamme erwärmt; scharlachroter Spiegel beweist noch 0,05 % freie Salzsäure.
68. Wie bestimmt man die **Gesamtazidität?**	Durch Titrierung: 10 ccm filtrierten Magensaftes werden in einem Porzellanschälchen mit 2 Tropfen einer 1 %igen alkoholischen Phenolphthaleinlösung als Indikator versetzt. Aus einer graduierten Bürette läßt man nun tropfenweise unter ständigem Umrühren mittels Glasstäbchens so viel $^1/_{10}$ Normalnatronlauge (= 4,0 NaOH auf 1 Liter Aqua dest.) fließen, bis Rotfärbung eintritt, und liest nun von der Bürette ab, wieviel Lauge zum Neutralisieren der Säure nötig war. Z. B. 5,6 ccm bedeutet auf 100 ccm Magensaft 56 Gesamtazidität. Normale Gesamtazidität ist etwa 65.
69. Wie wird auf **Milchsäure** geprüft?	Man versetzt nach Uffelmann im Reagenzglase etwas 1 %iges Karbolwasser mit 1 Tropfen Liq. ferri sesquichlorati und gießt zu dieser durchsichtig blauen Flüssigkeit etwas Magenfiltrat. Durch Milchsäure wird das Blau zeisiggelb. Butter- und Essigsäure verraten sich durch den Geruch.
70. Wie wird **Blut** im Magensaft oder im Stuhl nachgewiesen?	Einige Kubikzentimeter unfiltrierten Mageninhalts, beziehentlich eine reichlich erbsengroße Stuhlportion (im Porzellanmörser mit Wasser verrieben) werden mit ungefähr $^1/_4$ Volumen konzentrierter Essigsäure versetzt und geschüttelt. Die Mischung wird in ein Reagenzglas bis zur Hälfte gebracht und bis zu $^3/_4$ des Gläschens mit Äther aufgefüllt und gut durchgeschüttelt. Man läßt die Ätherschicht sich absetzen, gießt sie in ein Reagenzglas, schüttelt mit einigen Tropfen Benzidinlösung (2,5 Benzidin in 50 ccm Alkohol), gibt etwas H_2O_2 hinzu; Blaufärbung beweist okkultes Blut.
71. Wie kann man die Benzidinprobe auf okkultes Blut im Stuhl noch ausführen?	Im Reagenzglas werden 15 Tropfen Acid. acet. pur., 4 Tropfen Wasserstoffsuperoxyd und eine Messerspitze Benzidin tüchtig geschüttelt und 1 Tropfen dieser Mischung auf einen Teller mit einer wasserverdünnten kirschkerngroßen Stuhl-

Frage:	**Antwort:**

portion gegossen; bei Grün- bis Dunkelblau-
färbung Blut positiv.

Teller erst abwaschen, wenn wieder Braunfärbung eingetreten ist!

72. Wie wird Stärke im Stuhl nachgewiesen?

Ein erbsengroßes Stück Kot wird in 10 ccm Wasser aufgekocht und filtriert. Bei positiver Reaktion tritt durch einige Tropfen Jod-Jod-kaliumlösung (0,1 zu 1,0 zu 10,0) Blaufärbung auf.

73. Wie wird Gallen-farbstoff im Stuhl nachgewiesen? (Vgl. Nr. 59, 60 S. 42, 43.)

Etwas im Reagenzglas verdünnter Kot wird mit einigen Kubikzentimetern Salpetersäure-mischung unterschichtet. Bei positiver Reaktion tritt grüner Ring an der Berührungschicht auf (Gmelinsche Probe).

74. Welche Unter-suchungen werden mit dem Mikroskop (Lichtmikroskop), Übermikroskop und Elektromikroskop ausgeführt?

Mit dem Lichtmikroskop (bis 1000fache Ver-größerung) vornehmlich die des Blutes und Harnes auf Bakterien sowie auf andere Bestandteile (Sediment nach Zentrifugierung), ferner auf Mandel- und gynäkologische Abstriche und Magen- und Darminhalt. Mit dem Übermikroskop, das auf Verwendung sehr schneller Elektronen-strahlen beruht, kann man Teilchen und Lebe-wesen von nur 5 millionstel Millimeter Kleinheit erkennen und abbildbar machen, z. B. die Er-reger der Viruskrankheiten. Das Übermikroskop vergrößert — nachvergrößert — 500000fach.

75. Welches ist die üblichste Bakterien-färbung?

Die einmal durch die Flamme gezogenen Aus-strichpräparate werden 3 Minuten mit Löfflers Methylenblau gefärbt, bisweilen mit verdünntem Karbolfuchsin, abgespült und mit Fließpapier ge-trocknet und unter dem Mikroskop mit der Ölimmersion betrachtet.

76. Wie wird auf Gonokokken gefärbt?

Mit der verdünnten Methylenblaulösung und, wenn nicht deutliche intrazellulär liegende Kokken in Semmelform erkennbar sind, nach Gram: 3—5 Minuten Färben in Anilinwassergentiana-violett, dann, ohne abzuspülen, 1—2 Minuten mit Jod-Jodkaliumlösung behandeln; Entfärben mit absolutem Alkohol und eventuell Nachfärben einige Sekunden mit wäßriger Karbolfuchsin-lösung. Die Gram-positiven Bakterien erscheinen blauschwarz (eventuell auf rotem Untergrund). Gonokokken lagen im erstgefärbten, unklaren Präparat vor, wenn jetzt keine Kokken in Semmelform im Gram-gefärbten mehr da sind.

Frage:	**Antwort:**
77. Wie färbt man auf **Tuberkelbazillen?**	Dickes eitriges Sputum wird auf einem Objektträger dünn ausgestrichen; das lufttrockne Präparat wird durch die Flamme gezogen und mit verdünnter Karbolfuchsinlösung über der Spiritusflamme erhitzt, so daß die Lösung mehrere Male kurz aufkocht, mit destilliertem Wasser abgespült und getrocknet. Nun entfärben und nachfärben mit einer Lösung von Methylenblau 2,0 + Acid. sulf. 25,0 + Aqua dest. 100,0, ca. 3 Minuten lang, wieder abspülen und mit Fließpapier trocknen.
	Die Tuberkelbazillen erscheinen als feine rote punktierte Stäbchen unter den blauen Eiterkörperchen.
78. Auf was wird das menschliche **Blut** untersucht?	Auf Blutfarbstoff (Hämoglobinometer), auf die Beschaffenheit und Anzahl der roten und weißen Blutkörperchen (Zeisssche Zählkammer und im gefärbten Präparat); Färbindex, Blutbild, Blutkörperchensenkungsgeschwindigkeit, Agglutination zur Blutgruppenbestimmung; auf Blutzucker.
79. Wie wird der **Hämoglobingehalt** bestimmt? (Vgl. Nr. 72, S. 22.)	Mittels des Sahlischen Hämoglobinometers, indem man aus der geeichten Pipette Blut in das mit $^1/_{10}$ normal Salzsäure bis zur unteren Marke gefüllte Spezialröhrchen bläst und bis zur Farbgleichheit Wasser hinzutropft.
	Einfacher ist der Vergleich der Tallquistschen Skala (Testfarben) mit einem Tropfen Blut auf Fließpapier.
80. Was bedeutet **Färbeindex:** $$\frac{Hgl}{2 \times Ery}?$$	Das Verhältnis des Hämoglobins zur Anzahl der roten Blutkörperchen, die man durch Multiplikation der ersten beiden Ziffern mit 2 erhält. Normaler Index ist 1,0.
81. Wie bestimmt man die **Blutkörperchensenkungsgeschwindigkeit** nach Linsenmeyer?	In eine 1-ccm-Spritze werden 0,2 ccm 5%ige Natriumzitratlösung und dann Blut, das vom Arzte der Vene entnommen ist, bis 1 ccm aufgezogen, gut geschüttelt in ein Glasröhrchen gespritzt bis zur oberen Marke, Zeit notieren, in der der Blutkuchenspiegel bis zur unteren Marke sinkt.
82. Wieviel beträgt die normale Blutsenkungszeit?	Nach Linsenmeyer 3—4 Stunden. (Nach Westergreen in 1 Stunde ca. 8 mm.)

3. Krankheiten der einzelnen Organsysteme.

Frage:	Antwort:
83. Was machen die Krankheiten des Herzens und der Gefäße für Erscheinungen?	Als Folge von Infektionen, besonders Mandelentzündung und Gelenkrheumatismus, entstehen die Herzklappenfehler (an Mitralis und Aorta); die Herzmuskelerkrankung beruht zum Teil ebenfalls auf Infektion (Myokarditis), teils auf Überanstrengung besonders durch Sport, oder auf Arteriosklerose. Alle Herzleiden führen leicht zu Herzschwäche, die sich durch Pulsveränderung, Blaufärbung der Lippen, doppelseitige Beinschwellung (Ödeme), beginnend an den Knöcheln, in fortgeschrittenem Zustande in Bauchwassersucht (Aszites) und Leberschwellung äußert (inkompensierte Herzklappenfehler); im Anfang oft Atemnot, besonders beim Treppensteigen, und Herzstechen. Pulsunregelmäßigkeit deutet auf Myokardschaden hin (Electrokardiogramm!).
84. Und die Krankheiten der Atmungsorgane?	Luftröhren-, Bronchialkatarrhe und Lungenentzündung verursachen Atemnot, Husten und Auswurf, der bei Pneumonie blutig-rostbraun ist. Bisweilen, besonders bei Rippenfellentzündung, tritt heftiges Stechen an der Stelle der Erkrankung und trockener Husten auf. Bei der wäßrigen Rippenfellentzündung entsteht ein Erguß, der punktiert wird und, wenn eitrig (Empyem), die Rippenresektion erfordert. Lungentuberkulose führt oft im Anfang zu Blutsturz (hellrot, schaumig), später zu Kavernen, die Pneumothoraxbehandlung erfordern. (Vgl. Z. 81, S. 59.) Bronchialasthma ist eine allergische Krankheit.
85. Welche Krankheitserscheinungen können die Bauchorgane zeigen?	Akute Magenkatarrhe führen zu Erbrechen, Darmkatarrhe zu Durchfällen, Leber- und Gallenblasenerkrankungen oft zu Gelbsucht. Gallen- und Nierensteine verursachen beim Abgang sehr schmerzhafte Koliken. Nierenentzündungen zeigen Eiweiß im Harn; Magengeschwüre und Krebs Veränderungen im Röntgenbild (Nischen, Aussparungen) und führen oft zu Blutbrechen (dunkles Blut). Plötzlich gespannter schmerzhafter Leib kann von Blinddarm-, Bauchfellentzündung, Darmverschluß oder vom Platzen eines Magen- oder Darmgeschwüres herrühren und erfordert ebenso wie ein eingeklemmter Leistenbruch stets

Frage:	**Antwort:**
	sofortige Herbeiziehung des Arztes. Ein Blasenkatarrh macht Brennen beim Wasserlassen und zeigt viel Leukozyten im Sediment unter dem Mikroskop.
86. Welche Erscheinungen bieten die Blut- und Stoffwechselkrankheiten?	Bei Blutarmut (Anämie, perniziöse Anämie: Leberbehandlung wirkt lebensrettend) sind die roten Blutkörperchen und der Blutfarbstoff herabgesetzt, bei Leukämie die weißen Blutkörperchen stark vermehrt; bei Fehlen der Blutblättchen gerinnt das Blut schlecht (Hämophilie). Die wichtigste Stoffwechselkrankheit ist der Diabetes, bei dem Zucker im Harn ausgeschieden wird und der Blutzuckergehalt erhöht ist. Der Zuckerkranke klagt über viel Durst und muß zeitlebens mit Diät und Insulineinspritzungen behandelt werden. Tod oft im Coma. Der Gichtkranke hat Anfälle schmerzhafter Gelenkentzündungen (große Zehe) und Harnsäure im Urin.
87. Was beobachten wir bei Erkrankungen des Stütz- und Bewegungsapparates und des Nervensystems?	Schmerzen in den Füßen beruhen oft auf Senk-, Knick- und Spreizfüßen; sie benötigen passende Schuheinlagen (vgl. S. 97). In den Gelenken und Muskeln verursachen die rheumatischen Erkrankungen Entzündungen und viel Schmerzen, oft im Anschluß an Mandelentzündungen oder bei vereiterten Zahnwurzeln (Wurzelgranulom); erforderlich wird die Sanierung der Mundhöhle. Erkrankungen und Verletzungen der peripheren Nerven und des Rückenmarkes führen zu Lähmungen und Gefühlsstörungen; echte Nervenentzündungen (Neuralgien) sind sehr schmerzhaft (Trigeminus, Ischias). Oft machen Gehirn- und Rückenmarksleiden Veränderungen in der Rückenmarkflüssigkeit (Liquor), die mittels Lumbalpunktion entnommen wird.
88. Welche Krankheitserscheinungen bieten die Störungen der inneren Sekretion dar?	Eine Steigerung der Funktion der Schilddrüse führt zur Basedowkrankheit mit den großen hervortretenden Augen, Zittern der Hände und Abmagerung. Unterfunktion der Schilddrüse kann zu Kretinismus (Unterentwicklung) und zu Myxödem mit der polsterartigen Schwellung der Haut und Verstumpfung führen. Ausfall der Nebenschilddrüsen ergibt Krampfbereitschaft (Tetanie); Erkrankungen der Nebennieren zeigen braune Hautverfärbung (Addison-Bronze-Krankheit). Rie-

Frage:	**Antwort:**
	senwuchs entsteht bei Vergrößerung der Hypophyse, Fettsucht bei deren Unterfunktion.
89. Was verstehen wir unter **Frauenkrankheiten?**	Unterleibskrankheiten der Frauen, die sich in Schmerzen, meist Ausfluß und unregelmäßigen Blutungen äußern. Es handelt sich in vielen Fällen um chronische Entzündungen der Gebärmutter, der Eierstöcke (Adnexerkrankungen) oder um bösartige Geschwülste.
90. Was wissen wir über **bösartige Geschwulstkrankheiten?**	Sarkome sind die vom Bindegewebe, Karzinome die vom Epithelgewebe ausgehenden bösartigen Geschwülste (Krebs). Sichere Heilungsmöglichkeit besteht nur in den Anfangsstadien; deshalb muß z. B. jede Frau, die in der Brust eine kleine Geschwulst fühlt, auch wenn sie nicht schmerzt, den Arzt aufsuchen, desgleichen bei Abgang von Blut und länger dauernden unbestimmten (z. B. Magen und Darm) Beschwerden; Frauen unbedingt bei Blutungen nach den Wechseljahren.
91. Was gibt es für **gutartige Geschwülste?**	Fett-, Muskel-, Knorpel-, Bindegewebs- und Knochengeschwülste, die auf ihren Entstehungsort beschränkt bleiben.

C. Infektionskrankheiten.

1. Allgemeines über Ansteckung.

Frage:	Antwort:
1. Was sind ansteckende Krankheiten?	Solche Krankheiten, die durch Eindringen von lebenden Krankheitskeimen in den Körper entstehen (Infektionskrankheiten).
2. Was gehört zu einer Ansteckung?	1. Lebende **Ansteckungskeime.** 2. **Ansteckungsquellen,** von denen aus die Ansteckungskeime verbreitet werden. 3. **Vermittler der Ansteckung,** die die Weiterverbreitung der Krankheit verschulden. 4. **Eintrittspforten,** durch die die Keime in den Körper gelangen. 5. Eine gewisse **Disposition** des Menschen für die Erkrankung.
3. Was sind **Ansteckungskeime?**	Kleinste Lebewesen, die man nur mit dem Mikroskop oder dem Übermikroskop, mit dem man noch millionstel Millimeter kleine Teilchen, z. B. die Viren, die Erreger der **Viruskrankheiten,** sehen kann.
4. Zu welchem Naturreich gehören sie?	Teils zum Tier-, teils zum Pflanzenreich. Die Viras sind Eiweißmoleküle, die nur in lebenden Zellen gedeihen und sich vermehren.

Frage:	**Antwort:**
5. In welche Familien gehören die den Pflanzen zugerechneten Keime?	Zu den Spaltpilzen (Bakterien). Die einzelligen Lebewesen heißen Protozoen; eine besondere Klasse sind die Spirillen und Spirochäten (Syphilis und Rückfallfieber).
6. Nach ihrer Gestalt unterscheiden wir welche Bakterien?	Die Kugelbakterien (Kokken) und die Stäbchenbakterien (Bazillen).
7. Kennen wir die Erreger aller ansteckenden Krankheiten?	Seit Entdeckung der Viren nun auch die Erreger von Masern, Mumps, Pocken, Grippe (Influenza), Spinaler Kinderlähmung, Papageienkrankheit, Tollwut, Maul- und Klauenseuche, Schweinepest und Hundestaupe.
8. Was sind die hauptsächlichsten Ansteckungsquellen, d.h. wo befinden sich nun die Ansteckungskeime überhaupt?	Vorwiegend im Körper von Menschen und Tieren, die an ansteckenden Krankheiten erkrankt sind, sodann in deren Umgebung und an allem, was mit dem Kranken in Berührung gekommen ist.
9. Können die Keime auch außerhalb des Körpers am Leben bleiben?	Ja, besonders in feuchtem Zustande, einige auch in trockenem, und zwar sehr lange Zeit.
10. Bedingt schon das Eindringen von Krankheitskeimen in den Körper eine Erkrankung?	Es gehört dazu, daß die Keime einen für ihre Vermehrung geeigneten Nährboden und die für ihre giftige Wirkung günstige Empfänglichkeit (Disposition) vorfinden.
11. Wann ist der Körper als empfänglich anzusehen?	Wenn jemand seelisch oder körperlich sehr geschwächt ist; es gibt auch eine Disposition durch Erbanlage.
12. Wer ist krankheitsverdächtig?	Solche Personen, die unter Erscheinungen erkrankt sind, die den Ausbruch einer ansteckenden Krankheit befürchten lassen.
13. Wer ist ansteckungsverdächtig?	Personen, bei denen die Besorgnis vorliegt, daß sie infolge der nahen Berührung mit Erkrankten den Ansteckungsstoff in sich aufgenommen haben. Die Ansteckungsverdächtigkeit gilt bis zum Ablaufe der Inkubationszeit.
14. Wer ist **Keimträger**, wer **Dauerausscheider?**	Keimträger sind Personen, die Krankheitskeime in sich aufgenommen haben und, ohne selbst zu erkranken, nur vorübergehend ausscheiden; Dauerausscheider, Bakterien- oder Bazillenträger sind Leute, die vom Zeitpunkte der überstandenen Infektionskrankheit ab deren Erreger länger als 10 Wochen tragen und ausscheiden. Sie bilden

Frage:	**Antwort:**
	eine große Gefahr für ihre Umgebung, besonders wenn sie in Küchen tätig sind.
15. Was ist nun am Kranken eigentlich ansteckend?	Alle Aus- und Abscheidungen des Kranken (vgl. Nr. 2, Seite 148).
16. Welche Krankheiten werden hauptsächlich durch den Auswurf verbreitet?	Lungen- und Kehlkopfschwindsucht, Influenza, Keuchhusten und Lungenpest. Untersuchung des Auswurfs vgl. Laboratoriumsarbeiten, Nr. 77, Seite 46.
17. Welche durch Rachen- und Nasenschleim?	Diphtherie, Scharlach und Genickstarre.
18. Welche durch Darmentleerungen?	Unterleibstyphus, Ruhr und Cholera.
19. Welche durch Eiter?	Die Wundkrankheiten.
20. Welche durch Hautschuppen?	Scharlach und Masern.
21. Welche Krankheit wird häufig auch durch den Urin verbreitet?	Der Typhus. (Vgl. Nr. 89—92, Seite 59—60.)
22. Durch wen und was können die Ansteckungskeime übertragen werden, d. h. wer **vermittelt die Ansteckung?**	Luft und Staub; Tiere, besonders Insekten; Nahrungsmittel; schließlich Kleidungsstücke und alles, was mit dem Kranken in Berührung gekommen ist.
23. Durch welche **Eintrittspforten** gelangen die Keime in den Körper?	Die Ansteckungsstoffe dringen ein durch alle natürlichen Öffnungen des Körpers, besonders bei der Atmung und bei der Nahrungsaufnahme, sowie durch Wunden.
24. Hinsichtlich der Verlaufsart und Dauer sprechen wir von welchen Arten von Infektionskrankheiten?	Wir unterscheiden **akute** oder hitzige, bei denen die Fieberentwicklung und auch das Abklingen rasch vor sich geht, und **chronische** oder schleichende Infektionskrankheiten. (Vgl. Nr. 6, S. 34.)
25. Hinsichtlich der Verbreitungsart sprechen wir von welchem Auftreten der Infektionskrankheiten?	Wir sprechen von **sporadischem** Auftreten, wenn es sich um vereinzelte Fälle an weit auseinanderliegenden Orten handelt; von **Epidemie** oder Volksseuche, wenn die Krankheit zahlreiche Menschen in einem Orte, ganze Ortschaften oder gar ganze Landstriche befällt; herrscht eine übertrag-

Frage:	Antwort:

Antwort (Fortsetzung): bare Krankheit dauernd in einem Orte oder Hause so nennt man das **Endemie** oder Ortsseuche.

26. Wann gilt eine Gegend als „befallen" im Sinne der Verordnung gegen die Verbreitung ansteckender Krankheiten durch die Luftfahrt vom 2. 6. 1937?

Wenn es sich bei Pest um einen ersten, bei Cholera um neue Fälle handelt, bei Fleckfieber und Pocken, wenn sie epidemisch auftreten.

27. Was versteht man unter Inkubationszeit und unter Inkubationsfrist?

Inkubationszeit ist die Zeitspanne vom Eindringen des Krankheitsstoffes in den Körper bis zum Ausbruch der Krankheit; sie dauert bei einigen Krankheiten nur wenige Stunden, bei anderen mehrere Wochen. Die Inkubationsfrist rechnet von dem Tage an, an dem ein Mensch zum letzten Male der Ansteckung ausgesetzt war; sie beträgt bei Cholera 5, bei Pest und Gelbfieber 6, bei Fleckfieber 12 und bei Pocken 14 Tage. Nach dieser Frist liegt kein Ansteckungsverdacht mehr vor.

28. Was sind die Merkmale und Begleiterscheinungen der Infektionskrankheiten während der Inkubationszeit?

In der Inkubationszeit sind die Krankheitszeichen gewöhnlich noch nicht deutlich ausgeprägt; bisweilen sind jedoch **Vorboten,** wie Mattigkeit, Appetitlosigkeit, Kopfschmerz, Unlust zur Arbeit und allgemeines Krankheitsgefühl vorhanden.

29. Wie lange ungefähr dauert die Inkubationszeit bei den einzelnen Infektionskrankheiten?

Bei *Amöbenruhr* 21 Tage, *Bangfieber* 6—21 Tage, *Bazillenruhr* (Dysenterie) 2—7 Tage, *Cholera asiatica* wenige Stunden bis 6 Tage, *Diphtherie* 2—5 (selten 7) Tage, *Erysipel* (Wundrose) 1 bis 2 Tage, *Fleckfieber* 1—4—9—21 Tage, *Gelbfieber* 1—5 (ausnahmsweise 13) Tage, *Genickstarre* 2 bis 5 Tage, *Gonorrhöe* 2—6 Tage, *Influenza, Grippe* 1—4 (bis 6) Tage, *Keuchhusten* 3—8—12 Tage oder länger, *Lungenentzündung* (Grippe) 5—48 Stunden, *Malaria:* Quartana 3 Wochen, Tertiana 2—3 Wochen, Tropica 1—2 Wochen, *Masern* 1—2 Wochen, *Maul- und Klauenseuche* 3—8 Tage, *Milzbrand* 4—7 Tage, *Mumps* (Ziegenpeter) 4 bis 25 Tage (durchschnittlich 3 Wochen), *Papageienkrankheit (Psittacosis)* 1—3 Wochen, *Paratyphus* (Fleisch- und Wurstvergiftung) wenige Stunden bis 12 Tage, *Pest* 36 Stunden bis 10 Tage (durchschnittlich 4 Tage), *Pocken* 1—2 Wochen, *Röteln*

Frage:	**Antwort:**

2—3 Wochen, *Rotz* 3—5 Tage, *Rückfallfieber* 3—8 Tage, *Scharlach* 1—7 Tage, *Serumkrankheit* 7—8 Tage, *Spinale Kinderlähmung (Poliomyelitis acuta)* etwa 1 Woche, *Syphilis* 2 bis 3 Wochen, *Tetanus* 1—4—10 Tage und länger, *Tollwut* 2 bis 4 Tage bis 6 Monate (durchschnittlich 90 Tage), *Trichinose* 3—4 Tage, *Tularämie* 1—21 Tage, *Ulcus molle* (Weicher Schanker) 1—3 Tage, *Unterleibstyphus* 1—4 Wochen, *Weilsche Krankheit* 5—12 Tage, *Windpocken* 2—3 Wochen.

30. Welche Krankheitszeichen sind vorhanden vom eigentlichen Ausbruch der Krankheit an?

Der eigentliche Ausbruch der übertragbaren Krankheiten setzt stets mit hohem Fieber, oft unter Schüttelfrost, Schweißausbruch, bisweilen mit Erbrechen ein.

31. Welchen Verlauf pflegt das Fieber zu nehmen?

Den verschiedenen Infektionskrankheiten ist eine ganz bestimmte Fieberkurve eigen, so daß man aus ihrer Betrachtung allein schon oft die Krankheit erkennen kann.

32. Welche Teile unterscheiden wir an der Fieberkurve?

Den Anstieg, die Fieberhöhe (Akme) und den Abfall (vgl. Nr. 17, 18, Seite 37).

33. Was ist ein Rezidiv?

Ein Nachschub oder Rückfall, der nach eingetretener Fieberfreiheit eintritt.

34. Was ist Immunität?

Widerstandsfähigkeit gegen Krankheitsgifte, die angeboren sein kann oder erworben durch Überstehen von Infektionskrankheiten; nach Pocken und Typhus pflegt sie lebenslänglich zu sein.

35. Durch welche ärztlichen Maßnahmen kann die Widerstandsfähigkeit des Kranken und der Schutz des Personals und anderer Personen vor Ansteckung erhöht werden?

Durch die **Schutzimpfung.** Dabei wird eine a k t i v e Immunisierung erreicht durch Einimpfung lebender oder abgetöteter Bakterienaufschwemmungen, die die betreffende Krankheit in milder Form hervorrufen, z. B. bei Pocken, Cholera, Typhus. Durch Einspritzung fertiger spezifischer Schutzstoffe, des Heilserums, z. B. des Rekonvaleszentenserums bei Masern und Scharlach, des Diphtherieheilserums und Tetanusantitoxins wird eine meist nur kurz dauernde p a s s i v e Immunität erreicht.

36. Wer hat die Pokkenschutzimpfung, wer das Diphtherieheilserum eingeführt?

Der Engländer Jenner hat 1796 die Kuhpockenimpfung eingeführt; das Diphtherieheilserum hat Behring entdeckt.

Frage:	Antwort:
37. Ist Diphtherieschutzimpfung empfehlenswert?	Erfahrungsgemäß ja. Sie geschieht mit dem ungefährlichen AlFT-Stoff, der keine Serumkrankheit hervorrufen kann und keine Anaphylaxie.

2. Die einzelnen Infektionskrankheiten.

a) Die akuten Exantheme.

38. Welche Infektionskrankheiten gehen mit Hautausschlägen(Exanthem)einher?	Die akuten fieberhaften Exanthemkrankheiten: *Masern, Scharlach, Pocken,* außerdem die harmlosen, nicht anzeigepflichtigen *Röteln* und *Windpocken,* ferner *Fleckfieber.* Und die fieberfreien ansteckenden Hauterkrankungen *Eiterflechte, Schärenflechte, Syphilis.*
39. Wie beginnen **Masern, Scharlach u. Pocken?**	Vorboten während der Inkubationszeit, wie Appetitmangel, Frösteln, fliegende Hitze sind nur bei Masern, nicht bei Scharlach und Pocken vorhanden. Mit dem Ausbruch des fieberhaften Krankseins geht einher bei Masernkranken ein Katarrh der oberen Luftwege und der Augenbindehäute, also Schnupfen, Husten, Augenschmerzen, Lichtscheu; bei Scharlachkindern häufig Erbrechen und eine Mandelentzündung (Scharlachdiphtherie), also Halsschmerzen und Schluckbeschwerden; bei Pockenkranken heftige Kreuz- und Gliederschmerzen.
40. Tritt nun der Hautausschlag zugleich mit dem Fieberbeginn auf?	Nein, bei Masern oft erst $^1/_2$ Woche, bei Scharlach 1—2 Tage nach Ausbruch des fieberhaften Krankseins.
41. Wie unterscheidet sich der Masernausschlag von dem des Scharlachs?	Der Masernausschlag bildet linsen- bis bohnengroße, gelb- oder braunrote Flecken, die nicht zusammenfließen, so daß die Haut ein fleckiges Aussehen erhält, während der Scharlachausschlag aus feinen, bald zusammenfließenden roten Stippchen besteht und der ganzen Körperhaut eine himbeerfarbene Rötung verleiht; nur das Kinn bleibt frei. Auch die Zunge wird himbeerfarbig.
42. Wie verläuft der Ausschlag bei der Pockenkrankheit?	Zuerst am Kopf, dann am übrigen Körper entstehen kleine, rote, derbe Knötchen, die sich nach 3 Tagen zu Bläschen umwandeln und nach weiteren 3 Tagen zu Eiterpusteln; diese trocknen zwar ein, hinterlassen aber tiefe Narben.

Frage:	**Antwort:**
43. Wie lange hält der Ausschlag an?	Bei Masern und Scharlach etwa $^1/_2$—1 Woche, dann beginnt die Abschuppung, die bei Masern leicht kleienförmig ist, bei Scharlach dagegen, oft erst Ende der 3. Woche beginnend, in langen Fetzen. Diese Schälung erfolgt meist zuletzt an Händen und Füßen.
44. Wie ist der Fieberverlauf bei den fieberhaften Ausschlagskrankheiten?	Das Fieber dauert gewöhnlich während der Zeit des Ausschlags fort und fällt allmählich ab. Nur bei den Pocken steigt es zur Zeit der Umwandlung der Bläschen in Eiterpusteln nochmals an.
45. Wie verhält es sich mit der Anstekkungsfähigkeit?	Sie sind alle drei sehr leicht übertragbar, die Masern besonders im Beginn, auch noch vor Ausbruch des Ausschlags, Scharlach hauptsächlich zur Zeit der Abschuppung.
46. Sind Masern und Scharlach Kinderkrankheiten?	Sie treten meist im Kindesalter auf, doch werden auch Erwachsene befallen, die in der Jugend davon verschont geblieben sind. Einmaliges Überstehen macht gewöhnlich „immun".
47. Wodurch werden die drei Krankheiten gefährlich?	Durch Neben- und Nachkrankheiten, und zwar bei Masern: schwerer Bronchialkatarrh, Lungenentzündung, späterhin Skrofulose und Tuberkulose; bei Scharlach besonders die Scharlachdiphtherie mit Drüsenvereiterung, Mittelohreiterung und Nierenentzündung; bei Pocken Lungen- und Brustfellentzündungen.
48. Wie lange müssen die Kranken das Bett hüten?	Wenigstens noch einige Tage nach der Entfieberung, am besten bis alle Krankheitszeichen verschwunden sind.
49. Wie soll die Ernährung der Kleinen sein?	Die Diät soll ausschließlich flüssig sein; Milch und Suppe sind die Hauptnahrung, Eier, Fleisch und Wein dürfen nur auf ärztliche Anordnung hin verabreicht werden.
50. Was wird die Schwester sogleich tun bei starkem Masernschnupfen?	Einfetten der Nasenlöcher und Oberlippen.
51. Wie wird die Lichtscheu der Masernkranken gemildert?	Das grelle Fensterlicht wird durch Verhängen der Fenster abgeblendet.
52. Wie die Schluckbeschwerden der Scharlachkranken?	Durch Eispillen, Gurgeln und Halsumschläge.

Frage:	Antwort:
53. Was darf die Schwester bei plötzlicher großer Schwäche, Herzschwäche oder Verfall reichen? (Vgl. Nr. 21, S. 131.)	Starken Kaffee oder Tee, Wein, diesen für Säuglinge tropfenweise, 10—20 Tropfen in einem Löffel mit Wasser.
54. Was sind **Röteln**?	Eine den **Masern** ähnliche Erkrankung, die aber viel milder, meist ohne Fieber verläuft. Sie erfordern keine besondere Pflege.
55. Was sind **Windpocken** (Varizellen)?	Sie ähneln den echten Pocken, aber verlaufen harmlos in 8—14 Tagen. Warme Vollbäder lindern das Hautjucken. Narben bleiben nur, wenn die Kinder an den Bläschen kratzen! Sie müssen deshalb **Fausthandschuhe bekommen oder mit einem im Bereiche des Ellenbogens festgebundenen Stück Pappe am Beugen der Arme verhindert werden.**
56. Was ist **Fleckfieber** (Flecktyphus) und **Rückfallfieber** (Febris recurrens)?	Flecktyphus hat mit dem Unterleibstyphus nichts zu tun; er tritt mit zahlreichen roten Flecken am Rumpf und Hals unter schweren Fiebererscheinungen auf. Übertragung nur durch Kleiderläuse. Er wird durch Spirochäten (durch die Rickettsia Provozeki) hervorgerufen. Rückfallfieber, ebenfalls durch Läuse übertragen, geht mit schweren Fieberanfällen von mehrtägiger Dauer zwischen fieberfreien Zeiten einher, wird durch eine einzige Spritze Neosalvarsan geheilt.
57. Was verstehen wir unter Eiterflechte (Impetigo contagiosa, Pyodermie) und Schärenflechte (Mikrosporie)?	Die Eiterflechte befällt mit fingernagelgroßen eitrigen Blasen besonders im Sommer die nackten Beine und das Gesicht der Kinder; die Schärenflechte den behaarten Kopf. Beide verbieten den Schulbesuch!

b) Infektionen des Rachenringes und der Atmungsorgane.

58. Wo siedeln sich die **Diphtherie**-Bazillen an?	Auf den Gaumenmandeln, sodann überhaupt im weichen Gaumen und Rachen, manchmal in der Nasenschleimhaut, oft in Kehlkopf und Luftröhre.
59. Wie sieht der Belag aus im Gegensatz zur Mandelentzündung?	Bei der Mandelentzündung besteht er meist aus einzelnen, nicht zusammenhängenden, weißen Pfröpfen (**Angina** follicularis), während er bei Diphtherie fast immer rasenartig die Mandeln usw. überzieht und eine schmutziggraue Farbe hat.

Frage:	**Antwort:**
	Die sichere Unterscheidung ist jedoch auch für den Arzt oft schwierig.
60. Wie kann mit Sicherheit die Diagnose auf Diphtherie gestellt werden?	Durch die mikroskopische Untersuchung des Rachen- und Nasenabstrichs auf Diphtheriebazillen und durch das Kulturverfahren auf Gelatineplatten.
61. Wie ist die Temperatur im Gegensatz zur Mandelentzündung?	Die Temperatur ist bei Mandelentzündung meist sehr hoch, 40—40,5° C, während sie sich bei Diphtherie häufig auf der Höhe von 38—39° hält!
62. Was ist besonders ansteckend?	Die Absonderungen aus Mund und Nase.
63. Wovor muß sich daher die Pflegerin in acht nehmen?	Sie soll vermeiden, dem Kranken gerade gegenüberzustehen, damit sie nicht von dem Ausgehusteten und beim Niesen getroffen wird.
64. Wie wird heutzutage jeder Fall von Diphtherie mit gutem Erfolg behandelt?	Durch Einspritzen von Behringschem Heilserum, und zwar ist der Erfolg um so größer, je früher die Einspritzung gemacht werden kann. (Vgl. Nr. 36, 37, Seite 53, 54.)
65. Was kann bei schwerer Diphtherie des Kehlkopfs jeden Augenblick eintreten?	Erstickungsanfälle, die zum Tode führen.
66. Welche Hilfe kann da nur das Leben retten?	Bei Erstickungsanfällen muß sofort der Luftröhrenschnitt (vgl. Nr 28, Seite 97) ausgeführt werden.
67. Welche Spätfolgen sind bei Diphtherie zu fürchten?	Monatelange Lähmungen des Gaumens, der Muskeln und besonders Herzschwäche.
68. Wie tritt **Mumps** auf?	Mumps oder Ziegenpeter tritt meist epidemisch auf mit Fieber und starker Schwellung der Ohrspeicheldrüsen.
69. Wie verläuft der **Keuchhusten**?	Nach einem Vorläuferstadium mit Husten und Schnupfen treten die krampfartigen schweren Husten- und Erstickungsanfälle mit dem charakteristischen „Einziehen" der Luft auf, denen oft Erbrechen folgt. Abgesehen von der Erschöpfung des kindlichen Körpers, häufigen Schleimhautblutungen, besteht die Gefahr des Hervortretens von Unterleibsbrüchen und Mastdarmvorfall.
70. Auf was beschränkt sich die Pfle-	Auf Erhöhung der Widerstandsfähigkeit des kindlichen Körpers durch reichliche Nahrung und

Frage:	Antwort:
ge beim Keuchhusten ?	auf zweckmäßiges Unterstützen des Kindes beim Anfall durch Umfassen vom Rücken her. Vorteilhaft ist Luftveränderung evtl. Peteïnspritzen.
71. Was sind die Kennzeichen der beginnenden **Lungenentzündung?**	Schüttelfrost, hohes Fieber, Stechen auf der Brust beim Atmen und Husten.
72. Was begünstigt das Entstehen der Krankheit ?	Erkältungen. Erreger sind die Pneumokokkenarten.
73. Wie ist der Verlauf der Lungenentzündung (kruppösen Pneumonie) ?	Meist Krisis am 5. oder 7. Tage unter Schweißausbruch. Für bejahrte Leute bedeutet jede Lungenentzündung Lebensgefahr. Behandlung mit Sulfonamiden (Eubesinum, Eleudron).
74. Wie sieht der Auswurf aus bei Lungenentzündung ?	Der Auswurf ist „rostbraun" durch Blutbeimengungen.
75. Wie pflegt die **Grippe** (Influenza) aufzutreten ?	Gewöhnlich in gewaltigen Epidemien.
76. Auf welche Weise äußert sich die Krankheit ?	Auf dreierlei: entweder treten Störungen im Bereich der Atemwerkzeuge (Katarrh der oberen Luftwege, Lungenentzündung) auf oder Entzündungen vom Gehirn und Rückenmark (Gehirngrippe, Schlafkrankheit = Encephalitis lethargica) oder schließlich als Magen-Darmgrippe. Häufig kommen die einzelnen Formen mit- und nacheinander vor.
77. Für welche Menschen ist die Grippe besonders gefährlich ?	Auffallenderweise sterben junge kräftige Leute besonders leicht und schnell an Grippe.
78. Gibt es einen Schutz vor der Ansteckung ?	Nein. Man kann sich allenfalls hüten, in Grippezeiten Menschenansammlungen zu nahe zu kommen (Eisenbahn, Straßenbahn, Theater, Versammlungen usw.).
79. Welche Krankheit richtet heutzutage die größte Verheerung unter den Menschen an ?	Die **Tuberkulose.** Es stirbt jährlich ungefähr der 7. Teil aller Kranken an dieser Krankheit.
80. Ist sie heilbar ?	Ja, wenn sie frühzeitig genug in Behandlung kommt.

Frage:	**Antwort:**
81. Durch welche Mittel ist sie heilbar?	Durch Licht, Luft und Sonne! Am besten wirkt Heilstättenbehandlung in reiner Gebirgsluft! Oft sind Tuberkulinkuren wirksam, in geeigneten Fällen bringt die Ruhigstellung eines Lungenflügels (künstlicher Pneumothorax) Heilung.
82. Wo siedelt sich die Tuberkulose im Körper an?	Bei Kindern in den Lymphdrüsen, Knochen und Gelenken, bei Erwachsenen meist in den Lungen; sie kann aber alle Körperteile, besonders die Haut (Lupus) befallen.
83. Wodurch wird die Disposition zu tuberkulöser Erkrankung geschaffen?	Zum großen Teil sicher durch Vererbung, dann auch durch allgemeine Schwächlichkeit und anderweitige Krankheit (Influenza!), durch Berufsschädlichkeiten (Staub!) und besonders durch unhygienische Verhältnisse, schlechte, überfüllte Wohnungen, Mangel an Licht und Luft usw.
84. Ist eine Übertragung von Mensch zu Mensch möglich?	Mit Sicherheit; meist gefährdet sind Kinder, die auf dem schmutzigen Fußboden umherkriechen.
85. Welche Formen der Infektion sind dabei am häufigsten?	1. Die **Tröpfcheninfektion** (Versprühen des bazillenhaltigen Speichels beim Sprechen, Niesen und Husten). 2. Die **Schmutz- und Schmierinfektion** durch unachtsam behandelten Auswurf. 3. Die **Staubinfektion** desgl. Demgemäß ist es unbedingt erforderlich, daß Lungenkranke ihren Auswurf in kleine verschließbare Spuckgläser entleeren, die sie stets bei sich tragen.
86. Was ist **Perlsucht?**	Perlsucht ist die Tuberkulose des Rindviehs.
87. Ist sie auf den Menschen übertragbar?	Ja, durch **die Milch.**
88. Was muß deshalb stets mit der Milch vor dem Genuß geschehen?	Sie muß abgekocht (fraktioniert sterilisiert) werden. (Vgl. S. 68; Nr. 30, S. 170.)

c) Infektionen des Magen-Darmkanals.

89. Wie werden die Typhusbazillen gewöhnlich aufgenommen? (21, S. 51.)	Mit der Nahrung oder dem Trinkwasser. Sehr oft übertragen F l i e g e n die Bazillen des T y p h u s, wie der asiatischen C h o l e r a und der Dysenterie.

Frage:	**Antwort:**
90. Wo rufen sie krankhafte Veränderungen hervor?	Sie siedeln sich hauptsächlich im Dünndarm an und rufen dort Geschwüre hervor.
91. Welche Vorboten sind dem Typhus eigen?	Mattigkeit, Appetitlosigkeit, Kopfschmerz, Unlust zur Arbeit, Verstopfung, die dann in Durchfall übergeht.
92. Wie ist der Fieberverlauf beim Typhus? (Vgl. Nr. 31, Seite 53.)	Die Fieberkurve ist eine ganz bestimmte; das Fieber steigt in mehreren Tagen auf die Höhe, verbleibt dort etwa 8 Tage und fällt lytisch — Zeit der steilen Kurven — ab, meist bis unter die Norm.
93. Was ist Nervenfieber?	Die frühere aber unzweckmäßige Bezeichnung für den Typhus, die daher stammt, daß jeder schwere Fall auf der Höhe der Erkrankung mit Hirnerscheinungen, Irrereden, Benommenheit einhergeht.
94. Wie sieht der Stuhl aus?	Während des fieberhaften Krankseins hat der Kranke täglich 3—6 übelriechende erbsbreifarbige Ausleerungen.
95. Was ist bei der Pflege von Typhuskranken von ganz besonderer Bedeutung?	Das Einhalten der ärztlich verordneten Diät, weil jeder Diätfehler, jede feste Kost die im Darm befindlichen Geschwüre reizen, zu unstillbaren Darmblutungen und zum Tod des Kranken führen kann.
96. Was ist beim Typhus besonders ansteckend? (Vgl. 8—21, Seite 50.)	Die Darmentleerungen und lange Zeit noch hinterher der Harn, aber auch die Haut zur Zeit des röschenförmigen Ausschlags (Badewasser!).
97. Wie lange dauert der Typhus?	Im allgemeinen 4 Wochen.
98. Welches Organ ist beim Typhus meist in Mitleidenschaft gezogen?	Das Herz ist meist schwer geschwächt und erholt sich erst Monate nach Überstehen der eigentlichen Krankheit.
99. Wie äußert sich **bakterielle Lebensmittelvergiftung (Botulismus)**?	Typhusähnlich, als **Paratyphus,** wenn rohes oder ungenügend gekochtes Fleisch, das von kranken Tieren stammt, gegessen wird. Oder durch Erbrechen — ohne Durchfall — mit Muskellähmungen und Sehstörungen nach dem Genuß von Wurst oder Konserven, in denen ein anaërober Bazillus Gift erzeugte.
100. Wo siedeln sich die **Ruhrerreger (Dysenteriebazillen** an?	Im Dickdarm; sie werden ebenfalls mit der Nahrung aufgenommen.

Frage:	**Antwort:**
101. Wodurch wird die körperliche Disposition zur Erkrankung begünstigt?	Durch Schädlichkeiten, die die Haut und den Darmkanal treffen (Erkältungen, unreifes Obst).
102. Wieviel Stuhlgänge hat der Ruhrkranke täglich?	20—30 wässerige, mit Blut, Eiter und Schleim gemischte Ausleerungen. Sie sind äußerst schmerzhaft; die Kranken leiden außerdem schwer unter fortgesetztem Stuhlzwang.
103. Was ist ansteckend?	Die Ausleerungen sind hochgradig ansteckend und damit alles, was mit ihnen in Berührung kommt (Steckbecken, Latrinen, Wäsche).
104. Wie werden Ruhrkranke behandelt?	Der Leib wird mit heißen Tüchern und Kissen bedeckt, die Nahrungsaufnahme muß sich auf schleimige Getränke beschränken.
105. Wie sind die Krankheitserscheinungen bei der **asiatischen Cholera**?	Erbrechen und Durchfall, Wadenkrämpfe. Die Ausleerungen sind reiswasserartig, geruchlos und unzählbar häufig. Die Temperatur ist meist unternormal.
106. An was gehen Cholerakranke zugrunde?	Die Kranken gehen oft schon wenige Stunden nach Ausbruch der Krankheit an Säfteverlust zugrunde. Die Leichen sind vollständig ausgedörrt infolge der vielen Entleerungen. Deshalb müssen bei jedem Cholerafall im Beginn der Behandlung sofort stopfende, schleimige Getränke in möglichst großer Menge, und zwar heiß verabreicht werden.

d) Infektionen des Nervensystems.

Frage:	**Antwort:**
107. Was ist **Genickstarre** (Meningitis cerebrospinalis epidemica)?	Eine Entzündung der Hirn- und Rückenmarkshäute.
108. Was sind die hauptsächlichsten Krankheitserscheinungen bei Genickstarre?	Nackensteifigkeit, hohes Fieber, Lähmungen und Bewußtseinsstörungen.
109. Wie erfolgt die Ansteckung?	Durch die im Nasen- und Rachenschleim der Kranken (Taschentücher!) enthaltenen Kokken.
110. Worauf beruht die sogenannte spinale **Kinderlähmung** (Poliomyelitis)?	Der Erreger ist ein Virus, das eine Entzündung des Rückenmarkes hervorruft, meist Kinder von 1—4 Jahren befällt und, nach einer harmlosen Angina, Erkältung oder Durchnässung und einem längeren fieberfreien Intervall, mit charakteristischer Nackensteifigkeit unter Fieber, oft Krämp-

Frage:

Antwort:

fen zu plötzlich auftretenden Lähmungen führt, die sich oft nicht wieder zurückbilden.

111. Wie äußert sich die übertragbare Gehirnentzündung (Encephalitis epidemica)?

In hohem Fieber, starkem Kopfschmerz und unabänderlicher Schlafsucht. Im Volksmund sagt man „Kopfgrippe". Verlauf meist tödlich.

e) Wundkrankheiten.

112. Auf welchem Wege gelangen die Ansteckungskeime in eine Wunde? (Vgl. Nr. 58, Seite 124.)

Aus der Umgebung der Wunde, also von der Haut aus, sodann können sie mit dem Gegenstand, der die Wunde verursacht und nachträglich durch Staub, Insekten, unreine Hände, Instrumente und Verbandstoffe in die Wunde gelangen.

113. Hängt die Schwere der Anstekkung mit der Größe der Wunde zusammen?

Nein! Auch kaum sichtbare Hautverletzungen, z. B. Nadelstiche, können Eingangspforten für die schwersten Erkrankungen und zur Todesursache werden.

114. Wenn Krankheitskeime in die Wunde gelangen, entstehen was?

Die Wundkrankheiten. Je nach Art der eindringenden Krankheitskeime: **entzündliche Eiterung, Zellgewebsentzündung (Phlegmone), Gasbrand, Wundstarrkrampf, Wundrose, Wunddiphtherie, Milzbrand, Hundswut, Rotz, Maul- und Klauenseuche, Körnerkrankheit, Strahlenpilzkrankheit (Aktinomykose), Kindbettfieber.**

115. Was ist ein Abszeß, ein Empyem, ein Panaritium, Furunkel, Karbunkel, Gasbrand, Schweißdrüsenabszeß?

Ein Abszeß ist ein Eiterherd in der Tiefe, der durch eine Fistel nach außen durchbrechen kann; ein Empyem ist eine Eiteransammlung in einer Körperhöhle. Ein Panaritium ist eine entzündliche Eiterung an Fingern oder Zehen, die leicht die Sehnenscheiden und den Knochen mit befällt. Furunkel entstehen gewöhnlich durch Einreiben von Eiterkeimen (Staphylokokken) in die Haut; geht die harte entzündliche Eiterung in großer Ausdehnung in die Tiefe, so spricht man von Karbunkel, besonders im Nacken. Der Gasbrand, durch die anaëroben Gasbrandbazillen hervorgerufen, bildet von der Wunde ausgehend Luft im Gewebe und ist oft nur durch Amputation aufzuhalten. Schweißdrüsenabszesse in der Achselhöhle sind sehr hartnäckig.

116. Wohin kann Zellgewebsentzündung u. entzündliche Eiterung führen?

Zu **Lymphgefäß- und Lymphdrüsenentzündung;** gelangen die Keime oder ihre Gifte ins Blut, so entsteht Blutvergiftung (Pyämie, Sepsis), die sehr häufig zum Tode führt.

Frage: **Antwort:**

117. Woran erkennt die Schwester **Lymphgefäß-** und **Lymphdrüsenentzündung?**

An den roten Streifen in der Haut den Arm hinauf und den schmerzhaften, angeschwollenen Drüsen (zumeist in der Achselhöhle oder Leistenbeuge).

118. Woran erkennen wir meist zuerst das Eintreten einer Infektion?

An dem sie begleitenden Fieber.

119. Wo befinden sich häufig die Erreger des **Wundstarrkrampfes?**

In Gartenerde und Splittern von Gartenzaun usw., ebenso wie die des Gasödems.

120. Wie beginnt Wundstarrkrampf?

Mit Kieferklemme und Nackensteifigkeit, bis der ganze Körper im Starrkrampf liegt.

121. Wie wird die Krankheit bekämpft?

Durch (vorbeugende) Einspritzung von Serum, dem Tetanusantitoxin unter die Brusthaut, in schwersten Fällen in den Rückenmarkskanal.

122. Wie sieht **Wundrose (Erysipel)** aus? (Vgl. Nr. 114, S. 62.)

Rötung und schmerzhafte, entzündliche Schwellung der Haut, die von der Wunde ausgehend wandert und so überall an der Körperoberfläche hingelangen kann (Wanderrose). Die befallenen Stellen können einschmelzen, und so kann es zu Abszessen kommen.

123. Welches Krankheitsbild bietet die Gesichtsrose?

Meist in der Nähe der Nasenflügel beginnend breitet sich eine flammende Rötung und Anschwellung aus, die schnell wandert, während die zuerst befallenen Stellen langsam abheilen. In schweren Fällen bilden sich Blasen auf den geröteten Partien, oder es kommt ebenfalls zu eitrigen Einschmelzungen (Abszessen).

124. Wie wird Rose behandelt?

Es gibt sehr viele Arten der Behandlung: Bestreichen der erkrankten Hautpartien mit Öl oder Salbe, besonders Ichthyol, Umschläge mit essigsaurer Tonerde oder Sublimat; schlagartig wirkt die Verabfolgung von Prontosil, innerlich und als Injektion.

125. Wie kann man bisweilen das Weiterwandern des Erysipels verhindern?

Durch ringförmiges, festes Umlegen eines Heftpflasterstreifens noch im Bereich des Gesunden.

126. Wo befindet sich meist der **Strahlenpilz (Actinomyces)?**

An Gräsern und Getreideähren, bei deren Kauen er in den Mund kommt und zur Infektion und Infiltration von Wange und Hals führt.

127. Was versteht man unter **Körnerkrankheit?**

Eine ansteckende chronische Entzündung der Augenbindehäute, auch Granulose, Trachom oder ägyptische Augenkrankheit genannt.

Frage:	**Antwort:**
128. Worauf beruht das **Kindbettfieber** (febris puerperalis)? (Vgl. S. 162, 182.)	Auf dem Eindringen von Krankheitskeimen in die Geburtswege.

f) Krankheitsübertragung von Tier zu Mensch.

129. Welche Krankheiten sind vom Tier auf den Menschen übertragbar?	Die **Bangsche Krankheit** (febris undulans), die durch den Bang-Bazillus entstanden, bei Kühen zum Verkalben und beim Menschen durch Trinken roher Milch bangkranker Kühe zu langem Fieber führt; die **Maul- und Klauenseuche**, eine Viruskrankheit, die, durch Trinken roher Milch oder beim Melken übertragen, schmerzhafte Bläschen in der Mundschleimhaut hervorruft. Der **Milzbrand** (Anthrax), der durch den Milzbrandbazillus von den Fellen erkrankter Tiere oder Lumpen auf den Menschen übertragen, als Karbunkel oder als Lungen- und Darmmilzbrand verläuft. Die **Papageienkrankheit** (Psittacosis), eine Viruskrankheit, verläuft wie schwere Grippe oder Typhus; die **Pest**, meist über den Floh durch Ratten und deren Ausscheidungen verbreitet, tritt als Drüsen- (Bubonen-), Haut-, Blut-, Lungen- und Darmpest auf; **Rotz** (Malleus) wird durch den Rotzbazillus von Pferden, Eseln, Katzen übertragen; **Schweinerotlauf** = Erysipel. **Tollwut** (Lyssa), durch ein Virus erregt, von Hunden, Katzen, selten von Rindern durch Biß übertragen, führt zu auffallender Wasserscheu und dann zu rasender Wut. Heilung nur durch Impfung nach Pasteur. Die **Trichinose** entsteht durch den Genuß trichinösen Schweine- oder Dachsfleisches und führt oft zum Tode. Die **Tularämie**, hervorgerufen durch Bacterium tularense, wird von Hasen und wilden Kaninchen durch Insekten und Ungeziefer auf den Menschen übertragen und verursacht wochenlange, hochfieberhafte Erkrankung mit Lymphknotenvereiterung oder mit Typhuscharakter. Die **Weilsche Krankheit (Icterus infectiosus)**, durch eine Leptospire hervorgerufen, wird nur durch Ratten und deren Ausscheidungen (Trinkwasser!) übertragen, verläuft grippeähnlich mit Wadenschmerzen, dann Gelbsucht, Leber- und Milzschwellung, aber meist gutartig.

Frage:	**Antwort:**
130. Was hat die Pflegerin bei Biß durch einen tollwutverdächtigen Hund sofort zu veranlassen ?	Durch Vermittlung des Arztes, sonst selbständig über die Polizei muß die Überführung des Gebissenen in ein Pasteursches Institut — in Berlin: Robert Koch - Institut, Reichsanstalt zur Bekämpfung der übertragbaren Krankheiten; in Wien: Staatliche Schutzimpfungsanstalt gegen Wut; in Breslau: Hygienisches Universitätsinstitut — veranlaßt werden.

g) Infektionen des Blutes.

131. Welche Krankheit wird durch Mükken übertragen ?	Die **Malaria** = Wechselfieber, die durch kleinste Lebewesen, die Malariaplasmodien, hervorgerufen, durch den Biß der Stechmücken (Anopheles) übertragen, hohes und höchstes Fieber mit Schüttelfrost hervorruft: Malaria tertiana, quartana und tropica, die besonders lebensgefährlich ist.

3. Geschlechtskrankheiten.

132. Welche Geschlechtskrankheiten gibt es ?	Tripper, weichen Schanker und Syphilis. Der **Tripper** entsteht durch den Gonokokkus, wird gewöhnlich durch den Geschlechtsverkehr übertragen, verursacht Ausfluß aus der Harnröhre, bei Frauen auch aus der Gebärmutter (Scheide), gefährlich besonders fürs Auge — ist jetzt durch Sulfonamidbehandlung schnell heilbar. Der weiche **Schanker** zeigt Geschwüre an den Geschlechtsteilen mit Leistendrüsenvereiterung. Die **Syphilis** (Lues) wird ebenfalls meist beim Geschlechtsverkehr übertragen durch die Spirochaeta pallida, die in kleinste Verletzungen eindringt — beim Arzt und Krankenpflegepersonal oft an den Händen, besonders bei der Geburtshilfe —, woselbst der Primäraffekt (harter Schanker) entsteht. Im II. Stadium Hautausschläge, Roseola, im III. Stadium Zerstörung und Nervenkrankheiten (Paralyse). Diagnose durch Wassermannsche Reaktion und Spirochätennachweis. Behandlung mit Salvarsan und Wismuteinspritzungen führt im Frühstadium sicher zur Heilung.

4. Tierische Parasiten.

Frage:	Antwort:

133. Welche tierische Parasiten befallen den Menschen?

Die Läuse, und zwar Kopfläuse, Filzläuse und Kleiderläuse. Flöhe und Wanzen, Krätzmilben und die Würmer, Maden- und Spulwürmer, Trichinen und die Bandwürmer von Rind, Schwein und Hund.

Kopfläuse finden sich nur am behaarten Kopf (Weichselzopf), Filzläuse in der Schamgegend und Achselhöhle. Kleiderläuse am ganzen Körper. Sie sind Überträger des Fleckfiebers. Viel Juckreiz bei allen. Die Eier (Nissen) kleben in den Haaren. Weichselzopf wird mit Sabadillessig-Kappe behandelt. Flohstiche bilden einen dunkelroten Punkt mit rotem Hof, Wanzenbisse rote stark juckende Quaddeln. Krätze entsteht durch die Krätzmilbe, bevorzugt die Schwimmhäute zwischen den Fingern, die Ellenbeuge und Kniekehle. Die weißen, etwa 1 cm langen Madenwürmer werden zu Hunderten, besonders nachts entleert und sind sehr schwer zu bekämpfen (Fingernägel!). Auch die 20 cm langen Spulwürmer können zahlreich bei einer Person vorkommen und Darmstörungen und Krämpfe hervorrufen; im allgemeinen sind sie harmlos.

134. Wie werden Trichinen übertragen?

Nach dem Genuß trichinösen Schweinefleisches wandern sie durch die Darmwand in die Muskeln.

135. Welche Würmer erwirbt der Mensch ebenfalls durch den Genuß rohen Fleisches?

Ein Tier, Rind oder Schwein, nimmt beim Fressen Bandwurmeier auf. Nach Verdauen der Eihüllen durchbohren die Blasenwürmer die Magenwand, wandern in die Muskeln und kapseln sich hier ein (Finnen, Cysticerken). Durch den Genuß rohen finnischen Fleisches in den Magen und Darm des Menschen gelangt, werden sie hier zu **Bandwürmern.** Bei uns kommt nur der Rinder-, selten der Hundebandwurm vor.

V. Ernährung.

1. Grundlagen der Ernährung. Nährstoffe, Nahrungsmittel, Vitamine.

1. Warum müssen dem Körper überhaupt Nahrungsmittel zu-

Mit der Nahrung werden dem Körper Nährstoffe zugeführt, die sowohl (Eiweiß) als Baustoffe zum Ersatz der durch den unablässigen

Frage:	**Antwort:**
geführt werden? (Vgl. Nr. 131, Seite 30.)	Stoffwechsel verbrauchten Körpersubstanz und zum Wiederaufbau der Zellmasse als auch (Fette und Kohlehydrate) als Brennstoffe zur Erzeugung von Kraft und Wärme dienen. Außer diesen 3 Hauptnährstoffen braucht der Körper noch Betriebsstoffe: Wasser als Lösungs- und Transportmittel, Salze (Mineralstoffe) und Regelungs- oder Ergänzungsstoffe (Hormone, Fermente, Vitamine).
2. In welchen Mengen und in welchem Verhältnis werden die **Nährstoffe** benötigt?	Der Nährstoffbedarf, der vorläufig noch nach Kalorien (Wärmeeinheiten), d. h. nach dem Brennwert der einzelnen Nährstoffe berechnet wird, beträgt für den erwachsenen arbeitenden Menschen täglich etwa 70—80 g Eiweiß, 50—70 g Fett und 400—500 g Kohlehydrate. Er wird am zweckmäßigsten gedeckt durch die sogenannte gemischte Kost — Fleisch, Gemüse, Kartoffeln oder Brot und etwas Getränk. Die Berechnung nach Kalorien allein ist nicht mehr maßgebend, wichtig ist der richtige Gehalt an allen Nährstoffen.
3. Was ist eine Kalorie?	Die meßbare Wärmemenge, die 1 Liter Wasser von 15 auf 16° Celsius erwärmt.
4. Welche Wärmemengen werden durch die einzelnen Nahrungsstoffe bei der Verbrennung (zu Kohlensäure und Wasser) erzeugt?	1 g Fett gibt 9,3 Kalorien; 1 g Eiweiß, 1 g Kohlehydrat ergeben je 4,1 Kalorien. Danach wird der Nahrungsbedarf eines Menschen in Kalorien berechnet.
5. Wieviel Kalorien braucht ein gesunder Mensch?	In der Ruhe auf 1 kg Körpergewicht 25 Kalorien (Ruhe- oder Grundumsatz), bei körperlichen Anstrengungen bis zu 60 Kalorien.
6. Aus welchen chemischen Stoffen setzen sich die Hauptnährstoffe zusammen?	Die Kohlehydrate und die Fette bestehen aus Sauerstoff, Kohlenstoff und Wasserstoff; die Eiweißstoffe enthalten außerdem noch Stickstoff, der dem Aufbau der Gewebe dient.
7. Was verstehen wir unter biologischem Eiweißminimum?	Die täglich lebensnotwendige geringste Eiweißmenge, etwa 1 g pro kg Körpergewicht.
8. Welche Mineralstoffe (Salze) sind hauptsächlich notwendig als Bestandteile der Nahrung?	Kochsalz, Kalzium-, Kalium-, Eisen- und Magnesiumsalze, schwefelsaure und phosphorsaure Salze. Die meisten Mineralstoffe befinden sich, ebenso wie die Vitamine in unseren — richtig zubereiteten — Nahrungsmitteln in ausreichender Menge.

Frage:	**Antwort:**
9. Welche Aufgabe hat das Wasser bei der Ernährung; wie soll Trinkwasser, wie Eis bei der Krankenbehandlung beschaffen sein? (Vgl. S. 13, Z. 9; S. 85, Z. 45—49.)	Der menschliche Körper enthält 63 % Wasser; es dient als Lösungsmittel für die Nährstoffe und Salze. Wasserverlust (Verdursten) führt schneller zum Tode als Verhungern. Gutes Trinkwasser soll klar, farblos und frei von fremdartigem Geruch und Geschmack sein. Hartes Wasser, das reichlich Kalk- und Magnesiasalze enthält, schmeckt besser als weiches, eignet sich aber weniger zum Kochen und Waschen. Etwa im Wasser vorhandene Krankheitskeime werden am sichersten durch Abkochen unschädlich gemacht. Geschmacksverbesserung durch Fruchtsäfte. Eisstückchen zum Schlucken, Eispillen dürfen nur aus künstlichem Eis bestehen, weil im Natureis oft lebensfähige Krankheitskeime, besonders Typhusbazillen, enthalten sind. Die Aufbewahrung des Eises geschieht in kühlem Raum auf Holz- oder Strohrosten oder in aufgehängten Mullsäcken, so daß die Eisstücke nicht im Schmelzwasser liegen.
10. Wie soll gute Milch beschaffen sein?	Gute Milch soll von weißer Farbe (bläuliche Farbe deutet auf Abrahmung oder Wasserverdünnung hin), leichtflüssig sein, gut riechen und schmecken. Sie soll so fettreich sein, daß das spezifische Gewicht 1029 bis 1034, bei abgerahmter Milch (Magermilch) 1033—1038 beträgt. Beim Stehen der Milch muß sich Rahm an der Oberfläche bilden. Nur wenn die Herkunft der Milch ganz einwandfrei und von gesunden Tieren sichergestellt ist, darf der Genuß in rohem Zustande, als saure (dicke) oder als Buttermilch erfolgen; sonst ist Sterilisieren (100°) von wenigstens 3 Minuten Dauer erforderlich (vgl. Nr. 25—31, Seite 169, und Nr. 88, Seite 59). Pasteurisieren (zirka 70°) verhindert nur das Sauerwerden, tötet aber Krankheitskeime nicht ab. Kondensierte Milch, konservierter Rahm sind zu verwenden, wenn die frische Milch verdächtig ist. Wird aus Magermilch Quarg (Käse) gewonnen, bleibt die Molke übrig, die den Milchzucker enthält.
11. Welche Ansprüche müssen an Butter gestellt werden?	Aus abgekühltem Rahm durch kräftiges Schütteln (Zentrifugieren) gewonnen, soll die Butter blaßgelbe Farbe, angenehmen, nicht ranzigen Ge-

Frage:	**Antwort:**
	ruch und Geschmack aufweisen, geschmeidig, auf dem Durchschnitt gleichmäßig sein und nicht mehr als 2 % Kochsalz enthalten. Margarine gilt als vollwertiges Nahrungsfett, ist allerdings frei von Vitaminen.
12. Wie sollen Eier beschaffen sein?	Eier sollen frisch und von gutem Geschmack sein. Schlechte Eier schwimmen in 5 %iger Kochsalzlösung an der Oberfläche, ältere in der Mitte, ganz frische sinken auf den Boden. Gegen das Licht gehalten ist ein frisches Ei durchscheinend, es schwappt nicht beim Schütteln.
13. Wie muß Fleisch beschaffen sein?	Der Nährwert und die Schmackhaftigkeit des Fleisches sind abhängig hauptsächlich vom Alter und Ernährungszustand des Tieres, sowie von der Körpergegend, der es entstammt. Das Fleisch jüngerer Tiere, besonders beim Geflügel, ist weich und zart. Frischgeschlachtet ist das Fleisch zähe, doch kann es zum Kochen verwendet werden; zum Braten muß es einige Tage alt, d. i. tafelreif sein. Die zartesten Braten gibt der Rost. Beim Kochen des Fleisches erhält man gute Bouillon, wenn man es mit kaltem Wasser ansetzt. Bringt man es dagegen sofort in siedendes Wasser, so kommt es nicht zur Auslaugung; das Fleisch bleibt nahrhafter. Durch schlechte Aufbewahrung verdorbenes Fleisch ist gesundheitsschädlich. Dabei liegt eine Gefahr darin, daß der Geschmack nicht verändert zu sein braucht. Bei Konservenbüchsen buchten die Fäulnisgase den Deckel empor.
14. Wie Fische?	An frischen Fischen sind die Kiemen von rosaroter Farbe, die Augen durchsichtig, hervorstehend, die Schuppen glänzend und ziemlich festsitzend, das Fleisch fest und derb und von frischem Geruche an den geöffneten Kiemen. Fingereindrücke dürfen keine Dellen hinterlassen. In einen Behälter mit kaltem Wasser geworfen, sinkt ein guter Fisch unter; in kochendes Wasser gebracht, darf der Fisch nicht schon in wenigen Sekunden zerfallen. Aufbewahrung so kühl wie möglich und ohne Eis nicht länger als einen halben Tag. Der Sättigungswert der Fische ist ziemlich gering, trotz des hohen Eiweißgehaltes.

Frage:	Antwort:

15. Welche Nahrungsmittel erhalten wir aus Getreidekörnern?

Mehle, die je nach ihrer Ausmahlung Kleber und Kleie und damit Eiweiß, Vitamine und Mineralstoffe enthalten. Vollkornbrot enthält sämtliche Bestandteile in gut vermahlenem Zustand (Steinmetz-, Bircher-Benner-, Klopfer-, Graham-, Simon-, Klarebrot, Pumpernickel); in Form von Knäckebrot ist es besonders leicht verdaulich. Graupen sind enthülste und abgeschliffene Gersten- und Weizenkörner, Grünkern sind Graupen aus unreifem Dinkel. Grieß und die einzelnen Mehlsorten entstehen durch die verschiedenen Mahlverfahren, Flocken und Grütze durch Zerquetschen der ganzen Körner.

16. Wie sollen Gemüse und Obst als Nahrungsmittel verwertet werden?

Roh oder als Preßsaft; wegen des hohen Vitamin- und Mineralsalzgehaltes möglichst nicht gekocht, sondern nur gedünstet. Das Brühwasser darf nicht abgegossen werden. Als Volksnahrung besteht die Kartoffel, besonders in der Schale gekocht, zu Recht.

17. Welche Nahrungsmittel sind leicht und welche besonders schwer verdaulich?

Die leichte Verdaulichkeit der Nahrungsmittel und Getränke nimmt ab ungefähr in der Reihenfolge der nachstehenden Aufzählung; demgemäß darf die Krankenkost bei der Rekonvaleszenz in dieser Reihenfolge gesteigert werden. Leicht verdaulich sind:

Wasser, natürliche Säuerlinge, Bouillon, Milch, weichgekochte (4 Minuten) Eier, Zwieback, Kakes; sodann:

gekochte Kalbsmilch, gekochtes Kalbshirn, gekochtes Huhn (jung, ohne die Haut), gekochte Taube, gekochte Kalbsfüße, Milchbrei aus Tapioka, Eierschaum;

geschabtes und feingehacktes rohes Rindfleisch (Lendenstück), feingehackter roher Schinken, Kartoffelpüree, Spinat, Möhrenbrei, Blumenkohl, altbackenes oder ohne Fett geröstetes Weißbrötchen (Semmel), Vollkornbrot, in frischester Butter angebratenes Beefsteak, Milchkaffee, Milchtee; schwerer verdaulich sind:

gebratenes Huhn, gebratene Taube, gebratenes Reh, desgleichen Rebhuhn, Roastbeef, kalt, Kalbsrücken oder Kalbskeule gebraten, gesottener Hecht, Zander, Karpfen, Kaviar, Makkaroni

Frage:	Antwort:

Antwort: Reisbrei, Schnittbohnen, Spargel, gedämpfte Äpfel, leichter Weiß- und Rotwein.

Besonders schwer verdaulich sind Kohlarten, Hülsenfrüchte (Erbsen, Linsen), Zwiebel, Gurkensalat, fette Gans und Ente.

18. Was sind Vitamine?

Vitamine sind **Ergänzungsnährstoffe,** die neben den reinen Nährstoffen (Eiweiß, Fett und Kohlehydraten) und den Mineralstoffen nötig sind, um Leben, Wachstum und Gesundheit des Körpers zu sichern. Man unterscheidet die **fettlöslichen** Vitamine A, D, E und K, denen die **wasserlöslichen,** der Vitamin-B-Komplex, das Vitamin C, H und P gegenüberstehen.

Das fettlösliche **antixerophthalmische Vitamin A,** das besonders vor Erkrankungen der Augenbindehaut und der Hornhaut schützt, auch Epithelschutz- und Antiinfektionsvitamin ist und reichlich in tierischen Fetten (Butter, Lebertran, Eidotter) und in grünen Blattgemüsen vorkommt, dagegen in pflanzlichen Fetten (Margarine) fehlt, erscheint im Handel als Vogan, Detavit und A-Vitamin Degewop; Karotin ist Provitamin A.

Das wasserlösliche **antineuritische Vitamin B_1,** dessen Fehlen Nervenentzündungen (Beri-Beri) hervorruft, und der **Vitamin-B_2-Komplex,** der hemmend auf das Wachstum wirken kann, ist reichlich vorhanden in der Hefe, im Keimling des Getreidekorns (fehlt also im feinen Mehl und im polierten Reis) und auch in Kartoffeln und Gemüse. B_1 im Handel als Betabion, Bevitrat, Betaxin, Benerva, Berizym, Betacholin; B_2 als Laktoflavin und Nikotinsäureamid gegen Pellagra.

Das wasserlösliche und sehr hitzeempfindliche **antiskorbutische Vitamin C,** das auch wichtig ist für die Behandlung von Infektionskrankheiten sowie bei Zahnkaries, schlecht heilenden Wunden, Schwangerschaftserbrechen. Es ist reichlich enthalten in frischen Gemüsen (Endivien, Kopfsalat, Kohl), Tomaten, Kartoffeln und im Obst (Apfelsinen, Zitronen, schwarzen Johannesbeeren), fehlt dagegen in Konserven, Trocken- und länger gelagertem Gemüse und in lange gekochter Nahrung. Im Handel als Cantan, Cebion, Redoxon,

Frage:	**Antwort:**

Dibionta (B_1 + C), Dia-B-Vitrat (B+C), Vitamultin (B_1, B_2+C).

Das fettlösliche **antirachitische Vitamin D** ist in der Natur fertig nur in geringer Menge vorhanden, und zwar als D_3 im Dorschlebertran, während D_2 nur durch Ultraviolett-Bestrahlung (Sonne, künstliche Höhensonne) seiner Vorstufe, des Provitamin **Ergosterin**, das sich im Körper, besonders in der Haut und in bestimmten Nahrungsmitteln, besonders Butter, Eidotter, Hefe, Hering, Bückling befindet, entsteht. Vitamin D beeinflußt den Kalk- und Phosphorstoffwechsel und damit die Zahnbildung und das Knochenwachstum (Rachitis!). Im Handel als Vigantol, kombiniert als Trikalkol D.

Das fettlösliche **Antisterilitäts-Vitamin E,** das reichlich in Getreidekeimlingen (Vollkornbrot) und Erdnüssen enthalten ist und die Fruchtbarkeit günstig beeinflußt, erscheint im Handel als Evion, Ereton, Vibeta, Ephynal, E-Vitrat, E-Viterbin, Vitamin-E-Promonta.

Das Fehlen von **Vitamin H (Hautfaktor)** kann zu Hautkrankheiten führen. Vitamin H ist enthalten in Leber, Niere, Hefe, Eigelb, Bananen.

Vitamin K wirkt **antihämorrhagisch** bei verlängerter Gerinnungszeit und bei Blutarmut, in der Natur besonders in Schweineleber, Hanfsamen, Tomaten, Krauskohl, im Handel als Karan, Synkavit, Phthiokol.

Faktor P (Citrin) kommt besonders in der Zitrone vor, ist das **Permeabilitätsvitamin;** es sichert die Widerstandskraft der Blutkapillaren und begleitet das Vitamin C (Askorbinsäure) in vielen Naturprodukten. Im Handel als Citrin, P-Vitamin (Nordmarck); Fructamin (P+C), Priovit (B_1 B_2, C und P).

19. Welche Nahrungsmittel enthalten alle Vitaminarten in reichlicher Menge? Wieviel Vitamine braucht der Mensch täglich?

a) Tierische Produkte (Fischleber, Butter, Eidotter, Vollmilch, Rahm), b) Gemüse und Obst. Heimisches Obst ist dem ausländischen vorzuziehen, weil es reif geerntet wird.

Während Hormone als Regler und Aufseher der Lebenstätigkeit im Körper selbst, und zwar von den innersekretorischen Drüsen gebildet wer-

Frage:	**Antwort:**

den, kann der tierische Körper **V i t a m i n e** nicht aus eigener Kraft herstellen, sondern muß sie sich mit der Nahrung zuführen. Ausnahme ist die Vitamin-D-Bildung aus dem bestrahlten Egosterin der Haut.

Täglicher Vitaminbedarf ist von A: 2—3 mg; B_1: 1,5 mg; B_2: 2—4 mg; C: 70—100 mg; D: 10 Millionstelgramm; E: 1 mg.

2. Krankenkost, Rohkost.

20. Erhält der Kranke dieselbe Kost wie ein Gesunder?

Nein, denn der Kranke, besonders wenn er fiebert, ist nur imstande, eine ausgewählt leichtverdauliche Kost zu genießen und zu verdauen.

21. Was ordnet der Arzt an hinsichtlich der Krankenernährung, was ist dagegen die Aufgabe der Pflegerin?

Der Arzt trifft die Auswahl und ordnet die Art und Menge der Speisen an, die Pflegerin muß verstehen, die Rohmaterialien auf ihre Güte zu beurteilen und abwechslungsreiche Krankenkost möglichst selbst herzustellen, zum wenigsten aber die schmackhafte und zweckmäßige Zubereitung zu überwachen. Auch hat sie für einwandfreie Aufbewahrung der Nahrungsmittel zu sorgen.

22. Welche allgemeinen Kostformen sind in den Krankenhäusern üblich?

1. Form (Vollkost): Die normale gemischte sogenannte Hausmannskost (Fleisch, Gemüse, Kartoffeln, Brot).

2. Form (Schonkost): Leichter verdauliche Nahrungsmittel, weniger Fett, weniger Gewürze.

3. Form (Breikost): Leichte Suppen, evtl. durchgeschlagenes Gemüse, Milch, Kaffee oder Tee, Semmel oder Zwieback; unter Umständen Butter oder Ei.

4. Form (flüssige Kost): Milch, Suppen, Säfte.

23. Was für verschiedenerlei Suppen kann man verabreichen, ohne sie zu wiederholen?

Wasser-, Milch-, Bouillon-, Haferschleim-, Grieß-, Mehl-, Gersten-, Sago-, Reis-, Graupen-, Fadennudel-, Fleisch-, Gemüse- und Obstsuppen.

24. Was gibt es für Sonderkostformen (Diät)?

Die Kost des Fieberkranken, Fasten- und Entfettungskuren, salzarme Kostform, besonders Rohkost, Kost bei Magen-Darm- und Gallenkrankheiten, bei Nieren- und Herzkrankheiten und bei Stoffwechselerkrankungen.

Frage:	Antwort:
25. Wie soll die Kost bei fieberhaften Erkrankungen sein?	Bei kurzdauerndem Fieber und Appetitlosigkeit ist gegen Fasten nichts einzuwenden; auch das kranke Tier frißt nichts. Die erhöhten Flüssigkeitsverluste werden durch Milch, die gut nährt, Tees, Frucht- und Gemüsesäfte, Süßmoste und Kompott ersetzt. Später breiige Kost, Ei, Butter, Mehl, Zucker, Traubenzucker, Sahne. Wichtig ist Vitamin C-Gabe (grünes Gemüse, Beerenobst, Tomaten, Hagebutten, Apfelsinen) oder medikamentös als Cebion-Tabletten.
26. Wie müssen Fastenkuren, Heilfasten durchgeführt werden?	Bei Herz- und Nierenleiden, rheumatischen und allergischen Krankheiten bewähren sich Fastenkuren, die auf die Dauer von 17—21 Tagen berechnet, nach 3 tägigem Vorfasten mit rohem Obst und grünen Salaten, nur frische Frucht- und Gemüsepreßsäfte oder Tees (beim Vollfasten) erlauben, unter gleichzeitiger Darmreinigung, Luftbädern, Prießnitzpackungen. Innere Bereitschaft des Kranken ist notwendig. In der zweiten Woche täglich Obst, in der dritten Brotzulagen.
27. Welchen Zweck hat kochsalzarme Kost?	Erfahrungsgemäß schadet kochsalzreiche Kost (täglich 10—15 g) nicht nur Tuberkulösen (Gerson) und allen Operierten und Verwundeten bei der Heilung (Sauerbruch, Hermannsdörfer), sondern auch dem Gesunden; sie erzeugt Durstgefühl, führt zu unnötigem Trinken und Wasseraufnahme. Kochsalzarme Kost ist deshalb für Gesunde empfehlenswert, für Herz- und Nierenkranke zur Entwässerung (Ödeme) unbedingt notwendig.
28. Welche Speisen sind salzreich und daher verboten?	Seefische, Gehirn und Bries, bestimmte Gemüse (Sellerie, Spinat, Endivien), Fleisch- und Fischkonserven, Milch, da sie auf 1 Liter bereits 1,6 g Kochsalz enthält!
29. Was ist bei salzarmer Ernährung erlaubt?	Salzfrei zubereitetes Fleisch, möglichst auf dem Grill gebraten, und Gemüse, möglichst gedünstet oder gedämpft zur Geschmackserhaltung, Sahne, Puddings, Fruchtaufläufe und besonders die pflanzliche **Rohkost**, die reichlich basische Mineralstoffe und viel Vitamine zuführt und besonders kochsalzarm ist. Ihr kommt als Heilkost, ebenso wie Fasten (Saftfasten, Schrothkur bis Vollfasten) eine gesteigerte Bedeutung zu. Die Kuren müssen schlagartig einsetzen, ärztlich

Frage:	**Antwort:**

Antwort (fortgesetzt):

überwacht werden und kommen so, besonders das Fasten, einer großen unblutigen Operation gleich.

30. In welchen Formen wird Rohkost gegeben?

Die schonendste Form der Rohkost sind die Obst- und Gemüsepreßsäfte. Eine Zwischenform zur normalen ist die passierte Rohkost (die rohen Gemüse müssen sehr gut gekaut werden, da sie sonst sehr schwer verdaulich sind). Außerdem unterscheidet man noch eiweißfreie und eiweißhaltige Rohkost (Zubereitung!). Bircher-Benners Müesli besteht aus Hafer- oder Weizenflocken, geriebenem Apfel, Kondensmilch oder Sahne und Zitronensaft, Nüssen oder Bienenhonig und ist kalorienreich.

31. Welche Vorteile haben Rohkosttage den Milchtagen gegenüber?

Sie sind eiweiß-, kalorien- und flüssigkeitärmer, z. B. ist gerade für die Behandlung von Nierenkrankheiten die Einschränkung des Flüssigkeitumsatzes von größter Bedeutung.

32. Wann besonders ist Rohkost anzuwenden?

Bei nervösen Störungen, bei den ersten Zeichen einer Aderverkalkung, bei leichten Formen der Basedowschen Krankheit, bei chronischen rheumatischen Beschwerden, bei Vorstadien der Gicht, bei Nierenerkrankungen, Herz- und Gefäßstörungen und wegen ihres Schlackenreichtums auch bei chronischer Verstopfung.

33. Wann sollen wir Rohkost nicht anwenden?

Bei Geschwüren des Magens und Darmes, bei Migräne und Epilepsie, bei Herzschwäche und Unterernährung und im hohen Alter.

34. Welche Kost ist für Magen- und Darmkranke erforderlich?

Bei gesteigerter Säure- und Saftbildung des Magens (Hyperazidität), die sich vorwiegend durch Sodbrennen äußert, müssen die Säurelocker vermieden werden, das sind alle süßen, sauren und scharfen Speisen, insbesondere Kuchen, Marmelade, außerdem Zigaretten, Kaffee und Alkohol. Bei Salzsäuremangel werden stärker gewürzte Speisen, insbesondere Fleisch, als Säurewecker gegeben. Magen- und Zwölffingerdarmgeschwüre erfordern wochenlange Liegekuren mit sehr genau vorgeschriebener Diätkost, z. B. Leubekost oder Sippykur oder Diät nach von Bergmann. Bei akutem Magenkatarrh, bei frischer Magenblutung, bei Erbrechen und Durchfällen ist einige Tage Fasten unvermeidlich. Gegen den Durst allenfalls Eispillen und Tropfeinläufe mit physiologischer Kochsalzlösung. Dann langsamer Kost-

Frage:	**Antwort:**
	aufbau durch Milch oder Buttermilch, eingeweichtes Weißbrot oder Zwieback, milde Suppen und Breie. Manche Durchfälle heilen durch rohen geriebenen Apfel (täglich $1^1/_2$ Pfd.) ohne andere Speise oder Trank.
35. Was muß bei Gallenerkrankungen eingeschränkt werden?	Das Fett, weil es durch Gallenmangel im Darm nicht verdaut wird, und das Eiweiß bei Leberschädigung. Nur frische Butter ist erlaubt und zarte kohlehydratreiche Kost, wie Grieß, Sago, Nudeln, Traubenzucker (Dextropur).
36. Welche Kost erfordern die Stoffwechselerkrankungen?	Bei der Gicht muß Fleisch und besonders die inneren Organe, Leber, Lunge, Bries und Nieren ganz fortgelassen werden, ebenso die harnsäurereichen pflanzlichen Nahrungsmittel, wie Salat, Pilze, Spinat; ferner Alkohol. Beim Gichtanfall am besten Rohkost und reichliche Flüssigkeitszufuhr. Die Fettsucht erheischt eine Verminderung der Kalorienzufuhr auf 12—15 Kalorie pro kg Körpergewicht unter Bevorzugung sättigender Kartoffeln und Wurzelgemüse. Die Kost muß salzarm und flüssigkeitsarm, fettlos sein. Rohkosttage, Safttage (täglich 1 Liter Gemüse- oder Fruchtsaft), Obsttage ($1^1/_2$ Pfd.) und Milchtage (3 mal täglich $^1/_4$ Liter) sind zweckmäßig, werden aber vom arbeitenden Menschen nicht mehr als einmal in der Woche vertragen.
37. Wie wird die **Zuckerkrankheit** (Diabetes) behandelt?	Durch Insulineinspritzung in schweren Fällen, in leichten durch Diät. Am besten wird im Krankenhaus die Toleranz des einzelnen Kranken festgestellt und ihm eine genaue Diätvorschrift mitgegeben. Bei der Diät kommt es grundsätzlich auf die Einschränkung der Kohlehydrate (Zucker, Brot, Mehl und Kartoffeln) an. Neuerdings wird die Zweinährstoffdiät angestrebt, nötigenfalls mit Insulingaben, wobei Kohlehydrat-Eiweiß-Kost mit etwas Fett oder Eiweiß-Fett-Kost mit etwas Kohlehydrat, schließlich Fett-Kohlehydrat-Kost mit etwas Eiweiß verabfolgt werden kann; die erste Form ist die brauchbarste.
38. Bedeutet Zucker im Harn stets Zuckerharnruhr (Diabetes)?	Nein, es gibt auch eine alimentäre Form der Zuckerausscheidung, besonders bei älteren Leuten, die sofort verschwindet, wenn aus der Nahrung der Zucker wegfällt und der Brot-Kartoffel-Genuß etwas eingeschränkt wird.

3. Verabreichung von Speisen und Getränken an den Kranken.

Frage:	Antwort:
39. Wie soll die Pflegerin die Speisen dem Kranken verabreichen?	Sie soll für möglichste Abwechslung sorgen. Sie soll nie zu viel, eher zu wenig ans Bett bringen, so daß der Kranke nicht Angst vor der zu bewältigenden Menge bekommt, sondern nachfordern muß; also alle Speisen nacheinander! Die Mahlzeiten müssen regelmäßig und pünktlich verabreicht werden. Alles soll mundgerecht vorbereitet, zerkleinert sein, appetitlich und zierlich aufgetragen (Tischtuch, Serviette!), in freundlicher, geschickter Form angeboten, nicht aufgedrängt werden. Es ist verwerflich, den Kranken den Speisezettel machen zu lassen. Er muß immer möglichst angenehm überrascht werden.
40. Für was muß die Pflegerin sorgen, ehe sie den Kranken zum Essen veranlaßt?	Für die zweckmäßige Lagerung des Kranken. Macht das Aufrichten Schwierigkeiten, so muß der Kopf gestützt und der Kranke gefüttert werden.
41. Wie wird die richtige **Wärme** der Speisen geprüft?	Durch vorheriges Kosten, natürlich mit eigenem Löffel und nicht vor dem Kranken.
42. Wie werden .die Speisen warmgehalten?	Durch Wärmeapparate oder wenigstens Wärmemützen.
43. Wie dürfen kühlgewordene Speisen nur wieder gewärmt werden?	Im Wasserbade, d. h. in einem Topf, der sich in einem zweiten und mit Wasser gefüllten befindet. Unter letzterem ist die Flamme.
44. Was soll geschehen, wenn ein Kranker zur Essenszeit schläft?	Er soll nicht des Essens wegen geweckt werden, aber die Pflegerin soll dahin wirken, daß er das Versäumte nachholt.
45. Dürfen Besucher den Kranken Speisen mitbringen?	Nein, ohne Erlaubnis des Arztes nicht, denn dadurch entsteht oft eine große Gefährdung des Kranken.
46. Bei welchen Kranken ist die Verabreichung von **Getränken** verboten?	Bei Bauchverletzungen oder Harnverhaltung. (Vgl. Nr. 46, Seite 134.)
47. Wie stillt man den quälenden Durst solcher Kranker?	Durch Auflegen dünner Zitronenscheiben auf die Zunge, Auswaschen des Mundes mit Zitronenwasserläppchen, evtl. Verabreichung von Eispillen.

Frage:	Antwort:
48. Was für Geschirr benutzen Schwerkranke zum Trinken?	Schnabeltassen, Trinkröhrchen.
49. Welche Temperatur haben eisgekühlte Getränke?	$8—12^0$ C.
50. Was gibt es für erfrischende, kühle Getränke?	Kaltes Wasser, kalten Tee, Kaffee, Obstwasser, Brotwasser, Limonaden, kohlensaure Wasser, Eis.
51. Was gibt es für stopfende Getränke?	Hafergrütze, Haferflockenabkochung, Eichel-, Hafer-, Wasserkakao, Gersten-, Reis-, Eiweißwasser, Saleptrank, Mandelmilch.
52. Was gibt es für appetitanregende Getränke?	Bouillon, Pflanzenbrühe.
53. Was gibt es für herzanregende Getränke?	Starken Kaffee, Tee, alkoholhaltige Getränke. (Wein hat ca. 8%, Südwein ca. 20%, Spirituosen ca. 40% Alkoholgehalt.)

4. Zubereitung der Nahrungsmittel und verschiedener Krankenspeisen.

54. Wie werden die Nahrungsmittel zubereitet?	Abgesehen von dem Zuputzen und Schmackhaftmachen der pflanzlichen Rohkost mittels saurer Sahne, Kondensmilch oder Eigelb-Öl, Eigelb-Zitrone-Mischung (Mayonnaise), wird die Nahrung schmackhafter und bekömmlicher gemacht durch Erhitzung, die aber zwecks Schadenverhütung (Vitamine!) so kurz als möglich sein muß. Und zwar wird die Nahrung gargemacht durch Kochen in reichlich Wasser, z. B. Fleisch, Teigwaren, Hülsenfrüchte; Dämpfen im Wasserdampf (im Topf mit Siebeinsatz), z. B. Fisch, Kartoffeln; Dünsten im eigenen Safte, evtl. mit etwas Fett und wenig Wasser (Gemüse, Obst, Fisch); Schmoren des angebratenen Kochgutes im geschlossenen Topfe mit Fett- und Wasserzusatz; Braten mit wenig Fett bei hoher Temperatur; Backen im Fettopf oder in erhitzter Luft (Backröhre), z. B. Kuchen, Aufläufe. Mehl, Brotscheiben, rohe Kartoffelscheiben werden trocken geröstet (getoastet). Fleisch kann auch in Pergamentpapier gepackt und so gebraten oder auf einem Rost in der Bratröhre gegrillt werden und gilt so als besonders leicht verdaulich.

Frage:	**Antwort:**
55. Wie kann Heizstoff dabei erspart werden?	Beim Turmkochen durch Übereinandersetzen gleich großer Töpfe mit den angekochten Speisen, ferner in der Kochkiste oder durch Einpacken des Topfes mit den angekochten Speisen in wollene Tücher oder dicke Papierschichten, wobei die Garzeit 2—3mal länger ist als über offenem Feuer. Die Heizstoffersparnis geht auf Kosten der Vitamine, die durch langes Kochen zerstört werden.
56. Wie wird **Kefir** (oder Yoghurt) hergestellt?	Frische Kefirpilze werden 2 Tage in leichtem Sodawasser gewässert, dann einen Tag in Milch gelegt und nun mit 2 Liter abgekochter kühler Milch in gut verschließbarem Gefäß kühl gestellt. Man verwendet ein- oder mehrtägigen Kefir. Ein Teil der gut geratenen dicken Milch kann zur weiteren Kefirbereitung verwendet werden, sonst wieder die in Sodawasser gereinigten Pilze. Die bulgarische Sauermilch (Yoghurt) ist eine Dickmilch, die ebenfalls durch Zusatz bestimmter Pilzkulturen entsteht.
57. Wie wird **Fleischtee** (Beaftee) hergestellt?	1 Pfund Rindfleisch, in Würfel geschnitten, mit 2 Eßlöffel Wasser, 3 Tropfen Salzsäure in einem verschließbaren Gefäß gemischt, muß im Wasserbad mehrere Stunden ziehen, nicht kochen. Der abgegossene Saft wird löffelweise verabreicht.
58. Wie wird gute **Fleischbrühe** (Bouillon) hergestellt?	In kaltem Wasser angesetzte Fleischwürfel, oder Markknochen werden 2—3 Stunden mit Wurzelwerk langsam gekocht.

5. Künstliche Ernährung.

59. Wie wird künstliche Ernährung vorgenommen?	Bei Kranken mit Speiseröhrenverengerung nach operativer Anlegung einer Magenfistel direkt durch den in dieser befindlichen Gummischlauch; sonst kann sie durch den eingeführten Magenschlauch oder Duodenalsonde erfolgen. Sehr schwache Kranke, besonders solche, die keine Speisen bei sich behalten, können vom After aus durch Nährklystiere ernährt werden.
60. Wie werden **Nährklystiere** verabreicht?	Vorher reinigender Einlauf. Dann nach $^1/_2$ bis 1 Stunde Einspritzen des Nährklystiers durch langen Schlauch; die Menge soll 100—200 ccm (1 Tassenkopf) nicht übersteigen, damit der Einlauf nicht abführend wirkt, sondern gehalten werden kann. (Vgl. Nr. 18, Seite 159.)

Frage:	**Antwort:**
61. Wie werden Nährklystiere zubereitet?	2—3 Eigelb in etwas Wasser gequirlt, werden mit $^1/_2$ Teelöffel Kochsalz in $^1/_4$ l Milch verrührt. Unter Umständen Zusatz eines Teelöffels Dextrin oder Pepton oder Kognak oder Wein und auf ärztliche Anordnung 5—10 Tropfen Opiumtinktur. Oder nach Ewald: 40 g Weizenmehl auf 150,0 Milch gut gar gekocht, dazu 10,0 Zucker. 60,0 Wasser und 2 Eier.
	Oder nach v. Mehring: je 30 g Pepton, Milchzucker, Alkohol auf 300,0 Wasser.

VI. Krankenpflege.

A. Allgemeines.

1. Krankenräume.

1. Nach welchen Anordnungen (Systemen) baut man Krankenhäuser?	Es gibt das **Korridorsystem**, bei dem Licht und Luft unmittelbar nur von einer Seite in die Krankenräume eindringt und das **Pavillonsystem**, bei dem dies von zwei gegenüberliegenden Seiten geschieht. Die einfachsten einstöckigen Bauten im Pavillonsystem mit Dachfirstlüftung heißen **Baracken**. Diese sind unter Umständen transportabel.
2. Warum richtet man **Tage-** und **Eßräume** ein? (Vgl. Nr. 11, Seite 8.)	Sie sind für die Rekonvaleszenten, damit die Schwerkranken Ruhe haben und damit die Luft im Krankenraum möglichst wenig verschlechtert wird.
3. Was sind **Liegehallen?**	Offene, aber überdachte Anbauten an Krankenräume, in denen geeignete Kranke in freier Luft liegen können.
4. Wie soll ein **Krankenzimmer** ausgewählt sein?	Das Krankenzimmer soll ein heller, trockener, geräumiger Raum sein, tunlichst nach Süden gelegen, leicht heizbar und leicht zu lüften. Die Wände sollen womöglich nicht tapeziert sein, weil Tapeten sich schlecht desinfizieren lassen.
5. Wie berechnet man die Größe eines Raumes?	Länge mal Breite mal Höhe ergibt den Kubikinhalt.
6. Wieviel Luftraum rechnet man auf einen **Kranken?**	35 cbm.

2. Ausstattung des Krankenzimmers.

Frage:	**Antwort:**
7. Was gehört zur Ausstattung eines Krankenzimmers?	Das Krankenbett, möglichst eine zweite Lagerstätte zum Umbetten, Nachttisch mit Speiglas, Klingel und dem in einem besonderen Fach untergebrachten Harnglas, ein Tisch mit Wasserflasche und Trinkgläsern, Waschgelegenheit und Eimer, mehrere Stühle, Luftthermometer.
8. Was ist im Nebenzimmer unterzubringen?	Reine Wäsche, Unterlagen, Verbandstoffe, Steckbecken, Nachtstuhl.
9. Wo werden die Arzneimittel und Instrumente aufbewahrt?	Arzneien sollen niemals dem Kranken ausgehändigt oder hingestellt werden; sie sind mit dem Fieberthermometer und den Instrumenten in verschließbaren Schränken aufzubewahren.
10. Was gehört nicht ins Krankenzimmer?	Alle überflüssigen Gegenstände sollen fernbleiben bzw. entfernt werden, vor allem Teppiche, Nippes, Portieren; an den Fenstern sollen womöglich nur waschbare Vorhänge sein.
11. Wie sind die **Krankenbettstellen** zu wählen?	Metallbettstellen, möglichst hoch; Drahtfedermatratze mit verstellbarem Kopfteil, über der ein leinener Matratzenschoner liegt; zwei- oder dreiteilige Leibmatratze und Keilkissen aus Roßhaar. Darüber kommt das Bettlaken; Kopfkissen; zum Zudecken die in einen Leinenüberzug eingezogene wollene Decke.
12. Was für Betten sind für Kranke nicht zu empfehlen?	Federbetten, weil sie den Körper erhitzen, beim Zurechtmachen Staub verursachen und schwer zu reinigen sind.
13. Wie soll das Bettlaken liegen?	Nicht zu straff, aber glatt und ohne Falten, die glatte Seite ohne Nähte nach oben. (Brotkrümel!)
14. Was für **Unterlagen** hat man? (Vgl. Nr. 19—22, Seite 88 und Nr. 113, S. 111.)	Unterlagen aus wasserdichtem Stoff (Billroth, Mosetigbattist) oder Gummi, auf die aber noch eine leinene Unterlage kommen muß. Als weiche Unterlagen dienen Waldwoll- oder Zellstoffkissen, oder Barchent; kleine Steppdecken und Felle sind ungeeignet, da sie nicht gereinigt werden können.
15. Was für **Hilfsgegenstände** fürs Bett haben wir?	**Genickrollen** und **Fußrollen** aus einem in ein Handtuch eingewickelten weichen Tuch oder Kissen; **Krankenselbstheber** aus hölzerner Handhabe und einer Leine, die am Fußende des Bettes befestigt ist; stellbare **Kopf- und Rückenlehne**, die man auch durch einen umgekehrten Stuhl ersetzen

Frage:	Antwort:
	kann, und **Bettfahrer**, das sind Gestelle, die unter das Bett geschoben werden, wenn es keine Räder hat.
16. Wie soll das Bett aufgestellt sein?	Möglichst von allen Seiten zugänglich, sonst durch eine Decke gegen kalte Wände geschützt.
17. Wie wird das Krankenzimmer täglich gereinigt? (Vgl. Nr. 23, Seite 89.)	Der Fußboden wird frühmorgens feucht aufgewischt (Ecken!) mit Lysoformzusatz, von den Möbeln der Staub feucht abgewischt, die Ausleerungen des Kranken von der Nacht beseitigt; gelüftet.
18. Was darf nicht im Zimmer bleiben?	Feuchte Wischtücher, unreine Wäsche, gebrauchte Verbandstücke.

3. Lüftung.

19. Wie wird das Krankenzimmer mit guter Luft versorgt?	Es wird zunächst alles vermieden, was die Luft verschlechtert, besonders das Aufbewahren unreiner Kleidung, schmutziger Wäsche, Ansammlung von Schmutz. Nur bei größter Sauberkeit hat die folgende Lüftung Zweck.
20. Wie kann gelüftet werden?	Durch Öffnen der Fenster des Krankenzimmers, wenn der Kranke gut zugedeckt oder durch Vorstellen eines Bettschirmes vor Zugluft geschützt ist (unter Umständen nur durch Öffnen der oberen Fensterflügel oder durch Lüftung hinter geschlossenen Vorhängen), oder aber durch Lüftung vom Nebenzimmer aus.
21. Ist Lüften bei Nacht schädlich?	Nur im Nebel und in sumpfigen Gegenden.
22. Was für Anlagen zur künstlichen Ventilation gibt es?	Zu empfehlen sind Klappscheiben und Lüftungskanäle; Lufträder dagegen sind schädlich, da sie keine frische Luft zuführen, sondern die Zufuhr vermindern.
23. Wo befindet sich bei Lüftungskanälen die Öffnung für Eintritt der frischen Luft?	In der Nähe des Fußbodens; im Sommer kann man sie deshalb durch Öffnen der Ofentüren ersetzen.
24. Wie erreicht man im Sommer kühle Räume?	Durch Aufhängen feuchter Tücher in offenen Fenstern oder Aufstellen von Eis auf Strohrosten.

4. Beleuchtung.

25. Welche Bedeutung hat das Licht für Tiere und Pflanzen?	Es ist geradezu Lebensquelle.

Frage:	Antwort:
26. Wie ist's beim Menschen?	Auf den Menschen äußert es seine wohltuende Wirkung durch Heben der Stimmung und Erhöhung des Stoffwechsels.
27. Wie wirkt es auf gewisse krankmachende Bakterien?	Es zerstört die krankmachenden Bakterien, besonders Tuberkel-, Diphtherie-, Cholerabazillen.
28. Nach welcher Himmelsrichtung sollen die **Zimmerfenster** möglichst gelegen sein?	Nach Süden.
29. Wie ist die Zimmerwärme auf der Südseite im Sommer und im Winter?	Im Sommer kühler als auf der Ost- und Westseite, weil die hochstehende Mittagssonne wenig Strahlen ins Zimmer schicken kann, und im Winter wärmer, weil die in stumpfem Winkel einfallenden Mittagsstrahlen durch die Südfenster in großer Menge eindringen.
30. Wann soll ein Krankenzimmer nur verdunkelt werden?	Nur bei Augenkranken (Masern!) und wenn allzu grelles Licht die Kranken belästigt. Das Licht soll jedoch nie das Angesicht des Kranken direkt treffen.
31. Wie nimmt man die Abblendung des künstlichen Lichtes vor?	Durch Verhängen mit Tuch-, Papp- oder Papierstückchen, durch Vordrehen des etwa vorhandenen Lampenschirmes oder Einsetzen der Lampen in Kisten mit Ausschnitt für den Zylinder und Tür.
32. Darf man eine Petroleumlampe klein brennen lassen?	Nein, weil durch die Produkte unvollständiger Verbrennung Gesundheitsstörungen, wie Kopfschmerz, Übelkeit usw., entstehen.
33. Wie kann man jede Lichtquelle andrerseits verstärken?	Durch Anbringen von Blendschirmen (Reflektoren), wie bei gewöhnlichen Küchenlampen.
34. Was für **künstliche Beleuchtung** gibt es zur Zeit?	Elektrisches, Gas-, Azetylen-, Petroleumlicht und die kleinen Öllampen.
35. Welche Vorteile bieten die einzelnen Lichtarten für Krankenhäuser?	Das elektrische Licht gibt gute gleichmäßige Beleuchtung und liefert keine Verbrennungsgase. Leuchtgas in Form von Gasglühlicht ist etwas billiger. Aber jeder Gashahn im Schlafraum bedeutet eine Gefahr. Deshalb darf im Krankenhause nur elektrische Beleuchtung stattfinden. Azetylenbeleuchtung ist für einzeln liegende Häuser in Orten, wo auch Gaslicht fehlt, zu empfehlen. Spiritusglühlicht brennt heller als die Petroleumlampe.

Frage:	Antwort:
36. Wie handelt man, wenn es in einem Zimmer nach Gas riecht? (Vgl. Nr. 102, Seite 141.)	Man löscht zunächst jedes Licht aus, öffnet mit zugehaltener Nase Fenster und Türen; erst wenn alles eingedrungene Gas entwichen ist, darf man die undichte Stelle der Leitung durch Ableuchten mit dem Streichholz aufsuchen.

5. Heizung.

37. Wie hoch soll die Temperatur im Krankenzimmer sein?	Am Tage 19º C; nachts genügt weniger.
38. Wie können die Räume mit Wärme versorgt werden?	Durch Heizung in eisernen Öfen, Kachelöfen, Regulieröfen mit Mantel, Gasöfen oder durch Zentralheizung, und zwar Wasserheizung, Dampfheizung, Heißluftheizung.
39. Welche Art der Heizung ist nicht zu empfehlen?	Die mit gewöhnlichen eisernen Öfen, da diese zu trockene Hitze ausstrahlen, der auf den Öfen liegende Staub durch Verbrennen üble Gerüche erzeugt und das Zimmer nach Verlöschen des Feuers zu schnell abkühlt.
40. Wie steht es mit Kachelöfen u. Dauerbrandöfen?	Kachelöfen (Berliner Öfen) geben gute gleichmäßige Wärme, sind aber nicht regulierbar. Dies ist der Fall bei Regulieröfen mit Mantel oder amerikanischen Öfen (Dauerbrandöfen).
41. Wie mit **Zentralheizung?**	Von Zentralheizungen stellt die Warmwasserheizung eine vorzügliche Dauerheizung dar, die nicht leicht einfriert; aber die Heizkörper müssen sehr groß sein und nehmen viel Raum weg. Heißwasserheizung ruft Gefühl der Trockenheit hervor und friert leicht ein. Dampfheizung ist sehr beliebt, doch nicht genau regulierbar. Heißluftheizung erfordert Kanäle in den Wänden und Heißluftkammern; sie ist sehr abhängig vom Wind und deshalb für sich allein nicht zuverlässig.
42. Was muß das Pflegepersonal bei Vorhandensein von Öfen beobachten?	Es ist rechtzeitig für ausreichendes Heizmaterial zu sorgen; das Pflegepersonal muß über die Bedienung des Ofens für den Notfall selbst unterrichtet sein. Beim Einschütten der Kohlen und Herausziehen der Asche darf weder Lärm noch Staub verursacht werden (Zudecken des Behälters mit nassen Tüchern). Ofenschirme sollen die strahlende Hitze von den Kranken abhalten.

Frage:	**Antwort:**
43. Wann soll bei Zentralheizung das Heizungsventil kleingestellt werden?	Rechtzeitig, d. h. noch ehe die vorgeschriebene Zimmerwärme erreicht ist. Der richtige Zeitpunkt muß ausprobiert werden.
44. Wie wird dem Trockenwerden der Zimmerluft vorgebeugt?	Durch Aufstellen von Schalen mit Wasser in der Nähe der Wärmequellen.

6. Wasserversorgung.

45. Wie werden in Städten die Wohnungen mit Wasser versorgt?	Durch Wasserleitungen, die entweder Quellwasser oder angestautes Regenwasser (Talsperren) oft von weither in die einzelnen Wohnungen führen.
46. Welche Garantie übernimmt dabei in gesundheitlicher Hinsicht die Stadtverwaltung?	Daß das Wasser nicht gesundheitsschädlich ist (Filteranlagen). Das Leitungswasser der Großstädte ist praktisch keimfrei.
47. Welches Wasser ist dagegen als sehr verdächtig auf Gesundheitsschädlichkeit anzusehen?	Jedes Wasser, das aus Brunnen in der Nähe von Kirchhöfen, Abdeckereien, Flüssen oder Orten mit viel Menschenverkehr stammt.
48. Was muß mit solchem Wasser vor dem Gebrauche geschehen?	Es muß abgekocht (als Kaffee oder Tee getrunken) werden.
49. Wie kann abgekochtes Wasser zum Trinken wieder schmackhaft gemacht werden?	Durch starke Abkühlung (Wasserkrug auf Eis gestellt) oder Zusatz von Fruchtsäften (vgl. Seite 68).

7. Beseitigung der Abgänge.

50. Was für Systeme zur Beseitigung der Abgänge gibt es?	**Senkgruben-, Tonnen- und Kanalsysteme.**
51. Wie sind Senkgruben eingerichtet?	Es sind in den Erdboden gemauerte Gruben, über denen sich die Klosetts befinden.
52. Was sind Tonnen?	Holz- oder Eisengefäße zur Aufnahme des Kotes.
53. Was ist bei beiden Systemen nach der Benutzung geboten?	Nachschütten von Torfmoos, Sand oder Desinfektionsmitteln, wie Kalkmilch oder Chlorkalk, je nach Vorschrift (24 Stunden lang muß das Desinfektionsmittel einwirken, ehe die Tonnen entleert werden dürfen).

Frage:	Antwort:
54. Wie gelangen die Abgänge in die Kanalisationsanlagen?	Durch Aborte mit Wasserspülung.
55. Was hat bei ansteckenden Kranken stets mit den Abgängen zu geschehen, ehe sie in die Klosetts gegossen werden?	Sie müssen vorher vorschriftsmäßig desinfiziert werden (vgl. Nr. 33, 34, Seite 154).
56. Für was hat das Pflegepersonal in den **Aborten** zu sorgen?	Für Lüftung und größte Sauberkeit. Jede Verunreinigung, besonders des Sitzbrettes, ist sofort zu beseitigen, bei ansteckenden Kranken mit Desinfektionsmitteln. Es sollen Spucknäpfe vorhanden und stets Papier vorrätig sein. Nach jeder Stuhlentleerung sollen sich sowohl die Kranken wie das Personal die Hände waschen!

B. Versorgung des Kranken.

1. Allgemeines Verhalten des Pflegepersonals.

1. Was sind die wichtigsten Aufgaben der Krankenwartung?	Die Herstellung der erforderlichen Ruhe für den Kranken und die Aufrechterhaltung der peinlichsten Sauberkeit.
2. Wie verschafft man dem Kranken die nötige äußere und innere **Ruhe?**	Man schützt ihn nicht nur vor störenden Geräuschen, wie Türenknarren, lautem Türklingeln, Schlagen und Ticken der Uhren, Teller- und Geschirrgeklapper, sondern auch vor Fliegen und Insekten (Gazeschleier, Moskitonetze!). Das Personal muß hartes und geräuschvolles Auftreten vermeiden (Gummiabsätze!).
3. Was ist zu beachten bei Hantierungen am Körper des Kranken?	Der in Betracht kommende Körperteil muß leicht zugänglich und gut beleuchtet sein. Die Schwester muß auf der Seite stehen, wo sich der anzufassende Körperteil befindet. Unnötiges Aufdecken muß ebenso, wie Zunahekommen mit dem Gesicht vermieden werden, weil es dem Kranken unangenehm und peinlich ist. Das Zufassen muß zart, aber sicher sein.

2. Lagerung des Kranken.

4. Was soll der Kranke auf dem Krankenlager nicht empfinden?	Der Kranke soll bequem liegen und keine Liegeschmerzen empfinden.

Frage:	**Antwort:**
5. Wodurch entstehen Liegeschmerzen und das Gefühl des Zerschlagenseins?	Durch Ermüdung oder ungewöhnliche Anspannung der Muskeln, besonders an hohlliegenden Körperteilen.
6. Wie werden sie gelindert?	Durch Entspannung der Muskeln, was oft schon durch zweckmäßiges Unterschieben von Kissen oder Rollen unter hohlliegende Körperteile, wie Nacken, Lendenhöhlung, Kniekehlen, Fersen, erreicht wird; manchmal ist eine Änderung der Lage, besonders Erhöhung des Oberkörpers, nötig.
7. Was verwendet man zu solchen Unterpolsterungen?	Kissen oder Rollen von Roßhaar, Häcksel, Hirsespreu, luftgefüllte Gummihülsen, zusammengerollte Decken.
8. Wie lindert man bisweilen unbestimmte Schmerzen in den Schultern und der Brust? (Vgl. Nr. 47, Seite 19.)	Durch Unterpolstern der Oberarme bis zu waagerechter Lage. Stets soll die Hand, ebenso wie im Armtragetuch, etwas höher liegen als der Ellenbogen, damit keine Stauung eintritt.
9. Beim Lagern des Armes darf man was nicht vergessen?	Den Handteller zu unterpolstern, beziehentlich ein ball- oder rollenartiges Polster in die Hand zu geben.
10. Wie lindert man Liegeschmerzen in den Füßen und Beinen?	Durch Fersenringe, seitliches Anlegen von Sandsäcken, Reifenbahre zum Schutz vor Bettdeckendruck.
11. Wie wird bei sitzender Stellung oder bei Lagerung mit stark erhöhtem Oberkörper das Herabgleiten nach dem Bettende vermieden?	Durch Unterlegen von Kissen unter die Oberschenkel nahe den Sitzbeinhöckern und durch Fußklötze.
12. Wie müssen heruntergeglittene Kranke wieder in die richtige Lage gebracht werden?	Nicht durch Ziehen an den Armen, sondern durch Hochheben mittels Griffes unter Rücken und Oberschenkel.
13. Bei welchen Kranken kann plötzliches Aufsitzen im Bett Ohnmacht und schwere Schädigungen zur Folge haben? (Vgl.	Bei Kranken, die große Blutverluste erlitten haben, oder Rekonvaleszenten nach Operationen, langdauernden fieberhaften Erkrankungen, besonders des Leibes. Die Kranken müssen erst durch allmähliches Höherlagern des Oberkörpers, unter Umständen mit Herabhängen der Beine

Frage:	Antwort:
Nr. 92—96, Seite 139, 140.)	in erhöhter Querbettlage, daran gewöhnt werden.
14. Bei welcher Verrichtung der Kranken tritt ebenfalls leicht Ohnmacht ein?	Beim Stuhlgang; deshalb sollen Kranke, die den Nachtstuhl benützen oder den Unterschieber im Bett aufrecht sitzend, nie allein gelassen, sondern gestützt werden.
15. Wie können Kranke mit behinderter Atmung, z. B. bei Herzleiden, Bauchwassersucht, sich oft nur aufsetzen?	Wenn gleichzeitig die Beine über den Bettrand heraushängen (Rückenstütze, Fußpolster, Zudecken!).
16. Welche Lagerungsarten sollen nur auf ärztliche Anordnung zur Anwendung gebracht werden. (Vgl. Nr. 60, 61, Seite 135.)	1. Ein Hochlagern der Beine, bei dem die Wade höher als der Bauchnabel zu liegen kommt. 2. Lagerung des Beines in doppelt geneigter Ebene; das Knie steht dabei nahezu rechtwinkelig. 3. Die steile Hochlagerung des gestreckten Beines; sie wird hergestellt mit Rückenlehne oder umgekehrtem Stuhl usw. 4. Schwebe- und Hängelager (Suspension) für ganze Gliedmaßen, in Schienen oder festen Verbänden, am galgenartigen Gerüste.
17. Wodurch äußern sich **Störungen des Blutkreislaufes** infolge Druckes oder Abschnürung des Verbandes?	Durch Schmerzen und Gebrauchsstörung, Kühle, Blaß- oder Blauwerden (je nach dem Grade der Abschnürung) der betreffenden Finger oder Zehen. (Vgl. S. 107, Z. 81.)
18. Was muß in diesem Falle geschehen?	Sofortige Meldung an den Arzt, unter Umständen selbständige Lockerung oder gar Abnahme des Verbandes.
19. Was sind **Kranzkissen**?	Ringförmige Roßhaarpolster.
20. Was sind **Luftringe**?	Gummihülsen, die durch ein Ventil aufgeblasen werden. (Gummigebläse, nicht mit dem Mund!)
21. Was sind **Wasserkissen**?	Viereckige, große Gummisäcke, fast so breit wie das Bett.
22. Wie weit werden Luftringe und Wasserkissen gefüllt?	Nicht prall, sondern nur so weit, daß von dem aufliegenden Körperteil der Boden des Kissens nicht berührt wird.

3. Reinlichkeitspflege.

Frage:	**Antwort:**
23. Auf was soll sich dieReinlichkeitspflege bei der Krankenwartung erstrecken? (Vgl. Nr. 17, Seite 82.)	Auf Reinlichkeit der Räume und des Mobiliars (feuchtes Ab- und Aufwischen, sowie genügende Lüftung), ferner auf die peinlichste Sauberkeit der Pflegerin und Reinhaltung des Kranken.
24. Was ist Bedingung für die Sauberkeit der Pflegerin?	Häufiges Baden und Wäschewechseln, gründliche Mundpflege und öfteres Waschen der Hände (Fingernägel!).
25. Wann sollen Schwerkranke gereinigt werden?	Nach jeder Beschmutzung, sonst regelmäßig wenigstens frühmorgens.
26. Auf was erstreckt sich die tägliche Reinigung des Kranken?	Auf Abwaschen des Gesichts, des Halses und der Hände, Ordnung des Haares und Sorge für Reinigung des Mundes durch Spülen und Zahnbürsten.
27. Wenn bei Hochfiebernden die Lippen trocken sind und die Zunge dick belegt ist, hat was zu geschehen?	Die Lippen werden mit Glyzerin bestrichen, die Zunge mit einem Kaffeelöffel abgeschabt. Der ganze Mund wird recht oft mit einem feuchten, um den Zeigefinger gewickelten Mulläppchen ausgewischt.
28. Wie wird eine gründliche Reinigung des ganzen Körpers eines Schwerkranken vorgenommen? (Vgl. Nr. 99, Seite 110.)	Entweder im ärztlich verordneten Vollbad oder durch Abwaschung im Bett, derart, daß ein Körperteil nach dem anderen gewaschen und mit groben, angewärmten Tüchern abgetrocknet wird, während der übrige Körper zugedeckt bleibt.
29. Bei lange liegenden und unbesinnlichen Kranken ist ganz besonders worauf zu achten? (Vgl. Nr. 43, 44, Seite 19.)	Daß kein Durchliegen (Decubitus) entsteht. Deshalb ist es sehr wichtig, die Lage des Patienten nach Möglichkeit mehrmals am Tage zu verändern. Außerdem müssen täglich die Körperteile, die beim Liegen gedrückt werden, d. i. Kreuzbeingegend, Schulterblätter, und beim Liegen auf der Seite: Rollhügelgegend, Schultern und Knöchel mit Spiritus oder Zitronensaft eingerieben, nach besonderer ärztlicher Verordnung auch mit Salbenverbänden versehen und stets Luftkissen usw. unter diese Gegenden geschoben (Fersenring!) werden.
30. Wie sieht ein Decubitus aus?	Er beginnt mit Rötung der Haut an der Stelle des Druckes, die mehr oder weniger von Schmerzen begleitet ist. Tritt keine zweckmäßige Pflege ein, so bilden sich Hautabschilferungen oder Bläschen,

Frage:	**Antwort:**
	die in Geschwüre übergehen. Der Decubitus kann zur Todesursache werden.
31. Wann entsteht Wundsein?	Durch Reiben sich berührender, besonders feuchter Hautfalten. Es muß für Trockenheit, Pudern und besonders Zwischenlegen von Watte oder Mull gesorgt werden.
32. Bei durchfälligen Kranken empfiehlt sich was?	Einfetten des Afters und seiner Umgebung nach jeweiliger Reinigung.
33. Für wen muß im Krankenzimmer stets Waschgelegenheit bereit sein?	Für den Arzt, und zwar eine Waschschüssel mit lauwarmem Wasser, Seife, Handbürste und frischgewaschenes Handtuch, bei Pflege ansteckender Krankheiten auch eine Schüssel mit Desinfektionsflüssigkeit.

4. Versorgung mit Wäsche.

Frage:	**Antwort:**
34. Womit sind die Kranken im Bett bekleidet?	Nur mit einem Hemd, Frauen evtl. noch mit Nachtjacke.
35. Wie oft soll die Wäsche gewechselt werden?	Bei Schwerkranken nach jeder Verunreinigung, sonst 2—3 mal wöchentlich.
36. Wie wechselt man das Hemd eines Schwerkranken?	Man streift den Hemdensaum langsam unter Anhebung des Gesäßes nach der Lendenhöhlung und dann unter Anheben des Rückens in die Genickhöhlung, schließlich zieht man das Hemd unter Hochheben der Arme über den Kopf und entblößt nacheinander die Arme, einen verletzten stets zuletzt. Umgekehrt wird beim Anziehen des frischen (gewärmten!) Hemdes zuerst der kranke Arm angekleidet, und zwar faßt die Pflegerin durch den zusammengekrüllten Hemdsärmel hindurch die Fingerspitzen des Kranken und streift mit der anderen Hand den Ärmel nach der Schulter hin. Dann folgt ebenso das Anziehen des anderen Armes usw.
37. Hat die Pflegerin einen Gehilfen, so fällt ihm welche Aufgabe zu?	Das Halten eines verletzten Gliedes, sonst das Anheben des Kreuzes oder der Schulterblattwölbung.
38. Was für Hemden gibt man Kranken, die sich gar nicht bewegen und aufrichten sollen?	Hemden, die nach Art der Säuglingshemden hinten offen sind.

5. Umbetten.

Frage:	**Antwort:**
39. Wie wird die Auffrischung des Krankenlagers vorgenommen?	Während der Kranke vom Gehilfen leicht angehoben wird, ordnet die Pflegerin schnell das Lager unter ihm.
40. Wie geschieht der Lakenwechsel?	Das alte Laken wird schon vorher bis an den Kranken herangerollt und das neue, ebenfalls zur Hälfte längs gerollt, daneben gelegt. Leichtkranke legen sich an den Bettrand und dann auf die ausgebreitete Fläche des neuen Lakens, Schwerkranke müssen vom Gehilfen gehoben werden (Angehörige in der Privatpflege). Dem Ausbreiten des Lakens muß das Glatt- und Straffziehen folgen.
41. Welche Form des Bettwechsels ist die erwünschteste?	Wenn das neue Lager in einem Zimmer bereitsteht, in dem der Kranke zunächst bleiben kann. Sonst wird der Kranke auf eine zweite, im Krankenzimmer befindliche Bettstelle oder Chaiselongue oder Trage gebracht.
42. Wann wird man zur Schonung des Kranken das Umbetten zweckmäßig vornehmen?	Wenn der Kranke sowieso das Bett verläßt (Stuhlgang, Bad).
43. Was verbindet man tunlichst mit dem Umbetten?	Reinigung des Kranken, Wäschewechsel, Nachsehen auf Durchliegen.
44. Was muß stets mit dem neuen Bett geschehen, ehe der Kranke hineingelegt wird?	Es muß gut durchgewärmt sein und noch umwickelte Wärmflaschen für den Kranken enthalten.

6. Das Halten von Gliedmaßen.

45. Wie soll man **Gliedmaßen anfassen?**	Stets mit Untergriff, weil der Griff von oben Druck erfordert und daher schmerzhaft ist.
46. Und wenn man doch von oben zugreifen muß?	So soll man weit herum greifen, so daß die Finger ringartig und nicht wie eine Zange fassen.
47. Wie müssen die Arme unter Körperteile geschoben werden, die fest auf der Unterlage liegen?	Die Gliedmaßen dürfen nicht verschoben werden, sondern die Arme des Pflegers müssen entweder von hohlliegenden Stellen aus oder unter Eindrücken der Unterlage bequem an die zum Anheben geeignete Stelle zu gelangen suchen.

Frage:	**Antwort:**
48. Wie werden gebrochene oder schmerzende Glieder gehoben?	Sie müssen stets oberhalb und unterhalb der verletzten Stelle gestützt werden, tunlichst im Bereich des nächsten — mitzustützenden — Gelenkes.
49. Wie erleichtert der Kranke das Anheben?	Wenn er jede Muskeltätigkeit unterläßt. Nur beim Transport durch **einen** Träger darf der Kranke seine Arme um den Hals des Trägers legen (vgl. Ziffer 51 c).
50. Wie soll das Niederlegen geschehen?	Ebenso ruhig und vorsichtig, wie das Aufheben und gleich an die richtige Stelle des Bettes (vgl. Ziffer 53).

7. Krankenbeförderung.

51. Wie wird der Kranke durch Träger gehoben?	a) **Drei** Träger verteilen sich als **Kopfnummer** (faßt mit einem Arm unter Nacken und Rücken bis in die Achselhöhle und mit dem andern unter dem Rücken), **Beckennummer** (faßt Kreuzbein—Gesäß) und **Fußnummer** (Kniekehle—Unterschenkel).
	b) Bei **zwei** Trägern faßt einer unter dem Nacken nach der Achselhöhle, mit dem anderen Arm tief unter dem Rücken, während der andere Träger die Arme unter das Kreuz und unter die Oberschenkel legt.
	c) Ein Träger faßt unter dem Rücken nach der Achselhöhle, mit dem anderen Arm unter dem Gesäß durch; der Kranke umschlingt mit beiden Armen den Hals des Trägers (vgl. Ziffer 49).
52. Auf welche Seite stellen sich die Träger?	Mehrere Träger müssen sich stets auf dieselbe Seite stellen, bei Verletzungen stets auf die gesunde.
53. Wodurch wird gleichmäßiges Heben und Absetzen erzielt?	Durch die Kommandos „fasst an!“ — „fertig?“ — „hebt auf!“ und „setzt ab“, die entsprechend den Bewegungen der Träger langsam und gedehnt gegeben werden.
54. Was muß besonders gestützt werden?	Verletzte Glieder, bei Schwerkranken stets der Kopf (vgl. Ziffer 48).
55. Wie wird die Trage auf **Treppen** getragen?	So, daß der Kopf des Kranken oben ist; Ausnahmen bilden nur schwere Verletzungen der Beine.
56. Woran muß der Pfleger bei jedem Krankentransport denken?	Daß die Kranken gegen Erkältung und Zug, sowie vor den Blicken Unberufener geschützt sind. Andererseits muß aufsehenerregendes Ge-

Frage:	Antwort:

| | baren oder Aussehen den Begegnenden verborgen bleiben; unter Umständen sind Spei- und Harnglas mitzunehmen. |

57. Wie kann die Schwester Kranke führen?

Sie geht **neben** dem Kranken und führt entweder nur am untergefaßten Arm oder sie faßt ihn um die Taille, während der Kranke den entsprechenden Arm um den Hals der Pflegerin legt, die zweckmäßig nun noch mit ihrer freien Hand die Hand dieses Armes hält; oder die Pflegerin geht **hinter** dem Kranken und faßt ihn krückenartig in den Achselhöhlen.

58. Welche Fortbewegungsmittel kann man dem Kranken geben?

Stöcke und **Krücken**, möglichst mit Gummischuhen; **Laufbänkchen**, **Laufkarren**.

59. Wie können Kranke sitzend transportiert werden?

Durch **zwei Träger**, die die ungleichnamigen Hände, gegenseitig sich ums Handgelenk fassend, unter das Gesäß, die andern als Lehne unter den Rücken des Kranken bringen. Statt auf die verschränkten Hände kann der Kranke auf einen **Strohkranz** oder **Segeltuchtragesitz** gesetzt werden. In engen Gängen und Treppen, wo die Träger hintereinandergehen müssen, setzt man den Kranken auf einen **Stuhl**, der an den Beinen dicht unter dem Sitz gefaßt wird; **Tragegurte** erhöhen die Sicherheit des Transportes; es können auch **sänftenartige Tragestangen** unter den Stuhlsitz geschoben werden. Schließlich in **Krankenfahrstühlen.**

60. Wie werden Kranke liegend transportiert?

Auf **Krankentragen**, **Tragbahren** oder **Tragkörben**; die Tragen können auch auf einem Gestell gefahren werden und heißen dann **Räderfahrbahren**. Im **Krankenauto**.

61. Wie können Nottragen hergestellt werden?

Aus **Stangen**, **Latten**, **Baumstämmen**, **Leitern** (Sprossen ausbrechen!), die durch **Säcke**, **Netze**, **Laken**, **Zeltbahnen** gesteckt werden.

62. Was dient als Polster für Nottragen?

Decken, Betten, Kleider, Stroh, Moos, Gras, Reisig.

8. Krankenwachen, Krankenbericht.

63. Wie werden Krankenwachen vom Pflegepersonal ausgeführt?

Entweder die Pflegerin bleibt während der Dauer der Wachzeit wach, oder sie darf auf einem Stuhle neben dem Krankenbett sitzend oder auf einem Ruhebett in der Nähe des Krankenbettes

Frage:	**Antwort:**
	liegend schlafen. Stets muß sie vollständig ange-kleidet sein und dafür sorgen, daß sie vom Kran-ken leicht geweckt werden kann (Handglocke!). Die während der Wache gemachten Beobach-tungen sind durch die Ablösung oder schriftlich (Wachbuch) dem Arzt zu melden.
64. Wie soll ein **Kran-kenbericht** an den Arzt sein?	Entweder mündlich, ehe der Arzt zu dem Kran-ken geht oder schriftlich. Stets kurz, aber er-schöpfend (vgl. S. 35, prakt. Aufgaben 1, S. 200).

C. Hilfeleistung bei der Krankenuntersuchung und -behandlung.

1. Vorbereitung der ärztlichen Besuche; Sprechstundenhilfe.

1. Wie hat das Pflege-personal den ärzt-lichen Besuch vorzu-bereiten?	Es sorgt für Ruhe im Zimmer, für gute und gleichmäßige Beleuchtung und Zugänglichkeit der Lagerstätte. Alle Untersuchungsinstrumente, che-mische Reagenzien, Verbandstoffe, und im Neben-raum die etwa. aufgehobenen Ausscheidungen müssen bereitstehen (vgl. Nr. 38—39, S. 39).
2. Was ist bereitzu-halten, wenn der Kranke über **Hals-schmerzen** klagt?	Mundspatel, Licht oder Lampe, Hohlspiegel (Reflektor).
3. Was ist bereitzu-halten für **Augen-untersuchungen?**	Licht und Augenspiegelbesteck, eventuell Un-dine, Augenspülbecher oder Spülkanne zur Au-gendusche. (Vgl. S. 103, Z. 43.)
4. Was ist bereitzu-halten für **Ohren-untersuchungen?**	Drei Ohrentrichter, Watte, gebogene Pinzette, Licht und Stirnspiegel, Ohrenspritze, Stimm-gabel, Nadel zur Parazentese.
5. Was ist bereitzu-halten für **Kehlkopf-untersuchungen?**	Kehlkopfspiegel, Spirituslampe, Mullstücke zum Zungenhalten, Speischale und ebenfalls Licht und Stirnspiegel.
6. Wohin gehört stets die Lichtquelle?	Seitlich vom Kopf des Kranken. Der Arzt fängt mit dem vor sein Auge gehaltenen Hohl- oder Stirnspiegel die Lichtstrahlen auf und reflektiert sie an die zu untersuchende Stelle.
7. Was ist bereitzu-halten für Untersu-chungen des **Afters** und auf **Frauenleiden?**	Vaseline oder Öl, Gummifinger oder Gummi-handschuhe; Spekula, Tampons, Spülkanne mit Schlauch und Mutterrohr zur Scheidenspü-lung.

Frage:	Antwort:
8. Wie wird der bettlägerige Kranke entblößt zur Untersuchung der Brust?	In **Rückenlage** des Kranken wird das Hemd unter dem Rücken bis zur Schulterblattgegend und vorn bis zum Schlüsselbein zusammengerollt. Die Bettdecke wird bis zur Nabelgegend herabgezogen. Stets soll bei Untersuchungen des Bauches das Schamgefühl des Kranken geschont werden!
9. Wie wird der bettlägerige Kranke entblößt zur Untersuchung des **Rückens**?	Das bis zum Nacken hinaufgestreifte Hemd muß von der Pflegerin bei sitzenden Kranken gehalten werden. Kopfpolster und Rückenstütze müssen entfernt werden, damit der Arzt bequem untersuchen kann.
10. In welcher Stellung kann der Rücken eines männlichen Kranken noch untersucht werden?	Im Reitsitz auf einem Stuhle.
11. Wie stellt sich der Kranke zur Untersuchung der Aftergegend?	Über eine Stuhllehne gebeugt.
12. In welchen anderen Stellungen kann man noch untersuchen?	In **Seitenlage, Querbettlage, Knieellenbogenlage**.
13. Wie wird die zu untersuchende Person in **Querbettlage** gebracht?	Sie wird in der Querrichtung aufs Bett gelegt, die gespreizten Beine werden entweder von Gehilfen gehalten oder je auf einen Stuhl gestellt. Kopfpolster!
14. Wie nimmt der Kranke **Knieellenbogenlage** ein?	Er kniet auf einem durch Kissen gepolsterten Untersuchungstisch und beugt den Oberkörper so weit, daß er sich auf die Ellenbogen und Unterarme stützen kann.
15. Wie hält man ein **Kind** zur Untersuchung des **Rachens**?	Die Schwester nimmt das Kind auf ihren Schoß, klemmt es fest zwischen ihre Beine und hält mit der rechten Hand den Kinderkopf an der Stirn. Mit dem anderen Arm faßt sie hinter dem Rücken des Kindes so, daß sie beide Kinderarme an sich drückt, oder so, daß sie die vor dem Leib des Kindes verschränkten Hände festhält. Kopf des Kindes nach hinten übergeneigt.

2. Vorbereitung ärztlicher Maßnahmen.

Frage:	Antwort:
16. Welche **ärztlichen Maßnahmen** hat das Pflegepersonal **vorzubereiten?**	Injektionen, Punktionen, Infusionen, Magenaushebern, Aderlaß, Luftröhrenschnitt, Katheterisieren, Blasenspülen, Fußabdrücke für Schuheinlagen, Blutdruckmessung, Operationen (vgl. S. 118), Narkosen (S. 121) und Verbände (S. 124).
17. Was muß bereit sein zur Ausführung einer **Injektion?** (Vgl. Nr. 39—42, Seite 103.)	Benzin oder Äther und Watte zum Reinigen der Haut, sodann sterile oder desinfizierte Injektionsspritze, Injektionsflüssigkeit (Morphium, Kampfer, Jodoformöl, Salvarsan usw.). Zur Neosalvarsaneinspritzung wird die aufgefeilte Ampulle mit $0,4\%$iger steriler Kochsalzlösung gefüllt, so daß sich das Salvarsanpulver auflöst; die Lösung wird in eine 10-ccm-Glasspritze nicht ganz voll aufgezogen. Die Zubereitung geschieht erst unmittelbar vor der Verwendung durch den Arzt.
18. Was muß bereit sein zur Ausführung einer **Punktion?**	Wasser, Seife und Bürste, antiseptische Flüssigkeit zum Desinfizieren der Haut; Punktionsspritze (Troikart) mit Hohlnadel, Gummischlauch, graduiertes Gefäß mit etwas Borlösung zum Auffangen der Punktionsflüssigkeit, Heftpflasterverband.
19. Was wird punktiert?	Flüssigkeitsansammlung oder Eiter aus den großen Körperhöhlen: Brusthöhle (Exsudat, Empyem), Bauchhöhle (Aszites, Zysten, Abszesse), Schädelhöhle (Ventrikel), Wirbelkanal (Subokzipital-Lumbalpunktion), schließlich Schleimbeutel und Ganglien mit nachfolgender Injektion (Clauden).
20. Was muß bereit sein zur Ausführung einer **Infusion?**	Wie vorher zur Reinigung, sodann sterilisierter Trichter mit Schlauch und Hohlnadel. Infusionsflüssigkeit meist physiologische Kochsalzlösung.
21. Was ist **physiologische Kochsalzlösung?**	$0,86\%$ige Auflösung von Kochsalz in Wasser.
22. Wie wird die **Kochsalzinfusion** ausgeführt?	Die sterile Kochsalzlösung wird 39° warm in den sterilen Trichter gegossen, den ein Gehilfe hält. Der Arzt hebt nach gründlicher Desinfektion die Haut der Brust oder des Oberschenkels in einer Falte an und sticht unter fließendem Wasser (das kalte vorher ablaufen lassen!) die Hohlnadel durch die Haut ins Unterhautzellgewebe.

Frage:	**Antwort:**
23. Was muß bereit sein zum **Magenaushebern?**	Magenschlauch, Spitzglas, trockenes Tuch, Speischale, ein Glas Wasser.
24. Was muß bereit sein zum **Magenspülen?**	Außerdem ein Verbindungsstück, Gummischlauch, Trichter, Eimer, lauwarmes Wasser und evtl. Salzsäure oder Karlsbader Mühlbrunn.
25. Was ist ein Probefrühstück?	Es besteht aus einer Tasse ($^1/_4$ Liter) schwarzen Tees und 40 g (altbackener) Semmel; es wird $^3/_4$—1 Stunde vor dem angesetzten Aushebern dem Kranken verabreicht.
26. Was wird gebraucht zum **Aderlaß?** (Vgl. Nr. 69, Seite 106.)	Gummi- oder Cambricbinde, Skalpell, die Hohlnadel einer Probepunktionsspritze, graduiertes Gefäß, Verbandstoff.
27. Wie wird der Aderlaß ausgeführt?	Bei hängendem Arm wird hoch oben die Gummi- (Stau-) Binde angelegt. Der Arzt schneidet in der gut desinfizierten Ellenbeuge über einer der großen Venen die Haut leicht ein und sticht die Hohlnadel hinein. Das aus der Nadel tropfende oder fließende Blut wird in dem graduierten Gefäß aufgefangen.
28. Was muß bereit sein zum **Luftröhrenschnitt?**	Skalpell, Unterbindungspinzetten und Fäden, Wund- und Sperrhäkchen und mehrere Kanülen. (Vgl. Nr. 66, Seite 57.)
29. Was muß bereit sein zum **Katheterisieren** und zum Blasenspülen?	Für Frauen kurze ausgekochte Glaskatheter; für Männer ausgekochte Metallkatheter, ferner in Sublimat desinfizierte, mit Kochsalzlösung durchgespülte Mercier- oder die weichen auskochbaren Nelaton- und Thiemann-Katheter; außerdem eine Harnröhrenspritze (vgl. Seite 104, Ziffer 47) und steriles flüssiges Paraffin. Stets eine Schale zum Auffangen des Urins und als Desinfektionsflüssigkeit zum Reinigen der Harnröhrenmündung etwas 1 $^0/_{00}$ige Sublimatlösung, ferner 1—2 Liter warme Borlösung zur Spülung.
30. Wann nur darf die Schwester mit dem Einführen des Katheters beginnen?	Wenn sie deutlich die Harnröhrenmündung der Frau vor Augen hat! Das Katheterisieren beim Manne darf sie nicht versuchen!
31. Wie werden Fußabdrücke für Schuheinlagen gemacht? (Vgl. Nr. 87, S. 48.)	Entweder wird der entkleidete Fuß auf ein Stempelkissen gesetzt, auf dem ein Bogen weißen Papiers liegt, oder man modelliert den Fuß aus einem von Gipsmehl und Wasser hergestellten, noch

Frage:	**Antwort:**
	nicht ganz erhärteten Gipsbrei; letztere Methode besonders für orthopädisches Schuhwerk, während die erstere für Senk-, Knick- und Spreizfüße genügt.
32. Wie wird der **Blutdruck** gemessen?	Mittels des Blutdruckmessers nach Riva-Rocci oder des Sphygmomanometers. Man legt die Gummimanschette um den Oberarm und staut den venösen Rückfluß, während man am Handgelenk den Radiuspuls fühlt oder in der Ellenbeuge mit dem Stetoskop den Pulsschlag hört.
33. Welche Bedeutung haben Blutdruckänderungen?	Der Blutdruck steigt mit zunehmendem Alter von 70/120 auf etwa 160 mm als Zeichen der Aderabnutzung. Vorzeitig gesteigerter Blutdruck von 200 und mehr heißt Hochdruck (Hypertonie). Blutdruckherabsetzung heißt Hypotonie.

3. Untersuchung und Behandlung mit Röntgenstrahlen.

34. Wem obliegt die Bedienung von Röntgenapparaten?	Röntgenapparate dürfen nur vom Arzt oder von besonders dafür ausgebildetem Personal bedient werden.
35. Wie entsteht ein Röntgenbild?	Alle Körper sind für Röntgenstrahlen mehr oder weniger durchlässig, ausgenommen die Metalle, von denen wieder das Blei am widerstandsfähigsten ist. Da die Knochen sehr viel Metallsalze enthalten, leisten sie den Röntgenstrahlen im Gegensatz zu den Weichteilen einen Widerstand. Dadurch erscheinen sie nach der Belichtung auf dem Negativ hell, während die Weichteile dunkel sind.
36. Wie ist es bei der Durchleuchtung?	Bei der Durchleuchtung wird der Patient zwischen die Röntgenröhre und einen besonders präparierten Schirm gestellt. Die Röntgenstrahlen lassen dann auf dem Schirm die Organe sichtbar werden entsprechend dem Positiv der Röntgenaufnahme.
37. Wie kann man Veränderungen in der Lunge feststellen?	Je lufthaltiger das Gewebe, desto mehr wird es von den Röntgenstrahlen durchdrungen. Nach der Einatmung leuchtet also eine normale Lunge in einem durchleuchteten Brustkorb hell auf. Krankhafte Veränderungen geben dann Schatten.
38. Wie kann man den Magen-Darmkanal für die Röntgenaufnahme oder die Durchleuchtung sichtbar machen?	Man gibt dem Patienten die Aufschwemmung eines Kontrastmittels (metallsalzhaltiger Brei) zu trinken oder, für Darmaufnahmen, als Einlauf, der am besten in Knieellenbogenlage verabfolgt wird. (Vgl. Nr. 14, Seite 95.)
39. Welche Organe werden durch Einspritzungen sichtbar?	Nierenbecken, Harnleiter, Gallenblase, Rückenmarkkanal, Hirnhöhle.

Frage:	Antwort:
40. Was ist wichtig für die Vorbereitung des Patienten für Durchleuchtung oder Aufnahme?	Der Patient muß gut abgeführt haben und soll am festgesetzten Tage früh nichts essen.
41. Worauf beruht die Wirkung der Strahlen**behandlung?**	Röntgenstrahlen wirken bei starker Einwirkung zerstörend auf das Gewebe (daher Schutz des Behandelnden durch Bleischürzen, Bleihandschuhe usw. erforderlich), besonders auf das Gewebe bösartiger Geschwülste.
42. Welche Krankheiten werden mit Röntgenstrahlen behandelt?	Die Röntgentherapie findet Verwendung bei Haut- und einigen inneren Krankheiten, besonders aber bei Krebs.
43. Was wirkt ähnlich wie Röntgenstrahlen?	Das Radium und das Mesothorium.

D. Ausführung ärztlicher Verordnungen.

1. Wie müssen ärztliche Anordnungen überhaupt ausgeführt werden?	Jede Anordnung des Arztes ist pünktlichst auszuführen, auch wenn sie der Pflegerin unwesentlich erscheint, oder sie gewohnt ist, die Hilfeleistung anders, als angeordnet, auszuführen.
2. In welcher Form werden **Arzneien** eingegeben?	Als Pulver, Pillen, Tabletten, flüssig in Tropfen Mixturen und Emulsionen löffelweise, als Tee, als Einatmung usw.
3. Wie werden **Pulver** verabreicht?	Angerührt in einem Löffel mit Wasser oder Tee. Etwaige Reste müssen nochmals mit Wasser angerührt und dem Kranken verabreicht werden. Nachtrinken eines Schluckes Wasser oder Mundspülen ist erlaubt.
4. Wie gibt die Pflegerin schlechtschmekkende Arzneien?	Pulver in **Oblaten,** die auf einen Tellerrand gelegt, mit Wasser angefeuchtet werden. Das Pulver wird auf die Mitte der Oblate geschüttet, diese vom Rand her zusammengelegt und vom Kranken mit etwas Wasser hinuntergeschluckt.
5. Wie gibt man ölige Arzneien ein?	Harzige, ölige Arzneien in Gelatinekapseln, die wie Pastillen verabreicht werden.
6. Wie läßt man eine **Pille** nehmen?	Der Kranke wirft sie weit hinten auf den Zungenrücken und schluckt sie mit etwas Wasser hinunter. Man kann die Pille auch in eine Semmelkrume tun und so schlucken lassen.
7. Wie **Tabletten** und **Pastillen?**	Entweder ebenso oder zwischen zwei Blättern reinen Papiers zerdrückt oder zerrieben, im Löffel mit Wasser oder in Oblaten!

7*

Frage:	Antwort:
8. Wie überzeugt man sich, daß der Kranke die in den Mund genommenen Arzneien auch wirklich geschluckt hat?	Man läßt ihn nach dem Einnehmen etwas sprechen.
9. Wie werden flüssige **Arzneien** verabreicht?	Stark wirkende Arzneimittel werden tropfenweise gegeben. Dabei ist es von größter Bedeutung, daß die vorgeschriebene Tropfenanzahl genau eingehalten wird. Hat man sich verzählt, so muß die bereits ausgeträufelte Arznei weggegossen und mit dem Abzählen nochmals begonnen werden.
10. Was dient zum Abzählen?	Tropfflaschen oder Tropfgläser (**Pipetten**).
11. In was werden Tropfen gegeben?	Im Eßlöffel mit Wasser, Kaffee, Tee oder Schleim oder auf einem Stück Zucker.
12. Weniger starke flüssige Arzneimittel werden wie gegeben?	Im Löffel, womöglich abgeteiltem Porzellanlöffel, in Einnehmegläschen; Teeaufgüsse auch tassenweise.
13. Wie werden Tees hergestellt?	Von den aromatisch riechenden, aus Blumen und Blättern bestehenden Tees dürfen nur Aufgüsse (Infuse) gemacht werden, damit die wirksamen aromatischen Stoffe nicht verlorengehen; von den anderen Teesorten, besonders aus den Samen und Wurzeln, bereitet man Abkochungen (Dekokte). Dauer des Ziehens und Kochens 10 Minuten; auf einen Tassenkopf rechnet man einen guten Teelöffel voll (vgl. Nr. 162, Seite 116).
14. Wieviel Flüssigkeit fassen die gebräuchlichsten häuslichen Gemäße?	Der Teelöffel etwa 5, der Kinderlöffel 10, der Eßlöffel 15 (10 g von Pulvern!), ein Likörglas 20, ein Süßweinglas 60, ein Weinglas 125, ein Tassenkopf 150—200 und ein Wasserglas 250 ccm.
15. Wie unterscheiden sich die **Gefäße** für **innerlich** und **äußerlich** anzuwendende Arzneimittel?	Die Flaschen für innerliche Mittel sind rund und haben einen weißen Aufschriftzettel, die für äußeren Gebrauch sind sechseckig und auf 3 Seiten geriffelt, mit rotem Zettel.
16. Was steht auf dem Zettel (Signatur)?	Art der Anwendung, Datum der Anfertigung, meist auch der Name des Patienten.
17. Wie werden besondere Eigenschaften, z. B. **Gifte**, kenntlich gemacht?	Durch einen besonderen Zettel mit „Gift" oder „Vorsicht" oder Totenkopf, oder „feuergefährlich".

Frage:	**Antwort:**
18. Wo werden Arzneien aufbewahrt?	Kühl und im Dunkeln, möglichst in verschließbaren Schränken. Gifte und stark wirkende Arzneimittel müssen sorgfältig unter Verschluß gehalten werden.
19. Wann werden sie gegeben?	Sie müssen sehr pünktlich, wie verordnet, verabreicht werden, die meisten $^1/_2$ Stunde vor Tisch, weil sie bei leerem Magen schneller zur Wirkung kommen, manche mit dem Essen und viele nach der Mahlzeit (Eisen).
20. Wie werden Schwerkranke beim Eingeben von Arzneien gestützt?	Die Pflegerin muß den Kopf des Kranken anheben und stützen.
21. Wie wird übler Nachgeschmack beseitigt?	Durch Mundspülen oder Nachtrinken von Kaffee, frischem Wasser, Pfefferminzwasser.
22. Wie erleichtert man das Einnehmen von Rizinusöl?	Durch Zuhalten der Nase beim Einnehmen, durch Vermeiden der Zungenspitze und vorheriges Erwärmen des Löffels (das dünnflüssigere Öl bleibt nicht im Munde haften), durch Verrühren des Öles mit Kognak, Bierschaum, in heißem schwarzen Kaffee, in Himbeeressig, Zitronensaft, warmer Milch, stark salziger Fleischbrühe; Nachessen von gesalzenem Schwarzbrot. Bisweilen Verordnung in großen Gelatinekapseln.
23. Wie müssen eisen- und säurehaltige Arzneien gegeben werden?	Sie werden zum Schutz der Zähne durch Glasröhren oder einen Strohhalm eingesogen.
24. Was sind **Stuhlzäpfchen**?	Medikamente, die mit Kakaobutter oder Seife u. a. m. in die Form eines halbfingerlangen Kegels gepreßt, vollständig in den After geschoben werden und von dem Darm aus zur Wirkung kommen sollen.
25. Welche Medikamente z. B. kommen in Stuhlzäpfchen zur Anwendung?	Glyzerin, Kokain, Morphium, Opium, Belladonna, Digitalis usw.
26. Wie läßt man den Kranken **inhalieren**?	Entweder hält man dem Kranken die geöffnete Flasche vor die Nase, oder man gießt die Flüssigkeit auf ein Stück Zeug oder auf ein in einer Maske befestigtes Schwämmchen.

Frage:	**Antwort:**
27. Wie werden harzige und ölige Arzneimittel inhaliert?	Man gießt einige Tropfen auf das in einem offenen Topfe kochende Wasser; über den Topf wird ein gewöhnlicher Trichter gestülpt, durch den die Arzneidämpfe eingeatmet werden.
28. Was benutzt man zum Einatmen von Wasserdämpfen oder Salzlösungen?	Den **Inhalierapparat;** das ist ein kleiner Kessel mit Sicherheitsventil und Steigrohr, das rechtwinklig gebogen, den Dampf über ein in dem salzwasserhaltigen Gefäß aufrecht angebrachtes Glasrohr hinleitet. Ein trichterförmiges, weites Glasrohr führt den Dampf nach dem offenen Mund und der Nase des Kranken.
29. Wovor müssen inhalierende Kranke geschützt werden?	Vor Durchnässung, durch Vorlegen geeigneter Schutzdecken.
30. Welcher Apparat ist zum **Einatmen von Sauerstoff** zu empfehlen?	Der Roth-Drägersche.
31. Woraus besteht er?	Aus Sauerstoffbombe, einem Ventil daran, dem Gummisack zur Aufnahme des Sauerstoffs, Manometer und einem Schlauch mit Inhalationsmaske.
32. Wie sieht häufig das Gesicht während der Sauerstoffeinatmung aus?	Gewöhnlich röten sich die Wangen.
33. Wie werden **Einträufelungen** vorgenommen?	Mit Pipetten (Tropfenzählern), Tropfgläsern. (Vgl. Nr. 10, Seite 100.)
34. Wie setzt man den Kranken bei Einträufelungen ins Auge?	Auf einen Stuhl, läßt den Kopf nach hinten überneigen und zieht mit der linken Hand das untere Augenlid nach abwärts. Mit der rechten Hand wird die vorgeschriebene Anzahl Tropfen in den Bindehautsack gebracht. Die Kranken dürfen nicht reiben.
35. Wie warm muß die Tropfflüssigkeit sein?	Stubenwarm, weil Kälte vom Auge als Schmerz empfunden wird.
36. Wie wird der Kopf bei Ohreinträufelungen gehalten?	Er wird seitlich so geneigt, daß die Gehörgangsöffnung gerade nach oben gerichtet ist.
37. Was soll der Kranke alsbald nach der Einträufelung tun?	Eine Weile den Kopf so halten, Kinder läßt man $\frac{1}{4}$ Stunde so liegen. Danach loser Verschluß des Gehörgangs mit Wattepfropf.

Frage:	**Antwort:**
38. Was für Hilfsmittel finden zu **Einspritzungen** Verwendung?	Irrigator, Ballon- und Stempelspritzen.
39. Was für Spritzen benutzt man zu Einspritzungen unter die Haut, in den Muskel oder in die Adern?	Meist nimmt man Rekordspritzen, bei denen der Zylinder aus Glas, der Kolben aus Metall besteht. Die Luerschen Spritzen sind ganz aus Glas.
40. Wie werden die Spritzen sterilisiert?	Die Spritzen werden auseinandergenommen und 15 Minuten in 1 %iger Sodalösung gekocht. (Kalt ansetzen!)
41. Wie prüft man, ob eine Spritze überhaupt dicht schließt?	Man schließt die Mündung mit der Fingerkuppe bei herausgezogenem Stempel und versucht diesen hineinzuschieben. Das gelingt bei gut funktionierender Spritze überhaupt nicht. Das Zurückziehen des Kolbens bei fingerverschlossener Mündung und Vorschnellenlassen ist nicht zu empfehlen, weil dabei oft die Spritze zerbricht.
42. Wie werden die Einspritzungen unter die Haut (**subkutane**), in den Muskel (**intramuskuläre**) und die in die Blutadern (**intravenöse Injektionen**) ausgeführt?	Nachdem das Medikament genau in der verordneten Menge in die Spritze aufgezogen ist, wird die Haut mit Äther oder Benzin gut gereinigt, mit den Fingern der linken Hand in einer Falte angehoben und die Nadel der zwischen Daumen und Mittelfinger der rechten Hand schreibfederartig gehaltenen Spritze, Zeigefinger jedoch auf der Stempelstange, parallel mit der Körperoberfläche in die Falte gestoßen. Der Stempel wird langsam vorgeschoben und die Nadel schnell wieder herausgezogen. Evtl. wird ein kleines Stück Heftpflaster auf die Stichöffnung geklebt. Die subkutanen Injektionen werden gewöhnlich an der Streckseite des Unterarmes vorgenommen. Für intramuskuläre Injektionen wählt man die Glutäalgegend oder die Vorderseite des Oberschenkels und sticht die Nadel kräftig senkrecht in den Muskel. Intramuskuläre und intravenöse (in die Ellenbeugeblutader) Injektionen sind Sache des Arztes.
43. Wie macht man **Augenspülungen** (Augenduschen)? (Vgl. S. 94, Z. 3.)	Mit Augenspülbecher, der mit Flüssigkeit gefüllt bei offenem Auge und gebeugtem Kopf angesetzt wird, sodann Kopf hintergebeugt unter Wimpernschlag der Augapfel bespült oder mittels kleiner gläserner Undine oder von mildem Strahle der Spülkanne von der Seite her geduscht.

Frage:	Antwort:
44. Wie werden Nasenspülungen ausgeführt?	Der Kranke muß sitzen und den Kopf vornüberhalten, so daß die Nasenlöcher tiefer stehen als der Kehlkopf. Er darf nicht schlucken, damit die Spülflüssigkeit nicht in die Ohrtrompeten getrieben wird. Die in das eine Nasenloch eingespritzte Spülflüssigkeit soll aus dem anderen herauslaufen und in untergehaltener Schale aufgefangen werden.
45. Wie bringt man Salbe ins Auge?	Mittels feinen Glasstäbchens, das man in die Augensalbe taucht und auf das herabgezogene untere Augenlid legt und nach Lidschluß seitlich herauszieht.
46. Wie weit darf bei **Ohrenausspritzungen** das Ansatzstück der Ohrenspritze oder der Spülkanne nur gebracht werden?	Nur bis an den Gehörgang heran, niemals hinein. Die Ausspritzungen dürfen nur unter mäßigem Druck ausgeführt werden.
47. Was für Spritzen werden zu Harnröhreneinspritzungen verwendet? (Vgl. Nr. 29, Seite 97.)	Spritzen von 8—10 ccm Inhalt mit stumpfem Ansatzstück.
48. Wie sieht eine Spülkanne (**Irrigator**) aus?	Sie besteht aus einem 1 Liter haltenden Blech- oder Glasgefäß, an dessen Boden sich ein Hahn befindet. An diesem ist ein 1,5 m langer Gummischlauch befestigt, in dessen anderem Ende ein Ansatzstück (Mutterrohr, Afterrohr) steckt.
49. Wodurch wird der Druck der ausströmenden Spülflüssigkeit geregelt?	Durch Hoch- und Niedrighalten der Spülkanne.
50. Was für **Darmeingießungen** unterscheiden wir?	**Eröffnende** oder entleerende, **stopfende, arzneiliche, ernährende,** für Röntgenzwecke und zur Darmnarkose (Avertin).
51. Wie soll dabei der Kranke stets liegen?	In linker Seitenlage (nur unbewegliche Kranke dürfen in Rückenlage bleiben); nötigenfalls in Knieellenbogenlage. (Vgl. Nr. 12 u. 14, Seite 95.)
52. In welcher Richtung wird das Afterrohr eingeführt?	In der Richtung nach dem Kreuzbein hin, etwa 6—8 cm tief, immer parallel der Wirbelsäule.

Frage:	**Antwort:**
53. Was kann man zum Schutze der Darmschleimhaut an dem harten Ansatzrohr anbringen?	Man steckt ein weiches Gummirohr (Katheter) auf das Ansatzrohr. Stets muß der einzuführende Teil eingefettet werden.
54. Wie hoch wird die Spülkanne gehoben?	So, daß das Wasser gut abläuft, also etwa halbe Schlauchhöhe. Ist der Kranke empfindlich, so unterbricht man den Einlauf vorübergehend durch Senken der Kanne, jedoch nicht unter Afterhöhe.
55. Wie lange soll der Kranke den Einlauf halten?	Etwa 10 Minuten. Beim Tropfklystier läßt man die Flüssigkeit $^1/_2$—1 Stunde lang tropfenweise einlaufen, gewöhnlich 1 Liter physiologische (0,86 %ige) Kochsalzlösung oder innerhalb von 24 Stunden 3mal ca. 600 g Traubenzucker (5 %ig) oder Kaffee.
56. Was ist ein Darmrohr?	Ein 50 cm langer, halbweicher Gummischlauch, der auf besondere ärztliche Anordnung anstatt des Afterrohres in den Darm hoch hinauf geführt wird (Hoher Einlauf).
57. Welche Flüssigkeiten werden zu eröffnenden Einläufen verwendet?	Lauwarmes Wasser mit Zusatz von Seife oder 2 Eßlöffel Öl oder ebensoviel Glyzerin; oder Kamillentee. Es können auch reine Öleinläufe und Glyzerineinspritzungen (Glyzerinspritze, Reinigen des benutzten Gummischlauches durch Aufhängen und Anfüllen mit warmer schwacher Sodalösung!) verordnet werden.
58. Was wird zu stopfenden Einläufen benutzt?	Zu stopfenden Einläufen werden Abkochungen von Stärke, Hafergrütze, Leinsamen oder die verschriebenen Medikamente benutzt. Die Menge solcher Einläufe darf nur 60—100 g ($^1/_2$ Tassenkopf) betragen; stets muß ein Reinigungsklystier $^1/_2$ Stunde vorher gegeben werden.
59. Welche Hilfsmittel benutzt man zu Pinselungen?	Haarpinsel oder watteumwickelte Holzstäbchen, die nach Gebrauch weggeworfen oder verbrannt werden.
60. Was ist ein Pulverbläser?	Ein Gummiballon mit Ansatzrohr, zur Aufnahme für die verschiedenen pulverförmigen Medikamente.
61. Was für Medikamente werden häufig durch Pulverbläser angewandt?	Borpulver, Dermatol, Nosophen usw. Körperpuder werden gewöhnlich mittels Streubüchsen aufgetragen.

Frage:	**Antwort:**
62. Womit werden **Einreibungen** vorgenommen?	Mit spirituösen oder öligen Flüssigkeiten, die auf lederne Handschuhe, Reiblappen aus Flanell oder Leder gegeben und nur so lange in die vorher gereinigte Haut verrieben werden, bis diese bei Fetteinreibungen usw. nur noch einen öligen Glanz zeigt, bei spirituösen, bis nichts mehr auf der Haut zu sehen ist; bei grauer Salbe soll die Haut dann nur noch geringe Graufärbung zeigen.
63. Welche unangenehmen Eigenschaften haben viele **Salben?**	Sie beschmutzen die Wäsche, deshalb dürfen die Kranken nur alte Wäsche tragen, wenn die Körperhaut mit Salben behandelt wird.
64. Welche **hautreizenden Mittel** wenden wir in der Krankenpflege an?	**Senfteig,** der aus frisch getrocknetem Senfmehl mit warmem Wasser zu einem dicken Brei angerührt, auf Leinwand doppeltmesserrückendick gestrichen wird; das Pflaster wird noch warm aufgelegt. Oder man nimmt fertiges **Senfpflaster,** das vor dem Gebrauch mit warmem Wasser angefeuchtet wird; wie Senfpapier wirkt auch Fließpapier, das mit Senfspiritus getränkt ist.
65. Welche Wirkung will man mit den Senf- und Zugpflastern erreichen?	Nur Durchblutung und Rötung der Haut bis zum schmerzhaften Brennen, aber keine Blasenbildung, oft genügen dazu 10 Minuten. Bekannt ist das Capsicum-Lochpflaster, das tagelang liegen bleibt.
66. Wie ist es dagegen beim Spanischen Fliegenpflaster?	Das bleibt liegen, bis sich eine Blase gebildet hat, die dann steril aufgeschnitten wird.
67. Was für Arten von spanischem Fliegenpflaster gibt es?	Das gewöhnliche spanische Fliegenpflaster, eine dicke schwarzgrünliche Masse, die auf talergroße Leinwandstücke gestrichen, selbst nicht klebt und daher mit Heftpflaster auf der verordneten Körperstelle befestigt wird; oder das immer wirkende Spanisch-Fliegenpflaster, das lange liegen muß, da es nur langsam wirkt; schließlich das Spanisch-Fliegenkollodium, das feuergefährlich ist.
68. Wodurch kann man auch noch Hautreize erzeugen?	Durch Bestrahlung mit natürlicher Sonne, künstlicher Höhensonne und Röntgenstrahlen.
69. Wie kann dem Kranken **Blut** entzogen werden?	Durch blutiges Schröpfen, Blutegelsetzen und Aderlaß (vgl. S. 97, Z. 26). Einfache Blutentnahme durch Spritze oder Serüle aus der Ellbogenvene.
70. Wie wurde das blutige Schröpfen ausgeführt?	Es wird vor dem Aufsetzen des Schröpfkopfes der Schröpfschnepper auf die Haut gesetzt, dessen Messer kleine Einschnitte in die Haut machen.

Frage:	**Antwort:**
71. Was für eine andere Art des Schröpfens gibt es noch?	Das trockene.
72. Was wird beim trockenen Schröpfen bezweckt?	Starker Hautreiz durch Ansaugung von Blut und Lymphe an die Schröpfstelle.
73. Wie wird es ausgeführt?	Der saubere Schröpfkopf wird, nachdem die in ihm befindliche Luft (Öffnung nach unten halten) durch eine Fackel erwärmt ist, ohne die Ränder zu sehr zu erhitzen, auf die gut gereinigte, ärztlich angeordnete Körperstelle aufgedrückt. Beim Erkalten saugt er sich fest. Das Ansaugen kann auch mit Spritzen geschehen, wenn der Schröpfkopf dazu eingerichtet ist.
74. Wie werden **Blutegel** gesetzt?	Die ärztlich bezeichnete Körperstelle wird desinfiziert, wenn nötig rasiert. Der Blutegel wird aus einem flachen Gefäß mit Wasser entweder mit Reagenzgläschen oder einem gebogenen Kartenblatt aufgefangen und mit dem Kopf gegen die Hautstelle gehalten.
75. Wie veranlaßt man den Blutegel besser anzubeißen?	Wenn man ihn kurze Zeit in Bier oder verdünnten Weinessig legt und die angewärmte Hautstelle mit Zuckerwasser, Blut oder Milch bestreicht.
76. Wie lange bleibt er hängen?	Er fällt von selbst ab, wenn er gesättigt ist, doch kann man ihn durch Bestreichen mit Kochsalzlösung sofort zum Loslassen bringen.
77. Wie verhält es sich mit der Nachblutung?	Sie wird noch einige Zeit unterhalten durch Wegwischen des Blutschorfes mit sterilen Tupfern; gestillt wird sie dann durch leichten Druck — Heftpflasterwundverband. Gelingt die Blutstillung so nicht, so muß ärztliche Hilfe in Anspruch genommen werden.
78. Was bezweckt die **Biersche Stauung?** (Vgl. S. 88, Z. 17.)	Sie soll durch Anstauung des Blutes in dem betreffenden Gliede heilend wirken, z. B. auf Gelenkerkrankungen.
79. Wie wird sie ausgeführt? (Vgl. Nr. 81, Seite 138.)	Eine Gummibinde wird an der vom Arzt bezeichneten Stelle mäßig fest umgelegt. Liegt die Binde richtig, so darf der Kranke keine Schmerzen empfinden; vorher vorhandene Schmerzen pflegen alsbald zu vergehen.
80. Wie lange bleibt die Binde liegen?	22 Stunden, dann treten 2 Stunden Pause ein.
81. Wie unterscheidet sich das Anlegen	Die Staubinde soll nur so weit angezogen werden, daß der venöse Abfluß verhindert wird,

Frage:	Antwort:
der Gummibinde bei der Bierschen Stauung und bei der Esmarchschen Blutleere?	während die Gummibinde zur **Esmarchschen Blutleere** und zur Blutstillung so fest als möglich angelegt wird, damit auch die arterielle Blutzufuhr abgeschnitten ist.
82. Was sind Klappsche **Saugglocken?**	Glasglocken mit Kautschukball, die auf eiternde Wunden gesetzt, nach vorherigem Eindrücken des Balles Eiter aus der Wunde saugen und die Blutzufuhr zur Wunde steigern.
83. Wann wird bei der Krankenbehandlung **elektrisiert?**	Bei Lähmungen, Muskelschwäche durch langes Krankenlager und langdauernde Gipsverbände, Rheumatismus usw.
84. Wie wird die Elektrizität angewandt?	Als galvanischer (konstanter), als faradischer (unterbrochener) Strom oder mit Hochfrequenzapparaten (Diathermie, Kurzwelle). Es darf stets nur auf ärztliche Anordnung und entsprechend dieser Vorschrift elektrisiert werden.
85. Welchen Zweck hat die **Massage?**	Es soll durch Streichen das in den kleinen Blut- und Lymphgefäßen Gestaute weitergeschoben und verteilt und so die Aufsaugung von Ausscheidungs- und Entzündungsprodukten in den Geweben beschleunigt werden; außerdem sollen abgemagerte schwache Muskeln durch Vermehrung der Blut- und Nahrungszufuhr gekräftigt werden.
86. Aus welchen Handgriffen setzt sich die Massage zusammen?	Aus **Streichen** (Effleurage), **Kneten** (Pétrissage), **Reiben** (Friktion) und **Klopfen** (Tapotement), schließlich R o l l e n und W a l k e n.
87. Wie wird der Kranke zur Massage vorbereitet?	Behaarte Stellen werden rasiert, stets vor der Massage gut gewaschen und der zu massierende Körperteil für die Pflegerin gut zugänglich gemacht.
88. Wie bereitet sich die Pflegerin zur Massage vor?	Sie streift die Ärmel bis über den Ellbogen hinauf und wäscht sich Hände und Unterarme.
89. Wodurch wird ein besseres Gleiten der massierenden Hand auf der Körperoberfläche ermöglicht?	Durch Schlüpfrigmachen der Haut des Patienten mit Seifenschaum oder Puder, am besten Borpulver. Die Benutzung von Fetten, Öl oder Vaseline führt häufig zu Hautausschlag und Furunkulose.
90. Was schließt sich meist an die Massage an?	Aktive und passive Bewegungen des massierten Körperteiles. Der massierte Körperteil wird wieder gut gewaschen oder der Kranke gebadet.
91. Welche Wirkung können wir durch **Wasserbehandlung** erzielen?	**Wärmeentziehung, Wärmesteigerung, B e r u h i gung** und **E r r e g u n g.**

Frage:	**Antwort:**
92. Wie wird das Wasser angewandt, um die **Körpertemperatur herabzusetzen**?	Die schonendste Form sind kühle Ganzwaschungen; energischer wirken mehrfach wiederholte kühle Einwicklungen, Duschen und Güsse; sehr wirksam sind kühle Bäder mit kalten Übergießungen.
93. Wie wird **örtliche Wärmeentziehung** erreicht?	Durch kalte oft gewechselte Umschläge oder durch Eisbeutel und Kühlschlangen.
94. Wie erzeugt man **Wärmesteigerung des Körpers und Schweißausbruch**?	Durch lauwarme Einwickelungen, die durch Stauung der Körpertemperatur Wärmegefühl und schließlich Schweißausbruch hervorrufen (Schwitzpackung, eine Stunde); verstärkt wird die Wirkung durch ein vorher verabreichtes heißes oder ansteigendes Vollbad oder ein ansteigendes Arm- oder Fußbad und Trinken schweißtreibenden Tees. Ferner durch Dampf-, Heißluft-, Sandbäder und elektrische Kurzwellendiathermiebehandlung, die sogar zur künstlichen Fiebererzeugung — wie Malaria und Rückfallfieber — benutzt wird.
95. Wie erzeugt man **örtliche Wärmesteigerung**?	Durch Wärmflaschen und Wärmschlangen, heiße Wasserumschläge, Breiumschläge (Kataplasmen), Fango- oder Schlammpackungen, Thermophore, elektrische Heizkissen, sowie örtliche Heißluft- und Sandbäder.
96. Welche allgemeine Maßregeln hat der Pfleger zu beachten?	Keins der genannten Verfahren darf ohne ärztliche Anordnung angewandt werden, weil dem Kranken zu unrechter Zeit leicht Schaden gebracht werden kann. Große Vorsicht gehört zum Vermeiden von Verbrennungen und Erfrierungen (durch genügenden Deckenschutz). Bei eingetretener Verschlimmerung im Befinden des Kranken oder schlechtem Bekommen der ersten Abreibungen, Bäder usw. muß der Arzt um Instruktion vor dem Verabreichen der weiterhin angeordneten Behandlung befragt werden.
97. Wann sollen **eingreifende Bäder, Duschen usw.** nicht vorgenommen werden?	Wenn die Kranken erhitzt sind oder bei vollem und bei völlig nüchternem Magen.
98. Wann treten leicht Kongestionen nach dem Kopf ein?	In zu warmen Räumen oder bei hohen Wärmegraden des Bades. Deshalb müssen für diese Fälle nasse kalte Lappen für den Kopf bereit sein.

Frage:	Antwort:
99. Wie werden Waschungen des ganzen Körpers vorgenommen? (Vgl. Nr. 28, Seite 89.)	Nacheinander werden die einzelnen Teile: Kopf, Hals, Gliedmaßen, Rumpf mit Schwamm oder weichem Tuch gewaschen und sofort frottiert, während der entkleidete Kranke unter der Bettdecke liegt. Oder die einzelnen Körperteile werden mit kaltem Wasser (ca. 15°) schnell nacheinander abgewaschen, und der Patient, der vorher warm sein muß, wird sehr gut zugedeckt, ohne abgetrocknet zu werden. Abwaschungen in der Fußbadewanne stehend (Schwemmbad) kann der Kranke allein ausführen.
100. Was sind Bürstenwaschungen?	Die einzelnen Körperteile werden mit einer ziemlich harten Bürste im Sinne der Streichmassage so lange gebürstet, bis die Haut eine gute Rötung zeigt. Je nach Verordnung kann die Haut trocken, feucht oder im Bade unter Wasser gebürstet werden.
101. Was ist ein Regenbad?	Übergießungen des ganzen Körpers durch die Brause.
102. Was ist ein Lakenbad?	Übergießungen während einer nassen Einwicklung. Im übrigen werden die Güsse während der Bäder vorgenommen, gewöhnlich nur in den Nacken.
103. Wie werden Kneippsche Güsse ausgeführt?	Der entsprechende Körperteil wird mit Hilfe eines Schlauches von etwa 3 cm Durchmesser in der Richtung zum Herzen zu begossen. Die Güsse werden kalt oder wechselwarm gemacht. Die gebräuchlichsten sind Knie-, Schenkel-, Arm-, Ober- und Vollguß.
104. Was für Arten von Duschen gibt es?	Strahlenduschen, Regenduschen, Fächerduschen, Dampfduschen; bei der schottischen Dusche wird der Strahl allmählich kühler, dann wieder wärmer, bei der Wechseldusche abwechselnd heiß und kalt.
105. Was gibt es für nasse Einwicklungen, und wie werden sie ausgeführt?	Es gibt die Ganzpackung, wobei der ganze Körper eingepackt wird, die $3/4$-Packung, bei der die Arme nicht mit eingepackt werden, und die Rumpfpackung, wobei die Packung von der Achselhöhle bis zum Oberschenkel geht.
	Ganzpackung: Über eine Matratze wird eine wollene Decke und darüber ein in Wasser von 22° getauchtes ausgerungenes Bettlaken gebreitet. Der Kranke wird darauf gehoben und schnell

Frage:	Antwort:
	Laken und Deckenwände über ihn, Arme an den Rumpf, zusammengeschlagen. Ein trockenes Leinentuch, an das Kinn gelegt, verhindert das Reiben der wollenen Decke.
106. Wie werden trockene Einwickelungen ausgeführt?	Entsprechend den nassen, nur ohne Wasser. Flieder- und Lindenblütentee unterstützen den Schweiß (vgl. **Nr. 13**, Seite 100).
107. Wie wirken die nassen Einwickelungen?	Abkühlend, wenn sie oft, alle 10 Minuten gewechselt werden (2. Bett); wenn sie liegenbleiben, erwärmend, sogar schweißtreibend. Nach der Schwitzpackung wird der Patient schnell mit kaltem Wasser (Zimmertemperatur) abgewaschen und mit trockener Wäsche versorgt. (Nachbehandlung vgl. **Nr. 13, 14**, Seite 130.)
108. Wie werden **kalte Abreibungen** ausgeführt?	Der stehende, nackte Kranke wird ebenfalls mit nassen (15° C) Bettlaken eingewickelt, erst der Rumpf, dann werden noch die Arme mitgenommen. Nun wird schnell in langen Zügen frottiert; am Bauch kreisförmig.
109. Wie werden **Abklatschungen** vorgenommen?	Das nasse Tuch wird mit leichtem Klatschen gegen den Körper angeschlagen. Sie verursachen einen Reiz, Erregung.
110. Wie können **Umschläge** sein?	Kalt oder warm. Zu kalten Umschlägen werden wenigstens 3 Kompressen aus Mull oder Leinwand in großen Gefäßen mit kaltem Wasser, dem unter Umständen Eisstückchen zugesetzt werden, abwechselnd gebrauchsfertig gemacht.
111. Wie oft müssen kalte Kompressen erneuert werden?	Alle 2—5 Minuten.
112. Was sind Eiskompressen?	Solche, die auf trockenen Eisblöcken gekühlt sind.
113. Was braucht man zu feuchtwarmen Umschlägen, zur Dämpfung und Wärmestauung?	Zu feuchtwarmen **(hydropathischen)** Umschlägen braucht man Leinen, Billroth-, Mosetig-Battist oder Guttaperchapapier, Flanelltuch oder Flanellbinde = Dunstverband.
114. Wie legt man den Umschlag um die Brust an?	Man legt das Flanelltuch, dann den wasserdichten Stoff, schließlich die nasse Kompresse (Handtuch), gut ausgerungen quer über das Bett, dann den Kranken darauf und schließt einzeln die verschiedenen Schichten über der Brust. Zwei über die Schultern gelegte Flanellbindenstreifen verhindern ein Verschieben des Umschlags.

Frage:	**Antwort:**
115. Was geschieht nach Abnehmen des Umschlags?	Abwaschen mit lauwarmem Wasser, Frottieren, Nachreiben mit Franzbranntwein und Umlegen eines warmen Tuches.
116. Wie lange bleibt ein solcher Umschlag liegen?	Je nach ärztlicher Verordnung ist die Dauer und auch die Zeit der Wiederholung des Umschlages verschieden; im allgemeinen 3—4 Stunden. Bis zum nächsten Umschlag $1/_4$ Stunde warten, damit sich die Haut erholt.
117. Was ist ein Prießnitzscher Umschlag?	Ein hydropathischer Umschlag o h n e wasserdichten Stoff für Hals, Brust, Wade.
118. Wie legt man heiße Wasserumschläge an?	Es werden dicke Leinen oder Flanellkompressen in heißem Wasser so warm gemacht, daß man sie eben noch anfassen kann, dann aufgelegt und mit undurchlässigem Stoff oder Wollzeug bedeckt, was die schnelle Abkühlung verhindert.
119. Wie legt man Breiumschläge (Kataplasmen) an?	Kochend heißer Leinsamen, Hafergrützbrei oder Kartoffeln (in der Schale gekocht und gequetscht), in ein Leinensäckchen gewickelt, werden über ein Leinentuch aufgelegt und gut zugedeckt.
120. Wie verabreicht man medikamentöse Kataplasmen?	Fissan (u. a.) — Kataplasma aus der heißgemachten Tube schnell auf Borlint gestrichen, wird direkt auf die Haut gebracht für 12 bis 24 Stunden.
121. Wie werden Moor- oder Fango-Schlammpackungen gemacht?	Der Schlamm wird so heiß wie möglich mindestens fingerdick auf die Haut direkt gebracht. Dann wird der betreffende Körperteil mit einem leinenen und einem wollenen Tuch sehr gut (luftdicht!) eingepackt. Nach 1 Stunde wird die Pakkung entfernt und die Haut gut abgewaschen.
122. Wie erzielt man trockene Hitzeeinwirkung auf einzelne Körperteile?	Durch angewärmte Kissen mit Spreu, Kleie, Mehl, trockenen Kräutern, durch heiße Ziegel, Topfdeckel, Wärmflaschen (halbgefüllt, damit sie nicht springen). Schutz vor Verbrennungen durch Leinentücher! Thermophore (mit einer Salzmischung gefüllte Gummikissen) einmal aufgekocht, halten die Wärme gut. Elektrische Heizkissen sind schmiegsam und gut regulierbar.
123. Was sind Bähungen?	Die Einwirkung heißer Dämpfe auf einzelne Körperteile. Über ein Gefäß mit dampfendem Wasser werden Bindenstreifen gespannt, auf die das Glied gelegt wird, oder es wird ein umgekehrter Trichter auf den Topf gesetzt.

Frage:	**Antwort:**
124. Woraus bestehen **Eisblasen?** Eisbeutel u. Eisflaschen, Eiskrawatten?	Aus einer Gummi- oder besonders geformten Blechhülse mit Öffnung, durch die das Eis in kleinen Stücken eingefüllt wird.
125. Was muß stets zwischen Haut und Eisblase gelegt werden?	Ein Leinentuch, damit keine Erfrierung eintritt.
126. Was muß geschehen, wenn die Eisbeutel drücken?	Sie werden an Reifenbahren aufgehängt, so daß sie die kranke Stelle nur eben berühren.
127. Wie regelt man die Temperatur bei **Kälte-** und **Wärmeschlangen?**	Durch einen Abstellhahn; je schneller das kalte Wasser durchfließt, desto größer ist die Abkühlung.
128. Was sind **Sandbäder?**	In einen sehr großen Kasten oder hölzerne Badewanne wird eine ca. 25 cm hohe Schicht heißen Sandes (ca. 40° C) geschüttet. Darauf legt sich der Kranke. Nun wird der ganze Körper noch mit heißem Sand bedeckt, darüber wollene Decken, die die Wärme halten. Reinigungsbad. Es können auch örtliche Sandbäder verordnet werden.
129. Was sind **irisch-römische** Bäder?	Bei denen heiße Luft in größerem Raume auf die Badenden einwirkt.
130. Was sind **russische** Bäder?	Sie werden in Anstalten als Dampfbäder, bei denen der Patient auf Lattenrosten liegt, im Hause als Kastendampfbäder verabreicht.
131. Wie können **Heißluftbäder** im Krankenzimmer improvisiert werden?	Wenn die Kranken auf einem Stuhl sitzen können: durch Umschlagen dicker Tücher und Anbrennen einer Spiritusflamme unter dem Stuhl.
132. Ihrer Wirkung ähnlich sind welche Bäder?	Die elektrischen Kastenlichtbäder und Lichtbogen, deren Glühbirnen die Wärme spenden.
133. Wenn die Kranken liegen müssen, wird das Heißluftbad wie gegeben?	Dann wird die Hitze durch eine Blechröhre unter die Bettdecke, die durch Reifenbahren vom Kranken ferngehalten wird, gebracht.
134. Was gehört zu örtlichen Heißluftbädern?	Ein Holzkasten mit Vorrichtungen aus Gummistoff, die einen vollständigen Luftabschluß des zu behandelnden Gliedes ermöglichen. Sehr praktisch sind die Heißluftapparate von Hülsinger.

Frage:	**Antwort:**
135. Wie hoch soll die Temperatur sein?	100—120⁰ C, im allgemeinen 105⁰ C.
136. In welcher Form verwenden wir Wasserbäder?	Als **Vollbäder,** die den ganzen Körper betreffen, und als **Teilbäder,** z. B. Halb-, Sitz-, Arm-, Hand-, Fußbäder. Sie können gegeben werden als warme, kalte, ansteigende oder Wechselbäder.
137. Wer bestimmt die Temperatur und Dauer des Bades?	Der Arzt.
138. Was für Bäder unterscheiden wir hinsichtlich der **Temperatur** gewöhnlich?	Von 15—20⁰ C kalte, 21—33⁰ C kühle bis lauwarme, 34—37⁰ C warme, über 37⁰ C heiße Bäder. Über Temperatur und Dauer der ansteigenden (Hauffeschen Bäder) und Wechselbäder entscheidet jedesmal der Arzt.
139. Wieviel Grad soll ein Vollbad zum Zwecke der Reinigung haben?	34⁰ C. Diese Temperatur wird weder warm noch kalt empfunden (indifferentes Bad) mit Sole- oder Kohlensäurezusatz auch Heilbad.
140. Wie sieht ein **Badethermometer** aus?	Das eigentliche Thermometer steckt in einer Holzhülse; die Badethermometer sind oft so eingerichtet, daß sie senkrecht im Wasser schwimmen, damit die Temperatur abgelesen werden kann, ohne daß das Thermometer aus dem Wasser genommen wird.
141. Welche Gradeinteilung gibt es auch für Badethermometer?	Nach Celsius ist der Maßstab zwischen Gefrier- und Siedepunkt in 100, nach Réaumur in 80 Teile eingeteilt. Es entspricht also 20⁰ R = 25⁰ C.
142. Nur welche Thermometer finden in der Krankenpflege Anwendung?	Celsiusthermometer (vgl. Nr. 5—11, Seite 36).
143. **Wieviel Wasser** rechnet man auf ein Vollbad?	20—30 Eimer zu je 10 Liter, also ca. 250 Liter für einen Erwachsenen; für ein Kind 100 Liter, Sitzbad 25 Liter, Fuß- oder Handbad 5—10 Liter.
144. Wie hoch soll das Wasser in der Wanne stehen?	Es soll beim Vollbad die Schultern des Liegenden, beim Halbbad die Oberschenkel vollständig überspülen.
145. Wie bereitet man das **Bad im Krankenzimmer** vor?	Man stellt einen Bettschirm vor die Badewanne und hat Dampfbildung beim Einlassen des Wassers und Durchnässung der Umgebung der Wanne zu vermeiden.

Frage:	Antwort:
146. Wie in einem **Badezimmer?**	Es muß alles vorbereitet sein, ehe der Kranke den Baderaum betritt, besonders Reinigung und Erwärmung des Raumes und das Einlassen des Wassers.
147. Was muß bereitgehalten werden für den Badenden?	Ruhebett und Stuhl, Trinkwasser und die etwa ärztlich verordneten Stärkungsmittel, Kompressen und kaltes Wasser zu Kopfumschlägen, die erwärmte Bade- und Leibwäsche.
148. Wofür muß gesorgt werden, ehe der Kranke wieder ins Krankenzimmer kommt?	Daß die Fenster geschlossen sind und das Bett erwärmt ist.
149. Wie hilft man beim Einsteigen ins Bad?	Jeder Kranke muß unterstützt werden.
150. Wie können unbewegliche Kranke ins Bad gebracht werden?	Sie werden auf ein über die Wanne gespannt gehaltenes Laken gelegt und so langsam hinabgelassen.
151. Wie können Druckstellen vermieden werden?	Durch Luftring und Gummiwasserkissen.
152. Welche **Zwischenfälle** können beim Baden eintreten?	Ohnmacht, Blutandrang nach dem Kopf, Herzklopfen, Herzschwäche.
153. Was ist häufig das erste Zeichen der kommenden Ohnmacht?	Öfteres Gähnen, dann Blaßwerden, Pulsverschlechterung.
154. Welche Hilfeleistungen sind bei Zwischenfällen erforderlich?	Bei Blutandrang nach dem Kopf und Herzklopfen kalter Umschlag um den Kopf, einige Schluck frischen Wassers. Erholt sich der Kranke nicht bald, muß er aus dem Bad genommen werden. Bei eintretender Ohnmacht oder Herzschwäche wird das Baden sofort abgebrochen, der Kranke auf das Ruhebett, Kopf tief, gelagert und der Arzt benachrichtigt.
155. Welche **Pflege** des Kranken **im Bade** ist stets erforderlich?	Bespülen und Reiben der Gliedmaßen (besonders bei kühlen Bädern), Ausführung der ärztlich verordneten Übergießungen, Duschen usw. Badende Kranke dürfen nie ohne Überwachung bleiben.
156. Wie trocknet man sehr schwache Kranke und wie stets nach kaltem Bade ab?	Man legt ins Bett erst eine wollene Decke, darüber das Badetuch, schlägt beide über den daraufgelegten Kranken und reibt ihn nun trocken.

Frage:	**Antwort:**
157. Wie lange badet man einen Kranken?	Nach ärztlicher Vorschrift; im allgemeinen 5—10 Minuten.
158. **Dauerbäder** werden zu welchen Zwekken gegeben und wie lange?	Bei ausgedehnten Verbrennungen oder eiternden Wunden und Decubitus, auch bei Geisteskranken zur Beruhigung. Die Kranken bleiben den ganzen Tag, manchmal auch über Nacht darin.
159. Was gehört zur Dauerbadeinrichtung?	Zufluß warmen Wassers, genügender Abfluß, Laken oder Netz in der Badewanne in halber Höhe, Bretter oder wollene Decken über der Wanne, die das Abkühlen verhindern.
160. Auf welche Weise kann den Bädern noch eine besondere Wirkung verliehen werden?	Durch **arzneiliche Zusätze**, z. B. Salz, besonders Staßfurter Badesalz, Kleie, Badekamillen, Eichenrinde, Sole und Schwefel, Moor, Senf, Sublimat, Kohlensäure (Einatmen verhindern!), Sauerstoff-, Fichtennadel-, Heublumenextrakt. Zu den sogenannten medizinischen Bädern gehören auch die elektrischen Bäder und das s u b a q u a l e D a r m - b a d.
161. Wieviel wird zugesetzt?	Nach ärztlicher Verordnung, von Salzen etwa 2—3 %. Auf 1 Pfund Weizenkleie oder Badekamillen im Beutel 1 Liter kochendes Wasser, nach 15 Minuten dem Bad zugesetzt. Eichenrinde (Hand- oder Fußbäder): 1 kg auf 2 Liter Wasser. Von Fichtennadel- und Heublumenextrakt nimmt man $^1/_4$ l auf ein Vollbad.
162. Wie werden Teeabkochungen zugesetzt? (Vgl. Nr. 13, Seite 100.)	Tees, die A b k o c h u n g e n geben, werden, in Beutel gefüllt, $^1/_2$ Stunde in Wasser gekocht; bei Tees, die A u f g ü s s e geben, wird der Beutel 5—10 Minuten in kochend heißes Wasser hineingehängt. Der Aufguß und die Abkochung wird dem Badewasser zugesetzt; der Beutel bleibt im Bad hängen.
163. Wie werden Arzneistoffe zugesetzt?	Die wasserlöslichen werden vorher in einem Gefäß mit heißem Wasser gelöst, die anderen werden in Leinenbeuteln dem Bad zugesetzt. Sublimatbäder in Holzwannen! Eichenrinde- und Salzbäder greifen die Zinkbadewannen an!

E. Hilfeleistung bei Operationen.

1. Asepsis und Antiseptik.

1. Was versteht man unter a s e p t i s c h e r Wundbehandlung?	Das Erhalten des fäulnisfreien Zustandes einer Wunde.

Frage:	**Antwort:**
2. Was bezweckt die antiseptische Wundbehandlung?	Die Vernichtung der Ansteckungsstoffe durch fäulniswidrige (antiseptische) Mittel.
3. Wie werden die antiseptischen Mittel angewandt?	Da sie stark giftig sind, können sie nur in Verdünnungen angewandt werden; sie werden nach gründlicher Säuberung der Wunde, ihrer Umgebung und von allem, was mit der Wunde in Berührung kommt, in Pulverform, als Spülflüssigkeit oder im antiseptischen — feuchten oder trockenen — Verband auf die Wunde gebracht.
4. Welche Art der Wundbehandlung ist die moderne?	Die aseptische. Wir streben danach, alle Wunden keimfrei zu erhalten, indem wir mit der Wunde nur das in Berührung bringen, was durch Hitze keimfrei gemacht (sterilisiert) ist.
5. Wann nur tritt die Antiseptik ein?	Wenn die Hitze nicht anwendbar ist (Hände des Pflegers, Haut des Kranken).
6. Was versteht man unter Wunddesinfektion?	Das Unschädlichmachen der Ansteckungsstoffe in bereits infizierten Wunden durch Wunddesinfektionsmittel (vgl. Nr. 63, Seite 125).
7. Wann nur haben beide Verfahren, besonders das aseptische, Aussicht auf Erfolg?	Wenn alle Vorschriften mit der peinlichsten Sorgfalt und Gewissenhaftigkeit durchgeführt werden.

2. Der Operationsraum.

8. Wie sieht ein modernes **Operationshaus** aus?	Es hat getrennte Räume für septische und aseptische Operationen und ist so gebaut, daß Wände und Fußboden fortlaufend gut zu reinigen sind; alle Geräte sind leicht abwaschbar.
9. Wem nur ist der Zutritt zu Operationsräumen gestattet?	Den unbedingt notwendigen Personen, wenn sie in jeder Beziehung sauber und nicht mit Krankheitskeimen behaftet sind. Jedermann muß einen frischgewaschenen Mantel anziehen!
10. Wie hoch soll die Temperatur im Operationssaale sein?	20—22° C; auf ärztliche Anordnung, besonders bei Bauchoperationen, noch höher.
11. Wie richtet man im Privathause einen Operationstisch und das zur Operation Notwendige ein?	Man wählt einen langen oder zwei zusammengebundene Tische, auf die eine Matratze festgeschnürt wird; darüber kommt wie im Operationssaal eine wasserdichte Decke und darauf ein frisches geplättetes Leinentuch. Ebenso werden Kissen für den Kopf mit frischen Überzügen ver-

Frage:	Antwort:

12. Was wird auf einem Beitischchen untergebracht?

sehen. Es wird für gute Beleuchtung — Lampen mit Blendschirm — gesorgt.

Die Instrumente und Verbandstoffe; auf einem anderen oder auf Stühlen ein Waschbecken mit antiseptischer Flüssigkeit zum Gebrauch während der Operation und eines zum Aufnehmen der gebrauchten Instrumente.

13. Was muß außerdem für jeden Arzt bereitgehalten werden?

Eine Schale mit Wasser, Seife, Bürste und Handtuch, sowie eine Schale mit antiseptischer Flüssigkeit. Genügende Menge Wasser muß in Kannen zur Reserve da sein.

14. Was für Aufgaben hat das Pflegepersonal in Operationsräumen zu erfüllen?

a) Sorge für Sauberkeit und Desinfektion des Operationssaales und der Geräte,
b) Bereitstellen der Instrumente, Verbandstoffe und sterilen Wäsche,
c) Vorbereitung des Kranken,
d) Zureichen der Instrumente oder Verbandstoffe während der Operation,
e) Hilfeleistung bei der Narkose.

15. Wie werden Verbandstoffe, Tücher, Mäntel, Mützen, Zwirnhandschuhe sterilisiert?

Im **Wasserdampfapparat**, so daß auch die innerste Schicht (locker packen!) wenigstens eine Stunde dem strömenden Dampf ausgesetzt ist. Gummihandschuhe werden trocken sterilisiert.

16. Wie sieht der Wasserdampfapparat aus?

Er besteht aus einem doppelwandigen zylindrischen Gefäß, dessen Innenraum die zu sterilisierenden Sachen aufnimmt, während der Raum zwischen den Wandungen für den Wasserdampf da ist.

17. Welche Fehler können bei der Bedienung des Sterilisierapparates unterlaufen?

Durchbrennen des Kessels infolge nicht rechtzeitigen Füllens des Kessels mit Wasser; Naßwerden der zu sterilisierenden Wäsche (rechtzeitig den Lufthahn öffnen!); Vereiteln der Sterilisation durch Vergessen des Öffnens der Trommellöcher oder zu spätes Schließen derselben.

18. Was für Instrumente werden bei den meisten Operationen gebraucht?

Skalpelle, gerade und gebogene Scheren, scharfe und stumpfe Wundhaken, anatomische und chirurgische (Haken-) Pinzetten, Arterienklemmen, Kornzangen, Knopf- und Hohlsonden, scharfe Löffel, Nadelhalter, Nadeln oder Klammern.

19. Wie sind die Instrumente zur Ope-

Sie sind in dem Sterilisationskasten 15 Minuten in 2%iger Sodalösung ausgekocht und liegen nun

Frage:	**Antwort:**

ration vorbereitet?
(Vgl. Nr. 59, S. 124.)

auf den Drahtsieben, so wie sie vor dem Kochen geordnet worden waren, lufttrocken, nur mit sterilen Tüchern bedeckt, gebrauchsfertig da; oder sie werden auf Anordnung des Operateurs nach dem Kochen in Sodalösung oder physiologischer Kochsalzlösung bereitgehalten.

20. Wie ist das Näh- und Unterbindungsmaterial vorzubereiten?

Seide, Zwirn, Silber- und Bronzedraht, Silkworm werden $1/2$ Stunde gekocht oder in Dampf sterilisiert. **Katgut** (Darmsaiten) darf weder gekocht noch in Dampf sterilisiert, noch in wässerige antiseptische Flüssigkeiten gelegt werden, weil es aufweichen und zerreißbar werden würde. Es wird zumeist aus Fabriken, sterilisiert, in zugeschmolzenen Glastuben bezogen, die erst während der Operation geöffnet werden.

21. Was sind Drains und wie werden sie vorbereitet?

Drains sind Gummi-, Metall- oder Glasröhrchen, mit spiralartig angeordneten Löchern versehen, die in die Wunde gesteckt werden und etwas über die Wundränder herausreichen (Sicherheitsnadel, Anbinden!), damit die Wundflüssigkeit oder der Eiter guten Abfluß hat. Sie werden vor der Operation ausgekocht.

22. Wie geschieht die vorschriftsmäßige Händedesinfektion?

a) **Abbürsten der bis zum Ellenbogen entblößten Vorderarme und Hände in möglichst fließendem, sonst mehrfach gewechseltem, heißen Wasser mit Seife und Bürste 5 Minuten lang.**

b) **Reinigen der Nägel und des Nagelfalzes mit dem Nagelreiniger.**

c) **Fortsetzung der Waschung mit Heißwasser, Bürste und Seife weitere 5 Minuten.**

d) **Nach Abspülung des Seifenschaumes: Desinfektion 5 Minuten lang durch erneutes Waschen in $1\,^0/_{00}$iger Sublimatlösung, 70%igem Alkohol, $1\,^0/_0$iger Sagroton- oder $^1/_2\,^0/_0$iger Zephirollösung. — Abtrocknen der Arme darf nur mit sterilen Handtüchern stattfinden (frischgewaschene genügen nicht!), ist jedoch nicht erforderlich. Mit den desinfizierten Händen darf nichts Unsteriles berührt werden (kein Wasserhahn)!**

Frage:	**Antwort:**
23. Welcher **Pflege** bedarf der **Kranke** vor, während und nach der Operation?	Er wird am Tage vorher durch Reinigungsbad, gründliches Abseifen und durch ausgiebige Darmentleerung vorbereitet, mit reiner Wäsche versehen und darf am Morgen des Operationstages keine feste Nahrung zu sich nehmen.
24. Wie wird das Operationsfeld vorbereitet?	Die vom Arzt bezeichnete Stelle wird sauber rasiert, 10 Minuten mit Heißwasser, Seife und Bürste gereinigt, der Seifenschaum mit Seifenspiritus entfernt und 5 Minuten mit einer antiseptischen Flüssigkeit (Sublimatlösung oder Alkohol) gewaschen, mit sterilem Tuch bedeckt. Früher wurde Jodtinktur, neuerdings meist Mastisol aufgepinselt.
25. Worauf hat die Schwester zu achten, wenn sie während der Operation **Instrumente oder Verbandstoffe zuzureichen** hat?	Scharfe Instrumente werden so gereicht, daß die Schneide nach unten gehalten und von der zureichenden Hand geschützt wird. Jedes Anstreifen an nicht sterilen Gegenständen mit den Händen oder Instrumenten oder Verbandstoffen muß peinlichst vermieden, sonst sofort zugestanden und gemeldet werden. Es ist erneute Desinfektion der Hände usw. und erneutes Sterilisieren der Instrumente, besonders wenn sie heruntergefallen sind, unbedingt erforderlich.
26. Wie werden die während der Operation gebrauchten Instrumente gereinigt?	Sie werden auseinandergenommen, in Sodalösung gut abgebürstet, besonders an den Gelenkflächen, und sogleich wieder sterilisiert.
27. Was geschieht im Krankenzimmer während der Kranke operiert wird?	Das Bett wird frisch bereitet und mit Wärmflaschen versehen.
28. Was ist nach der Operation am Kranken zu beobachten?	Atmung, Puls, der Verband (Durchbluten! vgl. Nr. 86, 88, Seite 139), insbesondere, ob nicht die Anzeichen der Abschnürung durch den Verband sich einstellen (vgl. Nr. 17, 18, Seite 88); Hilfeleistung wird fast immer beim Erbrechen erforderlich (vgl. Nr. 26, 27, Seite 131). Der Patient darf nicht eher allein gelassen werden, als bis er völlig wach ist.

3. Betäubung.

Frage:	**Antwort:**
29. Was für Betäubung unterscheiden wir?	Örtliche (**Lokalanästhesie**) und allgemeine Betäubung **(Narkose)** durch Einatmung, Einspritzung in die Ader oder Eingießung in den Darm.
30. Wie wird die Stelle der Operation örtlich unempfindlich gemacht.	Bei Schleimhäuten durch Bepinseln oder Einträufeln (Auge) mit 5—10 $^0/_0$ iger Kokain-, besser Pantocain- oder Psicainlösung; bei der Haut durch Gefrierenlassen (Ätherspray, Chloräthyl); oder durch Einspritzung schmerzstillender Mittel ($^1/_2$ $^0/_0$-ige Novokain-Suprareninlösung) in bzw. unter die Haut, oder in den zuleitenden Nerven (Leitungsanästhesie).
31. Wie wird bei **Chloräthyl** die Glas- bzw. Blechröhre gefaßt und gehalten?	Schräg von oben nach unten; die Faust umspannt die ganze Glasröhre, nun wird der richtige Abstand durch Ausprobieren gesucht (Weißwerden der Haut) ca. 20 cm.
32. Wie bereitet man die Kranken zur Einatmungsnarkose vor?	Die Kranken dürfen 3 Stunden vor der Operation nichts essen und womöglich auch nichts trinken, damit das Erbrechen während der Narkose vermieden wird. Unmittelbar vor Beginn hat der Narkotiseur sich nach Fremdkörpern im Mund (falsche Zähne, Tabak) zu erkundigen und sie entfernen zu lassen, damit sie nicht in der Narkose verschluckt werden oder gar in die „falsche Kehle" gelangen. Beengende Kleidungsstücke werden gelöst. Der Arzt untersucht vor der Narkose Herz und Lungen und entscheidet, ob Chloroform oder Äther genommen werden soll.
33. Was muß bereit sein zur **Einatmungsnarkose?**	Chloroform- oder Äthermaske, Tropffläschchen und Äther oder Chloroform; Mundsperrer, Zungenzange, Stieltupfer, Brechschale und Handtuch, eine 2-ccm-Rekordspritze und mehrere Kanülen, Kampferöl, Kardiazol, L o b e l i n, Koramin, Vorbereitung zur Kochsalzinfusion.
34. Woraus besteht der Roth-Drägersche Apparat?	Aus einer Sauerstoffbombe, Gefäßen mit Chloroform und Äther, deren Ausströmen und Ausfluß durch verstellbare Öffnungen genau nach Tropfen reguliert werden kann. Der Patient atmet ein Gemisch des Narkotikums mit Sauerstoff.
35. Was ist **Lumbalanästhesie, Sakralanästhesie?**	Gefühllosmachung durch Einspritzen einer betäubenden Lösung in den Wirbelkanal. Dabei bleibt das Bewußtsein erhalten.

Frage:	Antwort:
36. Wie werden Ätherrausch, Chloräthylrausch ausgeführt?	Auf ca. achtschichtige, große Mullkompresse wird anfangs langsam, später schneller Äther bzw. Choräthyl aufgeträufelt (etwa 60—80 Tropfen pro Minute). Sobald das laute Zählen des Patienten unsicher wird und er nicht mehr auf Nadelstiche reagiert, ist der kurze Rauschzustand (für Einschnitte, Zahnziehen usw.) erreicht.
37. Was muß während der Narkose beobachtet werden?	Die Augen, der Puls und die Atmung. Es wird sowohl der Lidreflex durch Berühren der Augenbindehaut (nicht des Augapfels) als auch das Reagieren der Pupillen auf Lichteinfall beobachtet. Der Puls soll während der Narkose möglichst so bleiben, wie vorher. Die Atemzüge sollen tief sein, wie im Schlaf.
38. Wie darf der Arm des Kranken, dessen Puls während der Narkose gezählt wird, nicht liegen?	Er soll nicht über die Kante des Operationstisches herabhängen, damit keine Nervenlähmung eintritt, sondern durch Kissen gegen den Druck der Tischkante geschützt sein.
39. Wie verläuft nun eine Einatmungsnarkose?	Vor dem Einschlafen tritt gewöhnlich noch ein Erregungsstadium auf. Das tiefe Schlafen merkt man daran, daß der Patient nicht mehr „spannt", d. h. der in die Höhe gehobene und losgelassene Arm fällt herab. Gleichzeitig hört der Lidreflex auf: das Auge zuckt bei Berührung der Bindehaut nicht mehr, und je tiefer die Narkose wird, desto kleiner und reaktionsloser werden die Pupillen.
40. Welche Pupillenstellung deutet auf Aufwachen? Welche dagegen große Gefahr?	Wenn die Pupille wieder größer wird und anfängt, wieder auf Lichteinfall zu reagieren, wacht der Patient bald auf. Plötzlich wieder große Pupillen ohne Reaktion bedeuten meist einen Kunstfehler durch zu große Chloroformgaben.
41. Welche Hilfsgriffe werden oft angewandt bei der Einatmungsnarkose?	Das Vorschieben des mit beiden Händen am Kieferwinkel gefaßten Unterkiefers zur Vermeidung des Zurücksinkens der Zunge; ferner das Fassen und Vorhalten der Zunge mit der Zungenzange, Austupfen des Rachens bei starker Schleim- oder Schaumbildung mit dem Stieltupfer.
42. Welche Narkosemittel gibt man intravenös?	Evipan, Pernocton.
43. Welche zur Darmnarkose?	Avertin, je nach Körperwuchs.

Frage:	**Antwort:**
44. Welche **Störungen** können während der Narkose eintreten?	Erbrechen, Herzschwäche, Aussetzen der Atmung.
45. Wie wird Abhilfe verursacht?	Bei Erbrechen Kopf auf die Seite; bei Herzschwäche wird Kampferöl oder Kardiazol gespritzt oder eine Kochsalzinfusion vorgenommen; bei Aussetzen der Atmung wird Lobelin oder Koramin gespritzt oder künstliche Atmung eingeleitet.
46. Wie kann auftretender Brechreiz unterdrückt werden?	Durch Vermehrung der Chloroform- bzw. Äthergabe, nicht durch Aussetzen der Narkose!

4. Wundbehandlung.

47. Was ist eine Wunde?	Als Wunde bezeichnet man im allgemeinen jede Zusammenhangstrennung der Haut.
48. Wodurch kann eine Wunde verursacht sein?	Durch scharfe oder stumpfe Gewalt (Trauma), durch chemische Mittel, Hitze, Kälte, Bestrahlungen und elektrischen Strom.
49. Demnach unterscheiden wir was für Arten von Wunden?	Schnitt-, Hieb-, Stich-, Quetsch-, Riß-, Biß-, Schuß-, Ätz- und Brandwunden.
50. Welche Teile und Besonderheiten unterscheiden wir an einer Wunde?	Die **Wundöffnung**, die schlitzförmig sein kann oder klaffen, die **Wundränder**, die glatt oder unregelmäßig, zackig und eingerissen, die **Wundflächen**, die ebenfalls entweder glatt oder nischenförmig ausgebuchtet sind. Die Wundöffnungen bei Schußwunden heißen Ein- und Ausschußöffnungen, der sie verbindende **Wundkanal** heißt Schußkanal, er kann jedoch auch blind enden.
51. Was sind weitere Merkmale einer Wunde?	Blutung und Schmerz als Folge der verletzten Gefäße und Nerven.
52. Wodurch werden Wunden gefährlich?	Durch ihre Größe und die Lebenswichtigkeit der getroffenen Stelle; durch Blutung und Eindringen von Krankheitskeimen und Giften.
53. Wie können Wunden heilen?	Primär, d. h. durch erste Verklebung oder sekundär, d. h. unter Eiterung durch Bildung von wildem Fleisch (Granulationen).
54. Welche Art der Heilung erstreben wir?	Die Heilung durch erste Verklebung; sie dauert nur wenige Tage und gibt eine schmale Narbe.

Frage:	Antwort:
55. Unter welchen Bedingungen können Wunden nur durch erste Verklebung heilen?	Bei inniger Vereinigung der Wundränder und bei Keimfreiheit.
56. Wodurch wird die Vereinigung der Wundränder erreicht?	Durch den Verband oder durch Naht.
57. Was kann die Wundheilung erschweren?	Schwere Quetschung der Wundränder, so daß einzelne Teile sich abstoßen; Fremdkörper, wie Sand, Haare, Holz- und Glassplitter, Geschosse; Blutgerinnsel bei einer Nachblutung; schließlich unruhige Haltung des verletzten Teiles und mangelhafte Verbände. Außerdem Wundinfektion mit ihren Folgen.
58. Wie verhindern wir das Eindringen der Ansteckungskeime aus der Umgebung der Wunde? (Vgl. Nr. 112, Seite 62.)	Wir desinfizieren vor Setzen der Wunde, also vor Operationen, die betreffende Hautstelle (vgl. Nr. 66, Seite 136) und reinigen bei jeder anderen Wunde die Umgebung mit Benzin, Äther (oder Ähnlichem), ohne daß Reinigungsflüssigkeit in die Wunde gelangt. Jod- oder Mastisolanstrich!
59. Wie erreichen wir, daß der die Wunde verursachende Gegenstand (Operationsinstrumente) keimfrei ist?	Durch Sterilisieren, d. h. 15 Minuten langes Kochen in Sodalösung (vgl. Nr. 19, Seite 118).
60. Wie schützen wir die Wunde vor **nachträglicher Verunreinigung**?	Durch einen sterilen Verband (vgl. Nr. 68, S. 136), durch Vermeiden jeder Berührung mit den Händen — da die Hände nur desinfiziert, nicht sterilisiert werden können, sind sie nie als vollständig keimfrei zu betrachten! — und unreinen Instrumenten. Keimarretierung durch Mastisolpinselung!
61. Woran erkennt man eine **Entzündung**?	Die Hauptmerkmale der Entzündung sind Röte, Hitze, Schwellung, Schmerz.

5. Verbandlehre.

62. Was gilt für den Verbandwechsel als oberstes Gesetz?	Beim Verbandwechsel darf genau wie bei der Operation nur mit sterilen Instrumenten und sterilem Verbandstoff gearbeitet werden.
63. Welches sind die gebräuchlichsten	Verdünnter Alkohol, essigsaure Tonerdelösung, Borsäurelösung, Höllensteinlösung; an Pulvern

Frage:	**Antwort:**
Wunddesinfektionsmittel?	Dermatol, Nosophen, Noviform, Borsäure usw., seltener Jodoform wegen des Geruches und der Vergiftungsgefahr (Ekzem).
64. Was sind die gebräuchlichsten Verbandstoffe?	Mull, weiße entfettete Watte und gelbe ungereinigte Polsterwatte, Gaze (gestärkter Mull), Baumwollstoff (Cambric), Schirting, Leinwand, Flanell; ferner die wasserdichten (Billroth-, Mosetigbattist, Guttapercha, dünner Gummistoff) und die aufsaugenden Verbandstoffe (Holzwolle, Waldwollwatte, Zellstoff, Moospappe, Torfmoos).
65. In welcher Form werden diese Verbandstoffe hauptsächlich verwendet?	Als Kompressen (mehrfach zusammengelegte Mullschichten), Tupfer (Krüllmull oder wattegefüllte Mullbäusche; mit Faden zum Herausziehen aus der Wunde Tampons genannt), Tamponaden (lange Mullstreifen zum Ausstopfen der Wunde), Binden und Verbandtücher.
66. Woraus werden Binden hergestellt?	Aus Mull, Gaze — diese Binden werden vor dem Gebrauch in warmem Wasser erweicht; nach dem Anlegen werden sie wieder fest — Baumwollstoff (Cambric), Flanell, Barchent, Trikotschlauch und Gummi.
67. Welche Teile unterscheidet man an einer Binde?	Bindenkopf, Bindenende und den zwischen beiden gelegenen Bindengrund.
68. Welche Gänge (Touren) kann man mit einer Binde beschreiben?	Zirkeltour, Spiraltour mit Umschlagtour, Schlangentour, Kreuz- oder Achtergänge, und zwar Schildkröten- und Kornährenverband.
69. In welcher Richtung sollen Bindeneinwickelungen stets vorgenommen werden?	Von dem entfernten Körperteil nach dem Herzen zu, damit es nicht zu einer Blutstauung kommen kann.
70. Wie wird eine Binde beim Einwikkeln eines Gliedes abgerollt und angelegt?	Der Bindenkopf und das Bindenende liegen der Haut an, der Bindengrund sieht nach außen. Die Binde gleitet so von selbst und gibt durch „Nasen“ an, wenn Umschlaggänge oder Kreuztouren angewandt werden müssen. Die einzelnen Bindentouren sollen nicht zu locker liegen; jede neue deckt die vorhergehende zur Hälfte aber nicht weniger. Das Ende wird angesteckt, mit Leukoplast angeklebt oder durch Längseinreißen in zwei Teile geteilt und diese geknüpft.

Frage:	**Antwort:**
71. Wie wird eine Binde von den Gliedmaßen abgenommen?	Die eine Hand reicht das Abgewickelte und ohne weitere Ordnung Zusammengefaßte schnell der andern zu und so fort. Binden sollen nach Möglichkeit nicht zerschnitten werden, damit sie — ausgekocht — wieder verwendet werden können. (Sparsamkeit wegen Rohstoffmangels.)
72. Wie wird eine Binde wieder aufgewickelt?	Man faltet das eine Ende der Binde einige Male zusammen, wickelt die Binde zwischen den Fingerspitzen auf, bis eine kleine, etwas steife Rolle entstanden ist und wickelt diese nun je nach Gewohnheit auf dem Handteller, dem Oberschenkel rollend oder auf Wickelmaschine auf. Die Binde darf nicht zu locker gewickelt sein.
73. Was ist eine zweiköpfige Binde?	Eine von beiden Enden gleichzeitig aufgewickelte Binde, so daß 2 Rollen, die miteinander verbunden sind, entstehen. Sie findet hauptsächlich Anwendung bei Einwicklung des behaarten Kopfes.
74. Wie stellt man eine Schleuderbinde her?	Man spaltet ein langes, schmales Zeugstück oder eine 6—8 cm breite Binde von beiden Seiten her bis auf ein kurzes Mittelstück.
75. Wie stellt man eine T-Binde her?	Man befestigt in der Mitte eines Bindenstreifens rechtwinkelig einen zweiten Streifen (z. B. zu Gesäßverbänden).
76. Als was werden Verbandtücher verwendet?	Zusammengelegt zum Befestigen von Schienen, zur Anlegung von Notverbänden oder offen zum Einwickeln des Kopfes, der Schulter usw.; am häufigsten als Armtragetuch (Mitella).
77. Wie wird das Armtragetuch angelegt?	Ein dreieckiges Verbandtuch wird vor die Brust des Kranken so gelegt, daß die lange Seite mit der gesunden Körperseite abschneidet; die Spitze hinter den kranken Ellenbogen. Der herabhängende Zipfel kommt über dem spitzwinklig gebeugten Arm auf die kranke Schulter. Knoten nicht in den Nacken, Spitze nach vorn geschlagen und festgesteckt!
78. Was dient außer Binden und Tüchern zur Befestigung der Verbandstoffe?	Klebemittel, wie Heftpflaster (Leukoplast, Hansaplast), Kollodium, Mastix (verbessert als Mastisol).
79. Wie wird Heftpflaster hergestellt?	Das gewöhnliche Heftpflaster wird hergestellt durch Aufstreichen der erwärmten Klebemasse

Frage:	Antwort:
	auf festen Baumwoll- oder Leinenstoff. Das amerikanische oder Kautschukheftpflaster, das sich auch im Wasser nicht löst, wird aus der Apotheke geliefert.
80. Wie wird Heftpflaster angelegt?	Kautschukheftpflaster (Leukoplast, Elastoplast, Hansaplast, Schnellverband) klebt sofort beim Andrücken; gewöhnliches Heftpflaster vorher über einer Flamme etwas erwärmen. Heftpflasterstücke, vom Rand her eingeschnitten, schmiegen sich gut an (Malteserkreuz).
81. Wie kann schlecht klebendes Heftpflaster klebend gemacht werden?	Durch schnelles Abwischen seiner Oberfläche mit Schwefeläther.
82. Wie wird Heftpflaster abgenommen?	Längere Streifen werden mehrfach durchschnitten; das Pflaster selbst wird mit warmem Wasser, Benzin, Äther oder Terpentinöl erweicht und dann womöglich mit kurzem Ruck abgezogen.
83. Wie wird **Mastix (Mastisol)** verwendet?	Zum Festhalten der Verbandstoffe auf der Wunde und zu Streckverbänden.
84. Wie wird Mastix aufgetragen?	Nur auf die Umgebung der Wunde wird gepinselt; eine aufgelegte Mullkompresse haftet nun fest an, und die Wunde ist genügend geschützt.
85. Welche Verbände sind **ruhig stellende?**	Schienenverbände, erhärtende Verbände, Zugverbände.
86. Aus welchem Material bestehen **Schienen?**	Aus Holz, Hartgummi, Siebdraht (Cramer-Schienen), Pappe, Aluminium, Eisenblech, Stroh. Für die unteren Gliedmaßen sind die gebräuchlichsten die **Volkmannschen T-Schienen** und die **Braunschen Leerschienen,** die mit Binden umwickelt werden.
87. Wie wird jede Schiene zum Verband vorbereitet?	Die für das betreffende Glied ausgesuchte, passende Schiene wird im ganzen, aber besonders an den Partien, wo Knochen oder straffe Sehnen (Achillessehne) dicht unter der Haut liegen, und unter der Kniekehle gut mit gelber Watte gepolstert. Drahtschienen werden vorher passend gebogen; Pappe wird vor dem Biegen in heißes Wasser getaucht.

Frage:	Antwort:
88. Welche **erhärtenden Verbände** werden am häufigsten verwendet?	Stärke- (= Gaze-) Bindenverband (vgl. Nr. 66, Seite 125), Zinkleim-, Gipsverband, Wasserglas- und Kleisterverband.
89. Was braucht man zum **Gipsverband?**	Polsterwatte und Mullbinden, Flanellbinde oder Trikotstrumpf zum Schutz des einzugipsenden Gliedes vor Druck, dann Gipsmehl, Gipsbinden, Schüssel mit heißem Wasser, Alaun, zum Verstärken des Verbandes Schusterspan, Aluminiumschienen, Bandeisen, Drahtschienen; Blaustift zum Aufzeichnen des Anlegedatums, Gipsmesser, Gipsschere.
90. Wie werden Gipsbinden hergestellt?	Trockene Gazebinden werden auf einen Tisch ausgebreitet und tüchtig und gleichmäßig mit Gipsmehl eingerieben.
91. Wie werden **Gipskataplasmen** hergestellt?	Zwischen zwei nach der Form des Gliedes geschnittene Zeugstücke oder einen entsprechend genähten Trikotsack kommt der Gipsbrei; dem verletzten Glied wird das feuchte Kataplasma angelegt und anmodelliert.
92. Wie hilft die Schwester beim Gipsverband?	Entweder durch Zureichen der Gipsbinden, die so lange unter Wasser gehalten werden, bis keine Luftblasen mehr aufsteigen — Cellonagipsbinden nur 4—5 Sekunden; ins Wasser gestellte Binden sollen umfallen. Oder durch sehr aufmerksames Halten des verletzten Gliedes in der angeordneten Lage.
93. Woran erkennt man einen schlecht angelegten Gipsverband?	Der Kranke klagt bei zu festem Verband über Schmerzen; die Zehen bzw. Fingerspitzen werden kalt, blau und unempfindlich. Sofort abnehmen! (Vgl. Nr. 17, 18, Seite 88.)
94. Woraus bereitet man den **Wasserglasverband?**	Aus Binden, die 12 Stunden in Wasserglas, einer weißgelblichen Flüssigkeit, eingeweicht sind.
95. Woraus bereitet man den **Kleisterverband?**	Die Binden werden in Weizenstärkekleister mit Leim gekocht.
96. Was braucht man zum **Streckverband?** (Extensionsverband.)	Segeltuchheftpflasterstreifen oder Mastix (Mastisol) und Barchentstreifen, Flanellbinde, Volkmannsche T-Schiene, Polsterwatte, Mullbinden, Spreizbrett und Schnur, die sogenannte schiefe Ebene, Rollen am Bettrand, Sandsäcke oder Gewichte von 3—30 Pfund.

Frage:	Antwort:
99. Worin besteht die **Kirschnersche Draht-extension**?	In der Bohrung eines rostfreien Drahtes durch einen bestimmten Knochen (Ferse usw.) und Gewichtszug mittels Spannbügels.
100. Woraus besteht die **Glissonsche Schwinge**?	Aus einem Lederkoller, das dicht unter dem Kinn des Kranken um den Hals gelegt, mit seitlichen Riemen nach oben hin an einer Schnur gezogen wird. Sie dient bei Wirbelsäulenerkrankung zu deren Entlastung.

F. Erste Hilfe bei Unglücksfällen, Vergiftungen und plötzlichen Erkrankungen.

1. Selbständige Hilfeleistung des Personals während der Pflege.

1. Wann muß im Krankenhaus das Pflegepersonal den Arzt benachrichtigen?	Bei jeder auffälligen Änderung im Zustande des Kranken.
2. Wann in der Privatpflege?	Im allgemeinen seltener, nur bei plötzlich auftretenden ernsten Leiden und gefahrdrohenden Krankheitserscheinungen.
3. Wann darf das Personal selbständig Hilfe leisten?	Nur wenn voraussichtlich Stunden bis zur Ankunft des Arztes vergehen, darf das Personal in dem ihm vorgeschriebenen Umfang Hilfe leisten.
4. Oberster Grundsatz bei solcher Hilfe ist immer welcher?	**Nichts schaden!**
5. Dürfen Arzneimittel überhaupt vom Personal selbständig verabreicht werden?	Nur harmlose, über deren Anwendung und Wirkung kein Zweifel besteht, z. B. Teeaufgüsse, Hoffmannstropfen, doppeltkohlensaures Natron, Baldriantropfen.
6. Was ist bei **Schmerzäußerungen** zu tun?	Die Pflegerin muß nachsehen, ob an der schmerzenden Stelle etwas verändert ist, unter Umständen den Verband lockern oder erneuern, stets durch bessere Lagerung den Schmerz zu beheben versuchen (vgl. Nr. 4—12, Seite 86, 87).
7. Welche andre allgemeinen Maßnahmen darf die Schwester ausführen?	Das Personal kann besonders in der Privatpflege bis zur Ankunft des Arztes bei Leibschmerzen oder Bruststechen Prießnitzumschläge um den Leib oder die Brust ausführen.

Frage:	Antwort:
8. Wie wird **Schlaflosigkeit** bekämpft?	Der Patient muß sich rechtzeitig zur Ruhe begeben, darf sich vorher keiner Lektüre hingeben, wohl aber darf ihm mit gedämpfter Stimme vorgelesen werden. Jedes Geräusch in der Nähe des Krankenzimmers muß vermieden werden. Das Zimmer wird verdunkelt. Beruhigende Getränke (Baldriantee, kalt angesetzt, 24 Stunden ziehen lassen, so getrunken; Zuckerwasser), kalte Umschläge auf die Stirn, Wadenpackungen oder naß angezogene Strümpfe, trockene darüber, geben dem Patienten oft die gewünschte Ruhe.
9. Was ist bei krankhafter Schlafsucht zu beobachten?	Daß die Ernährung unterhalten wird.
10. Was für **Schweiß** unterscheiden wir?	Kalten und warmen.
11. Was bedeutet kalter Schweiß?	Kollaps: Die Haut ist kühl, der Schweiß klebrig, der Puls ist dabei kaum fühlbar (vgl. Nr. 18, S. 37).
12. Was zeigt warmer Schweiß oft an?	Bei akuten Infektionskrankheiten die Krisis. Er ist reichlich und großtropfig; die Haut ist warm, der Puls ist dabei kräftig und ruhig.
13. Hilfeleistung bei Schweißausbrüchen?	Der warme kritische Schweiß wird unterstützt durch Zudecken, warme Teeaufgüsse (vgl. Nr. 13, Seite 100). Jeder Zug und Kälte muß vermieden werden, Eisblasen werden weggenommen, Unterschieber erwärmt. Bei kaltem Schweiß belebende Getränke wie bei Herzschwäche! (Vgl. Nr. 66, Seite 136.)
14. Was muß nach Aufhören des Schweißausbruches geschehen?	Der Kranke wird unter der Decke abgetrocknet und jedesmal mit trockener Wäsche versehen; doch ist zu beobachten, ob noch Nachschwitzen eintritt.
15. Welche Schweiße haben gleichfalls eine schlechte Vorbedeutung?	Die langdauernden, schädigenden Schweiße (Nachtschweiße bei Lungenschwindsüchtigen). Waschungen mit Essigwasser!
16. Wie unterstützt man den Kranken bei quälendem **Hustenreiz**?	Durch Aufsetzen im Bett, Aufstützen der Arme; flache Hand gegen den Leib drücken! (Vgl. Nr. 47, Seite 19.)
17. Wie bekämpft man leicht den Hustenreiz?	Durch einige Schlucke warmer Milch oder Schleimsuppe oder warmen Tee.

Frage:	Antwort:
18. Was darf die Pflegerin bei schwerer Atemnot verabreichen?	Ein Senfpflaster auf die Brust (bei Asthmatischen stets frische Luft, womöglich durch Öffnen der Fenster!).
19. Worin zeigt sich **gefahrdrohende Verschlimmerung**?	In sehr hoher **Temperatur**, schlechtem **Puls**, ferner im **Aussehen** und Benehmen des Kranken und in besonderen Krankheitserscheinungen, wie Ohnmacht, Bewußtlosigkeit; Schüttelfrost; Erbrechen, Erstickungsanfällen, Zuckungen und Krämpfen, Lähmungen, Blutungen aus den Körperöffnungen, Nachblutungen bei Verletzten und Operierten.
20. Worin besteht die Hilfeleistung bei sehr **hoher Temperatur**?	Kalter Umschlag auf die Stirn oder um die Brust. Fiebermittel darf die Pflegerin nicht geben!
21. Bei **schlechtem Puls** (Herzschwäche, Kollaps)?	Thermophor oder elektrisches Heizkissen auf die Herzgegend, heißer starker Kaffee oder Tee, alkoholhaltige Getränke, unter Umständen Kampfereinspritzungen, Kochsalzinfusion.
22. Welche Veränderungen im Aussehen sind bedrohlich?	Spitzwerden der Nase, sehr blasse oder blaurote Gesichtsfarbe (Zyanose), matter, unsteter Blick, fieberglänzende, gläserne oder gebrochene Augen.
23. Welche im Benehmen des Kranken?	Sehr unruhiges Liegen, Erregungszustände, Delirien, Sinnestäuschungen oder völlige Teilnahmslosigkeit (Apathie).
24. Hilfeleistung bei solchem Benehmen?	Strengste Bewachung, Verdunkelung des Zimmers, kalte Umschläge auf den Kopf.
25. Was ist bei **Schüttelfrösten** zu tun?	Erwärmung durch Decken und Wärmflaschen, warme Getränke; die Kranken werden durch Halten an den Schultern beruhigt.
26. Wann hat plötzliches **Erbrechen** besondere Bedeutung?	Bei Kopfverletzungen; bei herausgetretenen Unterleibsbrüchen (Einklemmung); wenn kein Stuhl und keine Blähungen fortgehen (Darmverschluß); bei bestehenden Unterleibserkrankungen (Bauchfellentzündung).
27. Hilfeleistung beim Erbrechen?	Kopf auf die Seite, bei der Narkose entgegengesetzt dem Operationsfeld, Mundspülen, Abwischen, Reinigung und Wechsel der Wäsche. Eispillen, Brausewasser!
28. Was ist zu tun bei **Harnverhaltung**?	Feuchtwarmer Umschlag auf die Blasengegend, nichts trinken lassen, Benachrichtigung des Arztes, unter Umständen Katheterisieren (vgl. Nr. 29, Seite 97).

9*

Frage:	Antwort:
29. Was ist bei **Zuckungen** und **Krämpfen** zu beobachten? (Vgl. Nr. 20, S. 159.)	Die Pflegerin muß genau beobachten, an welchem Glied sie anfangen, wie lange sie dauern, ob blutiger Schaum vor den Mund tritt, ob der Kranke vollständig bewußtlos ist und nach dem Unfall nur langsam erwacht, ob die Daumen in die geballte Faust geschlagen sind; vor allem muß während eines Anfalles geprüft werden, ob die Pupillen auf Lichteinfall sich nicht verengern (Epilepsie).
30. Worauf beschränkt sich die Hilfeleistung bei Krämpfen?	Nur auf Schutz vor Selbstbeschädigung: Wegräumen von Gegenständen, an denen sich der Kranke schlagen kann; Lagern auf eine Decke, Auffangen heftiger Schläge (Hände unterm Hinterkopf).
31. Worauf beruhen häufig **Lähmungen**?	Auf Gehirnschlag (Schlaganfall), das ist eine Blutung in die Zentralwindungen des Gehirns mit gekreuzten Erscheinungen: bei linksseitiger Hirnblutung ist die rechte Körperseite und durch Mitbefallen des Sprachzentrums auch die Sprache gelähmt.
32. Hilfeleistung dabei?	Eisblase auf den Kopf. Bequeme Lagerung. Sorge, daß kein Decubitus entsteht.
33. Was gibt man zweckmäßig bei Sprachlähmungen dem Kranken?	Schreibtafel und Stift.
34. Wodurch können **Erstickungsanfälle** hervorgerufen werden?	Durch Fremdkörper, die in den Kehlkopf gelangen oder sich in der Speiseröhre hinter dem Kehlkopf festklemmen, durch Stimmritzenkrampf bei Diphtherie.
35. Wie hilft man bei Erstickungsanfällen, die durch Fremdkörper hervorgerufen werden?	Hustenlassen, kräftig auf den Rücken schlagen, Erbrechen hervorrufen durch Kitzel der Rachenschleimhaut.
36. Was gibt man, wenn **Fremdkörper** (Gräten) in der Speiseröhre oder im Rachen steckengeblieben oder verschluckt worden sind?	Keine Getränke, sondern nur feste Nahrung, die die Fremdkörper einhüllt, wie Kartoffeln und Brot, das dick mit Butter bestrichen sein soll. Im Magensaft lösen sich dann die Gräten auf.

Frage:	**Antwort:**
37. Wieweit darf die Pflegerin helfen, wenn Fremdkörper ins Auge geflogen sind?	Die Hornhaut darf von der Pflegerin nicht berührt werden; Fremdkörper der Bindehaut werden durch ein angefeuchtetes Mullstück oder Taschentuch nach der Nase zu (!) herausgewischt; beim oberen Augenlid ist vorheriges Umstülpen notwendig.
38. Dürfen Fremdkörper aus Nase, Ohren, Harnröhre, Mastdarm vom Pflegepersonal entfernt werden?	Nein. Es ist insbesondere dem Pflegepersonal verboten, dies mit Instrumenten zu versuchen. Ausspritzen des Ohres würde in vielen Fällen, besonders bei Erbsen, Linsen (Aufquellen!) schweren Schaden anrichten und ist deshalb auch verboten.
39. Wie kann man Insekten bisweilen zum Herauskriechen aus dem Gehörgang bewegen?	Durch Einträufeln von Glyzerin oder **reinem Öl**.
40. Bei welchen Unglücksfällen muß selbständig Hilfe geleistet werden?	Bei Blutungen, Bewußtlosigkeit, Ohnmacht, Scheintod durch Ertrinken, Ersticken, Verschüttetwerden, Erhängen, Erfrieren, bei Verbrennung, Hitzschlag und Sonnenstich, bei Vergiftungen und frischen Verletzungen.

2. Erkennen und Versorgung von Verletzungen.

41. Was verstehen wir unter **Verletzungen**?	Jede Schädigung des Körpers durch äußere Gewalt.
42. Besteht dabei stets eine Hautwunde?	Nein, nur bei den blutigen Verletzungen. Es sind aber häufig unter der unverletzten Haut Knochen, innere Organe usw. mehr oder weniger schwer getroffen.
43. Wovon hängt die Schwere der Verletzung ab?	Abgesehen von der Ausdehnung und Größe der Gewalteinwirkung, hängt die Schwere der Verletzung von der Lebenswichtigkeit der getroffenen Organe ab. Die Verletzung der Knochen und Gelenke, besonders, wenn sie mit Wunden verbunden sind (komplizierte Brüche), sind ernster, als reine Weichteilverletzungen. Die Verletzungen von Gehirn, Nerven, großen Gefäßen und Eröffnung der großen Körperhöhlen sind stets als schwer zu bezeichnen.
44. Was sind die Zeichen einer stattgehabten **Quetschung**?	Schmerz, behinderte Bewegung, Blutunterlaufung, Anschwellung durch den Bluterguß.

Frage:	Antwort:
45. An welchem Körperteile sind Quetschungen als besonders ernst aufzufassen?	Quetschungen des Leibes (durch Schlag, Hufschlag, Fußtritt, Stoß) können durch Shockwirkung den sofortigen Tod herbeiführen, oder es entstehen dabei innere Zerreißungen, Blutungen (vgl. Nr. 74—77, Seite 137).
46. Dürfen solche Verletzte gelabt werden? (Vgl. Nr. 46, Seite 77.)	Trotz des Durstgefühls sollen sie nicht trinken, damit bei etwa zerrissenem Magen oder Darm nicht noch mehr Inhalt in die freie Bauchhöhle gelangt; nur der Mund darf gespült werden (Eispillen).
47. Welche Symptome deuten bei Verletzungen des Bauches oder des Kopfes auf den Ernst des Unfalles hin?	Übelkeit und Erbrechen, kalter Schweiß, Gesichtsblässe, Pulsveränderung (Verlangsamung bei Gehirnerschütterung!), Krämpfe. (Vgl. Nr. 26 bis 30, S. 131.)
48. Wie müssen alle derartig Verletzte behandelt werden?	Sie dürfen nicht gehen, sondern werden auf einer Trage befördert und weiterhin ärztlich beobachtet.
49. Woran erkennt man einen **Knochenbruch**?	An der Unfähigkeit, ein Glied zu gebrauchen und Schmerz beim Versuch dazu, ferner an der widernatürlichen Lage und Verkürzung, schließlich an der Beweglichkeit an einer Stelle, wo kein Gelenk ist und an dem Reiben der aneinander beweglichen Bruchenden; letztere beiden Merkmale dürfen nur vom Arzt festgestellt werden.
50. Woran kann die Schwester bisweilen eine **Verrenkung** erkennen?	Die Gelenke zeigen gegen die gesunden eine ungewöhnliche Formveränderung und sind nur unter Schmerzen — ein wenig — beweglich.
51. Was ist eine **Verrenkung**?	Die Verdrängung zweier Knochen aus ihrer natürlichen Gelenkverbindung = Auskugelung.
52. Was ist eine **Verstauchung**?	Die vorübergehende Verschiebung zweier Knochen aus ihrer natürlichen Gelenkverbindung mit Zerrung und Zerreißung der Gelenkbänder.
53. Was sind die Kennzeichen der stattgehabten **Verstauchung**?	Schmerz beim Versuch, das Gelenk zu bewegen, baldige Anschwellung und Blutunterlaufung; alles bei Ausschluß eines Knochenbruches oder einer Verrenkung!
54. Was für **Knochenbrüche** unterscheiden wir?	**Komplizierte**, d. s. solche mit Verletzung der Haut, und **einfache Knochenbrüche**, bei denen keine Wunde vorhanden ist.

Frage:	**Antwort:**
55. Wann muß die Schwester an Schädelbruch denken?	Wenn nach Fall oder Stoß gegen den Kopf Erbrechen, Zuckungen der Glieder, Blutungen aus dem Ohr (Basisfraktur) auftreten.
56. Wie wird der Verletzte beim Transport gelagert?	In Rückenlage mit mäßig erhöhtem Kopf.
57. Wie werden Brüche des Unterkiefers verbunden?	Durch eine Kinnschleuder oder ein um Kinn und Scheitel gelegtes Tuch.
58. Wie hat der Pfleger bei Verdacht auf Bruch der Wirbelsäule und des Beckens (Harnverhaltung, blutiger Harn!) zu handeln?	Der Kranke muß unbeweglich fest auf eine Trage gelagert werden, auf der er bis zum Ende des notwendigen Transportes liegenbleiben kann. Die Polsterung geschieht so, daß der Kranke womöglich keine Schmerzen mehr empfindet.
59. Wie werden Rippen-, Schlüsselbein- und Armbrüche von der Pflegerin versorgt?	Es genügt in den meisten Fällen ein gut angelegtes Armtragetuch; unter Umständen wird außerdem eine Papphülse zur Schienung des Bruches benutzt. Bei Rippenbrüchen gewährt schon ein straff um die Brust gelegtes Handtuch Erleichterung. Bei komplizierten Brüchen natürlich erst Wundverband!
60. Wie lagert man die Beine zweckmäßig bei Oberschenkelbrüchen?	Auf der doppelt geneigten schiefen Ebene, Polster unter die Knie, die Oberschenkel oberhalb der Knie mit einem Tuch zur Stütze aneinander gebunden.
61. Wie werden im allgemeinen die verletzten Glieder stets gelagert?	Die verletzte Stelle wird stets hoch gelagert (Anfassen der Gliedmaßen vgl. Nr. 45, Seite 91; Lagerung vgl. Nr. 4—16, Seite 86).
62. Wie verhält sich die Schwester, wenn sie nicht erkennen kann, ob ein Knochenbruch vorliegt?	Sie verhält sich so, als ob sie es mit einem Knochenbruch zu tun hätte.

3. Notverband.

| 63. Was hat der Pfleger selbständig für Hilfe zu leisten bei sogenannten frischen Verletzungen? | Bei frischen Verletzungen muß der Pfleger nach der Entkleidung des verletzten Teiles zunächst versuchen, die Art und Schwere der Verletzung festzustellen. Jedes Untersuchen muß aber dabei unterbleiben. Nach etwaiger Blut- |

Frage:	Antwort:
	stillung folgt Anlegen des Wundverbandes, Schienung und Lagerung. Verboten sind alle Einrichtungsversuche bei Knochenbrüchen, selbstredend auch jede Berührung einer Wunde mit den Fingern (vgl. Nr. 60, Seite 124).
64. Wie wird die Entkleidung des verletzten Körperteils vorgenommen?	Wenn sich die Kleidung nicht leicht ausziehen läßt, werden die Sachen, auch die Stiefel, womöglich in den Nähten, aufgeschnitten.
65. Wie handelt die Schwester, wenn die Wunde grob verunreinigt ist?	Grobe Fremdkörper, wie Steine, Holzstücke, Kleiderfetzen, darf sie mit steriler Pinzette entfernen; denn auch bei verunreinigten Wunden ist die Berührung mit den Fingern, selbst nachdem diese desinfiziert sind, unbedingt verboten. Das Ausspülen von Wunden ist im allgemeinen nur auf ausdrückliche ärztliche Anordnung vorzunehmen, weil leicht durch Spülung die Verunreinigungen (Sand usw.) in Ausbuchtungen und Nischen der Wundflächen gebracht werden könnten.
66. Soll die Wundumgebung gereinigt werden? (Vgl. Nr. 58, Seite 124.)	Wenn möglich, soll sie mit Äther oder Benzin gereinigt werden, nachdem sie — wenn nötig — rasiert ist. Es darf aber weder Seifenschaum noch Flüssigkeit in die Wunde selbst gelangen.
67. Wie verhält sich die Pflegerin, wenn bei schweren Verletzungen Eingeweideteile aus einer Wunde hervorquellen?	Sie bedeckt diese mit sterilen Kompressen; sie darf niemals versuchen, aus der Wunde vorgefallene Teile zurückzubringen.
68. Wie soll der Wundverband beschaffen sein? (Vgl. Nr. 60, S. 124.)	Er soll stets trocken sein, weil unter lange liegendem feuchten Verband sich oft Krankheitskeime entwickeln. Der Wundverband besteht nur aus sterilem Mull (auf blutende Wunden darf nicht direkt Watte gebracht werden, weil sie verbäckt), darüber sterile weiße Watte und Binde.
69. Was trägt zweckmäßig der Pfleger zum Notverband stets bei sich?	Ein **Verbandpäckchen**, in dem sich eine Mullkompresse und Binde befindet, wie sie bei der Armee eingeführt sind.

Frage:	**Antwort:**
70. Wie faßt man Watte oder eine Mullkompresse an, wenn man keine Möglichkeit hat, sich die Hände zu desinfizieren?	Man faßt nur die Ecken an und bringt auf die Wunde eine frisch abgehobene Schicht des Verbandstoffes, ohne diese zu berühren.
71. Was eignet sich zu **Notschienen**? (Nottragen vgl. Nr. 61, Seite 93).	Alle genügend langen und festen Gegenstände, besonders rinnenförmige, z. B. Pappe, Bretter, Stöcke, Baumrinden, Strohmatten, Linoleum, zusammengelegte Kleidungsstücke und Decken; als Polstermaterial gelbe Watte, Werg, Jute, Heu, Gras, Moos.
72. Was kann zur Befestigung der Schienen am Körper Verwendung finden?	Tücher, Hosenträger, Riemen, Strohseile.
73. An wieviel Stellen müssen die Notschienen befestigt werden?	Wenigstens an je zwei Stellen, unterhalb und oberhalb der Verletzung, sonst hat der Bruch keinen Halt. Die nächsten Gelenke sind möglichst mit festzustellen (Knoten auf die Schiene!)

4. Samariterdienst.

74. Was gibt es für Blutungen?	Innere und äußere.
75. Was versteht man unter einer inneren Blutung?	Eine Blutung in eine der Körperhöhlen.
76. Woran erkennt man sie?	An zunehmender Blässe des Gesichts, Kühlwerden der Haut und schwachem, kaum fühlbarem Puls.
77. Was hat die Pflegerin bei Verdacht auf innere Blutung zu tun?	Sofort den Arzt herbeizurufen, inzwischen für zweckmäßige Lagerung und absolute Ruhe zu sorgen, eine Eisblase auf die vermutete Stelle der Blutung zu legen.
78. Was für äußere Blutungen unterscheiden wir?	Schlagader- und Blutaderblutungen. Bei Schlagaderblutungen spritzt das Blut in hohem Bogen oder stoßweise aus dem verletzten Gefäß und hat hellrote Farbe; bei Blutaderblutungen quillt das Blut, gleichmäßig alles überschwemmend, in dunkelroter Farbe hervor.

Frage:	Antwort:
79. Wie stillt man eine äußere Blutung?	Eine schwache Blutung durch Hochheben des Gliedes und Anlegen eines Wunddruckverbandes; eine starke, besonders arterielle Blutung durch Zudrücken der Schlagader oder Abbinden des Gliedes oberhalb der Wunde mit der Gummibinde.
80. An welchen Körperstellen drückt man die Schlagader sicher ab?	a) Die Schlüsselbeinschlagader über der Mitte des Schlüsselbeins nach abwärts gegen die erste Rippe, b) die Halsschlagader neben dem Kehlkopf gegen die Wirbelsäule, c) die Achselschlagader in der Tiefe der Achselhöhle, d) die Oberarmschlagader an der Innenseite des zweiköpfigen Oberarmmuskels gegen den Oberarmknochen, e) die Oberschenkelschlagader dicht unter der Mitte der Leistenbeuge; diese am besten mit beiden Daumen.
81. Wie muß eine Gummibinde angelegt werden?	Sehr fest; bei mäßig starkem Anziehen würde sie Biersche Stauung, nicht Esmarchsche Blutleere hervorrufen (vgl. Nr. 78—81, Seite 107).
82. Wie lange darf eine abschnürende Gummibinde liegen?	Höchstens zwei Stunden, sonst tritt Absterben des Gliedes ein.
83. Was hat bei schwerem Nasenbluten zu geschehen?	Nase hochhalten lassen, Essigwasserlappen in den Nacken, Ausstopfung der Nase mit gewöhnlicher, aber nicht mit blutstillender Watte, die Ätzungen machen würde; durch den Arzt vom Rachen aus (Bellocq).
84. Wie unterscheidet man Blut aus der Lunge und Blut aus dem Magen?	Beim Blutbrechen werden schwarzbraune klumpige Massen aus dem Magen entleert; bei Bluthusten (Blutsturz) ist das Blut schaumig und hellrot.
85. Welche Farbe kann das Blut im Stuhl haben? (Vgl. Nr. 40, Seite 39.)	Rote, wenn es aus der Nähe des Afters kommt; Blutungen aus dem Magen oder oberen Darmteilen färben den Stuhl schwarzbraun.
86. Was hat die Pflegerin zu tun bei Blu-	Sie hat bis zur Ankunft des Arztes nur für größte Ruhe des Kranken zu sorgen; bei Lungen-

Frage:	**Antwort:**
tungen aus irgendeiner Körperöffnung?	blutungen darf der Kranke auch nicht sprechen. (Vgl. Nr. 77, Seite 137.)
87. Woran erkennt man eine Nachblutung nach der Operation?	Am Durchbluten des Verbandes oder an den Zeichen der inneren Blutung. (Vgl. Nr. 75, S. 137.)
88. Wie verhält sich der Pfleger bei Nachblutungen?	Überdecken des Verbandes mit Watte und etwas fest angezogener Binde; Hochlagerung des Gliedes so hoch als möglich; im äußersten Notfalle Abbinden des Gliedes mit der Gummibinde, bis der Arzt kommt.
89. Welche üblen Begleiterscheinungen sind häufig bei Bewußtlosigkeit?	Erbrechen, Krämpfe. Bei Epilepsie (vgl. S. 132) Zungenbiß.
90. Worauf beruht Ohnmacht?	Auf Blutleere des Gehirns.
91. Wodurch wird ihre Entstehung begünstigt?	Durch starken Blutverlust, große körperliche Anstrengungen bei ungenügender Nahrung und wenig Schlaf; sie kann auch nervöser Art sein.
92. Welches sind die Kennzeichen der Ohnmacht? (Vgl. Nr. 13, Seite 87.)	Bei leichter Ohnmacht Flimmern und Schwarzwerden vor den Augen, Schwindel, blasse Gesichtsfarbe, kalter Schweiß; in schweren Fällen schwacher Puls, oberflächliche Atmung, schließlich Verlust des Bewußtseins.
93. Was ist der höchste Grad der Ohnmacht?	Der Scheintod, bei dem die Atmung aufgehört hat und die Herztätigkeit kaum wahrnehmbar ist. Scheintod kann leicht in wirklichen Tod übergehen.
94. Wie hilft man bei Ohnmacht?	Man lagert den Ohnmächtigen flach, den Kopf womöglich tiefer als den Körper, öffnet die beengenden Kleidungsstücke an Hals, Brust und Leib, besprengt das Gesicht mit kaltem Wasser, reibt die Schläfe und Stirn mit spirituösen Flüssigkeiten und hält Salmiakgeist oder Äther vor die Nase. Wenn das Bewußtsein wiedergekehrt ist, gibt man Hoffmannstropfen (15 Tropfen in einen Eßlöffel Wasser), läßt schluckweise starken Kaffee, Tee oder Kognak trinken.
95. Wenn das Bewußtsein nicht bald zurückkehrt, muß was vorgenommen werden?	Einleitung der künstlichen Atmung.

Frage:	**Antwort:**
96. Wie wird die künstliche Atmung ausgeführt?	Nach Öffnen aller beengenden Kleidungsstücke, womöglich Entblößung des Oberkörpers, ist der Scheintote auf den Rücken zu legen, ein Polster unter das Kreuz zu schieben, die Zunge aus dem Munde vorzuziehen und von einem Helfer mit Taschentuch zu halten; künstliches Gebiß und andere Fremdkörper sind herauszunehmen. Die Schwester kniet zu Häupten des Verunglückten, faßt die Ellenbogen mit Untergriff und schlägt nun zum Zwecke der Einatmung die Arme im Bogen nach oben und außen; die Ausatmung wird erzwungen durch das Schlagen und Drücken der Arme von beiden Seiten gegen den Brustkorb des Verunglückten (18 mal in der Minute). Eine andere Methode der künstlichen Atmung, die besonders bei Verletzung der Arme angewandt wird, ist die des direkten Zusammendrückens des Brustkorbes mit den flach aufgelegten Händen des rittlings über dem Scheintoten knienden Helfers. Die künstliche Atmung ist so lange auszuführen, bis die Atmung wieder einsetzt oder der Tod ärztlich festgestellt ist. Bei Unfällen durch Starkstrom ist die künstliche Atmung oft nach mehreren Stunden noch erfolggekrönt.
97. Wie behandelt man einen **Ertrunkenen**?	Man entfernt den eingedrungenen Schlamm aus dem Munde, legt den Ertrunkenen zunächst auf den Bauch mit Erhöhung der Magengegend (über die eigenen Knie), damit das Wasser aus Magen und Lunge herauslaufen kann. Dann legt man ihn mit entblößtem Oberkörper auf den Rücken und leitet die künstliche Atmung ein. Hat diese Erfolg (2 Stunden lang fortsetzen!), bringt man den Kranken zu Bett und reibt mit Tüchern und Bürsten unter der Bettdecke nach dem Herzen zu. Innerliche Stärkungsmittel.
98. Wie behandelt man einen **Erhängten, Erdrosselten**?	Nach Abnahme der Schlinge Einleitung der künstlichen Atmung.
99. Worauf ist bei **Verschütteten** zu achten?	Bei der Rettung muß man vorsichtig sein, damit man nicht selbst verunglückt; Hilfeleistung besteht bei Scheintod in künstlicher Atmung; zu achten ist auf Knochenbrüche!

Frage:	**Antwort:**
100. Welche Gase können leicht **Erstickung** hervorrufen?	Leuchtgas; Kohlendunst (Kohlenoxydgas), der aus geheiztem und zu früh geschlossenem Ofen entweicht (oft bläulich-gelbe Flämmchen, meist farb- und geruchlos!) und Grubengas in Schächten und Kanälen, Kohlensäure in Räumen, wo Gärung stattfindet; Autoauspuffgase.
101. Wie hilft man?	Schnellstens den Erstickten an die frische Luft bringen und künstliche Atmung einleiten!
102. Wie schützt sich der Rettende selbst? (Vgl. Nr. 36, Seite 84.)	Vorsicht bei Verdacht auf **Gasvergiftung**! Kein Feuer, nicht rauchen! Erst Gashahn absperren lassen, ehe man in die Wohnung eindringt! Fenster und Türen öffnen! In Gruben erst mehrmals einen aufgespannten Regenschirm herablassen oder Schwenken von Tüchern an langen Stangen; der am Seil Hinabgelassene (Notleine!) hält ein feuchtes Tuch, wenn möglich in verdünnten Essig getaucht, vor das Gesicht.
103. Wie behandelt man einen **Erfrorenen**?	Entkleidung im kühlen Raum durch Aufschneiden der Sachen, vorsichtiges Reiben (die Knochen sind leicht brüchig!) mit Schnee oder Eiswasser. Wenn die Glieder wieder biegsam sind, ins kalte Bett. Reiben mit wollenen Tüchern, unter Umständen künstliche Atmung.
104. Wie sieht ein vom **Hitzschlag** Getroffener aus?	Die Vorboten des Hitzschlags sind: Hochrotes Gesicht, schwankender Gang, Schwindel, Herzklopfen, dann kann Ohnmacht (sehr hohe Temperatur), schließlich Scheintod folgen.
105. Wie hilft man?	Entblößung des Oberkörpers im Schatten, Zufächeln frischer Luft, Wasserbesprengung, kühle Wassereinläufe, künstliche Atmung; Wasser schluckweise, wenn die Besinnung wieder eingetreten ist.
106. Wodurch entsteht **Sonnenstich**?	Durch Einwirken der Sonnenstrahlen auf das Gehirn, besonders bei Leuten, die mit bloßem Kopf in starkem Sonnenbrande arbeiten. Sonnenstich ist bei uns selten.
107. Wie hilft man vom **Blitz** Getroffenen und bei elektrischen Unfällen?	Die Bewußtlosigkeit muß bekämpft, die Brandwunden müssen versorgt werden.
108. Wieviel Grade der **Verbrennung** unterscheiden wir?	3 Grade: 1. Rötung, 2. Blasenbildung, 3. Zeichen des Brandes, Verkohlung.

Frage:	Antwort:
109. Wann ist eine Verbrennung tödlich?	Wenn mehr als ein Drittel der Körperoberfläche, gleichviel welchen Grades, verbrannt ist, ebenso wie nach einem Drittel Verlust der Gesamtblutmenge der Tod eintritt.
110. Wie behandelt man eine Verbrennung?	Die Brandblasen werden mit steriler Nadel aufgestochen. Verbrennungen sind als aseptische Wunden zu behandeln. Verband mit käuflicher Brandbinde oder Spiritusverband. Bei Notverbänden keine Salbe.
111. Wie behandelt man eine **Verätzung** durch Laugen und Kalk oder durch Säuren?	Entfernung der ätzenden Stoffe durch Übergießen mit großen Wassermengen, denen, wenn möglich, bei Laugenverätzungen Säuren (Essig, Zitronenwasser) und bei Säureverätzungen Laugen (Sodalösung) zugesetzt werden (vgl. 116—118).
112. Was hat das Pflegepersonal bei Verdacht auf **Vergiftung** zu tun?	Sofortiges Herbeirufen des Arztes mit schriftlicher Meldung über das vermutlich genossene Gift und über die Beobachtung der Pupillen, etwaiger Krämpfe und Koliken, Schmerzen, Geruch der Atmungsluft und des Erbrochenen!
113. Wonach kann die Atmungsluft riechen?	Nach Fusel, Phosphor, bitteren Mandeln (Blausäurevergiftung).
114. Welche Farbe kann das Erbrochene haben?	Gelb bei Salpeter-, schwarz bei Schwefelsäurevergiftung; reiswasserartiges Aussehen bei Arsenvergiftung.
115. Welche Hilfeleistung muß bis zur Ankunft des Arztes geschehen?	Erregen von Erbrechen durch Kitzeln der Rachenschleimhaut, unter Umständen Verabreichung von Gegenmitteln.
116. Was sind Gegenmittel bei Vergiftung durch Säuren? (Vgl. Nr. 111.)	Laugenartige Flüssigkeiten, z. B. Auflösungen von 2 Eßlöffeln gebrannter Magnesia auf 1 Liter Wasser, Sodawasser und pulverisierte Kreide (aufgeschwemmt), Schleim, Milch, Eispillen.
117. Was sind Gegenmittel bei Vergiftung durch Laugen?	Verdünnte Säuren, z. B. Essigwasser, Zitronenlimonade, 2%ige Weinsäurelösung.
118. Beispiele von Laugen?	Ätzkali, Salmiakgeist.
119. Gegen Sublimat-, Lysol-, Arsen- und Bleivergiftungen muß was als Gegengift gegeben werden?	Milch, Zuckerwasser, Eiweißwasser.

Frage:	**Antwort:**
120. Wann darf kein Fett oder Öl (Milch) gegeben werden?	Bei Phosphorvergiftung. Man gibt eine weinrote Lösung von übermangansaurem Kali.
121. Was hilft bei Vergiftung mit betäubenden Giften (Opium, Morphium, Chloroform, Alkohol)?	Schwarzer Kaffee oder Tee, kalte Übergießungen, Senfteige auf die Brust, Mastdarmeingießungen von Kamillentee oder kaltem Wasser mit Salz oder Essig, Anrufen und Herumführen des Vergifteten, unter Umständen künstliche Atmung.
122. Wie werden Pilzvergiftungen behandelt?	Mit Brechmitteln, Abführmitteln, Kognak, Eisbeutel auf den Kopf.
123. Welche **Schlangenbisse** sind in Deutschland gefährlich?	Lediglich die der Kreuzottern, die an einem schwarzen Zickzackstreifen auf dem Rücken, nicht etwa an einem Kreuz auf dem Kopfe, kenntlich sind. Hilfeleistung besteht in sofortiger Absohnürung des gebissenen Gliedes dicht oberhalb der Bißstelle mittels elastischer Binde usw. und schnellstmöglicher Infiltration der verletzten Gewebe mit dem Schlangengiftserum (Behring-Werke); im Notfalle Umspritzung der Stichwunde mit konz. übermangansaurer Kalilösung.
124. Welche vergiftenden **Kampfstoffe** unterscheiden wir?	Die Kampfstoffe werden eingeteilt in a) reizende: Weiß- und Blaukreuz-, b) erstikkende: Grünkreuz- und c) ätzende: Gelbkreuzgruppen.
125. Welche Gruppen führen nicht zu ernstlichen Schädigungen?	Die Weiß- und Blaukreuzgruppen. Die Weißkreuzgruppe wirkt sofort tränenerregend. Gegenmittel: aus dem vergifteten Raum herausbringen, tief atmen, Augen nicht reiben, mit Borwasser spülen. Die Blaukreuzgruppe reizt zu Nießen und Husten, führt zu Beklemmung und Angstgefühl, Kopf- und Augenschmerzen. Gegenmittel: Riechen an Ammoniak; Tee oder Weinbrand trinken.
126. Wie wirkt die Grünkreuzgruppe (Geruch wie Chlorkalk, Apothekengeruch!)?	Die Grünkreuzgruppe (Chlor, Phosgen) schädigt in wenigen Stunden die Lunge so, daß es zu Erstickungserscheinungen und zum Erstickungstod kommt. Gegenmittel: frische Luft, starken Kaffee und evtl. Sauerstoff, ärztliche Behandlung durch Herzmittel, evtl. Aderlaß mit 10 %iger Traubenzuckerinfusion. Keine künstliche Atmung, Patient nicht gehen lassen!
127. Welche Wirkung hat die Gelbkreuzgruppe (Knoblauch-Senfgeruch!)?	Unter die Gelbkreuzgruppe fallen die ätzenden Kampfstoffe (Lost, Senfgas), die jede Bekleidung durchdringen und die Haut verätzen. Gegenmittel: die Haut mit Chlorkalkbrei bedecken;

Frage:	Antwort:
	Augen mit Borwasser oder gelöstem doppelt-kohlensaurem Natron ausspülen.
128. Welche Eigenschaften hat der von den Terrorfliegern abgeworfene Phosphor?	Er entzündet sich an der Luft, brennt gelblich-weiß und haftet — besonders mit Kautschuk vermengt — fest an Kleidern, Haaren und Körperoberfläche, wo er Verbrennungen hervorruft. Er ist durch den Geruch sowie Phosphoreszieren erkennbar.
129. Wie behandelt man **Phosphorgeschädigte** in der Rettungsstelle?	Sie werden sofort, notfalls mit den Sachen in die gefüllte Badewanne gelegt, die Kleider entfernt, phosphorverschmierte Haare abgeschnitten und aller Phosphorbrei mit Holzspatel oder Löffel gründlich von der Haut abgeschabt und entfernt. Die verbrannten Stellen erhalten dann im Bette häufig gewechselte Aufschläge mit 5%iger Natr.-bicarb.-Lösung oder übermangansaurém Kali, weinrot, bis die Wundfläche im Dunkeln nicht mehr aufleuchtet. Verband mit MP-Puder oder Tanningelee.
130. Bei ausgedehnten Phosphorverbrennungen wird welche Behandlungsart oft angenehm empfunden?	2—3stündige Arm-, Fuß-, Sitz- oder Vollbäder in 5%iger Natr.-bicarb.-Lösung je nach Sitz der Brandwunden.
131. Wohin kommen die phosphorbeschädigten Kleider?	In Bottiche mit übermangansaurem Kali.
132. Wodurch schützt sich der Helfer beim Baden der Verletzten?	Durch triefend nasse Handschuhe.

5. Nothilfe bei der Geburt.

133. Wie lange dauert die Schwangerschaft beim Menschen?	Die Schwangerschaft dauert durchschnittlich 280 Tage. Man errechnet das Geburtsdatum nach der letzten Menstruation, indem man zum 1. Tag der letzten Periode 9 Monate und 7 Tage dazu, oder 3 Monate zurück und 7 Tage dazuzählt.
134. Wie lange dauert eine Entbindung?	Durchschnittlich 17 Stunden, bei älteren Erstgebärenden oft 30 Stunden und länger, bei Mehrgebärenden oft kaum 2—3 Stunden.
135. Wer darf bei einer Geburt Hilfe leisten?	Hebamme und Arzt. Im Kriegsnotfalle nur, wer die Regeln der Asepsis, besonders der Händedesinfektion genau beherrscht.
136. Wozu ist Asepsis nötig?	Zur Vermeidung des Kindbettfiebers (Dr. Semmelweiß entdeckte es vor 100 Jahren!), das nur

Frage:	**Antwort:**
	durch Eindringen von Krankheitskeimen in die Geburtswege entsteht. (Vgl. S. 158, Z. 3.)
137. Wie geschieht die vorschriftsmäßige Händedesinfektion?	Siehe S. 119, Z. 22.
138. Wie werden Instrumente und Verbandstoffe keimfrei gemacht? Vgl. S.118, Z. 15.)	Instrumente, besonders Nabelschere und Nabelbändchen werden 10 Minuten ausgekocht. Verbandstoffe, Tücher, Mäntel sollen 1 Stunde im Wasserdampfapparat, Gummihandschuhe trocken sterilisiert sein.
139. Was deutet auf den Geburtsbeginn?	Abgang des Fruchtwassers; Wehenbeginn, das sind Zusammenziehungen der Gebärmuttermuskulatur, mit Ziehen im Kreuz. Gute Wehen sollen aller 5 Minuten eintreten.
140. Wie wird eine Kreißende gelagert?	Entweder in Rückenlage über einer Gummiunterlage mit angezogenen Beinen — zum Wehenstemmen gibt man 2 Handhaben, die mit Stricken an den Bettpfosten angebracht sind — oder in Seitenlage, die besseren Dammschutz erlaubt. Für ärztliche Eingriffe Querbett und Halten der gebeugten Oberschenkel durch 2 Hilfskräfte!
141. Warum **Dammschutz** und wie?	Um ein stärkeres Einreißen des Dammes zu verhindern, soll der Kopf zuletzt nicht zu schnell durchtreten. Deshalb wird er beim „Einschneiden" mit den Fingern der einen — gut desinfizierten — Hand während der Wehe vorsichtig zurückgedrängt, während die andere Hand mit der gespreizten Daumen-Zeigefingerchwimmhaut den stark gespannten Damm gleichzeitig entspannt und vorsichtig über den Kopf schiebt.
142. Wie soll bei diesen letzten Wehen (Preßwehen) die Kreißende atmen?	Nur ganz kurz und schnell mit offenem Munde und nicht mehr mitpressen.
143. Entsteht trotzdem ein Dammriß?	So soll er baldmöglichst von einem Arzt genäht werden.
144. Mit welchem Teil kommen die Kinder auf die Welt?	95% aller Geburten sind Kopflagen und nur 3% Steißlagen.
145. Was ist eine Nabelschnurumschlingung?	Nach der Geburt des Kopfes muß eine Nabelschnur, die den Hals umschlingt, vorsichtig über den Kopf geschoben werden, damit sie nicht gepreßt wird und kein Ersticken der Frucht eintritt.
146. Nach erfolgter Geburt ist bei der Ge-	Auf Blutung nach außen aus der Scheide und nach innen in die Gebärmutter, die sich in

Frage:	**Antwort:**
bärenden auf was besonders zu achten?	schlechtem Puls, Blaßwerden und Hochtreten der Gebärmutter äußert. Gegen diese Blutungen, die meist auf Schwäche der Gebärmuttermuskulatur (Atonie) beruhen, muß der obere Rand der Gebärmutter stark gerieben werden und, eventuell die großen Blutgerinnsel mit einer oder zwei Händen durch die Bauchdecken ·hindurch aus der Gebärmutter herausgedrückt werden. Es empfiehlt sich nach jeder Geburt, die Kreißende mit zum Gebet gefalteten Händen die Gebärmutter reiben und nicht hochtreten zu lassen.
147. Was geschieht zunächst mit dem Neugeborenen?	Es wird ohne Anspannung der Nabelschnur zwischen die Beine der Kreißenden gelegt.
148. Wann wird abgenabelt?	Sobald die Nabelschnur nicht mehr pulsiert, wird diese sowohl ca. 5 cm von der Bauchhaut entfernt und nochmals 2 Querfingerbreit von der ersten Abbindung entfernt mit je einem 20 cm langen sterilen Nabelschnurbändchen fest abgebunden und 2mal geknotet. Zwischen beiden Unterbindungen wird dann die Nabelschnur mit der sterilen Nabelschere, notfalls mittels Messers durchtrennt. Steriler Nabelverband!
149. Wie werden die Augen des Neugeborenen behandelt?	Sie erhalten eine Einträufelung von einigen Tropfen 1%iger Silberlösung in jedes Auge zur Vermeidung des Augentrippers. (Vgl. S. 170, Z. 64.)
150. Wenn das Neugeborene nicht schreit, nicht atmet, sondern scheintot ist?	Da wird es leicht aufs Gesäß geklitscht, die Körperhaut gerieben, Wechselbäder gemacht, schließlich Schultzesche Schwingungen oder Belebungsversuche durch Zusammenklappen des Neugeborenen von Brust zu Bauch, um es zum Atmen zu zwingen, vorgenommen.
151. In welchem Tempo werden Schultzesche Schwingungen und die einfachen Belebungsversuche durch Zusammenknicken usw. ausgeführt?	Sie sollen die natürliche Atmung genau nachahmen. Das Neugeborene hat 35—40 Atemzüge und 120—140 Pulse in der Minute; der Erwachsene nur 16 Atemzüge und 72 Pulse! Man wird also langsam eins — zwei zählen und bei eins das Neugeborene nach oben schwingen und bei zwei nach abwärts.
152. Sollen die Neugeborenen gebadet werden?	Wegen Gefahr der Nabelinfektion im allgemeinen nicht bis zur Nabelabheilung (etwa 10 Tage). Es genügt Abwaschung. Die Kinds-

Frage:	**Antwort:**
	schmiere des Neugeborenen wird mit Öl und Watte abgerieben.
153. Wann erfolgt die Ausstoßung der **Nachgeburt** (Placenta)?	15—30 Minuten nach der Geburt. Wenn sie nach 1 Stunde noch nicht da ist, versucht man den Credéschen Handgriff, wobei man durch die Bauchdecke vom oberen Rande der Gebärmutter aus die ganze Nachgeburt in die Scheide zu drücken sucht. Kommt auch dadurch die Nachgeburt nicht, muß sie vom Arzt mit der Hand von der Scheide aus hoch oben aus der Gebärmutter geholt werden (manuelle Placentalösung). Sehr genaue Besichtigung der Nachgeburt auf Vollständigkeit ist ernste Pflicht! Abgerissene, zurückgebliebene Placentareste machen langanhaltende, gefährliche Gebärmutterblutungen!
154. Wie ist der Beistand bei einer **Fehlgeburt** (Fruchtabgang = Abortus)?	Bei starker Blutung Reiben des oberen Randes der Gebärmutter, wenn man sie fühlen kann, und kalte Umschläge auf den Leib. Wenn die Blutung nicht bald zum Stehen kommt und die Frucht und Nachgeburt sich nicht allein abstößt, muß die Gebärmutter vom Arzt mit dem Finger ausgeräumt oder ausgeschabt (Abrasio) werden.
155. Sind **Fehlgeburt** (bis Ende 4. Monats), **Frühgeburt** (bis Ende 8. Monats, 40 cm Fruchtlänge) und **normale Geburt** meldepflichtig?	Jede Fehlgeburt (Fruchtabgang) oder vor Vollendung der 32. Schwangerschaftswoche eintretende Frühgeburt sind binnen 3 Tagen dem zuständigen Amtsarzt schriftlich anzuzeigen, und zwar vom Arzt, Hebamme oder einer zugezogenen Person. Lebendgeborene Früchte und totgeborene von mindestens 35 cm Länge sind außerdem, ebenso wie jede normale Geburt vom Vater, Hebamme oder sonst zugezogener Person dem Standesamt anzuzeigen. (Vgl. S. 180, Z. 26.) Bei Fehlgeburten und Totgeborenen unter 35 cm Länge unterbleibt also die Anzeige ans Standesamt und damit auch eine offizielle Beerdigung.
156. Wann wird das Neugeborene an die Brust gelegt?	Frühestens 12 Stunden nach der Geburt. Der Säugling soll im allgemeinen aller 4 Stunden angelegt werden, also von 6—22 Uhr = 5 Mahlzeiten zu sich nehmen. Nachts keinesfalls trinken lassen, auch wenn er anfangs schreit.
157. Wie lange soll die **Wöchnerin** liegen?	Im allgemeinen 9 Tage; sie kann aber im Kriegsnotfalle unbedenklich vom 2. Tage an abtransportiert werden.

6. Grenzen der Hilfeleistung.

Frage:	Antwort:
158. Wo sind die Grenzen der Hilfeleistung durch das Krankenpflegepersonal zu ziehen?	Die Grenzen sind oft schwer zu ziehen; sie hängen ab von der Erfahrung und den Kenntnissen der Pflegerin. Die Zuverlässigkeit des Personals wird sich darin zeigen, daß es seinen eignen Fähigkeiten die Hilfeleistung anpaßt. Es schadet dem Kranken weniger, wenn nichts oder nicht viel geschieht, als wenn eine falsche oder schlecht ausgeführte Hilfe geleistet wird (Wundinfektion!). Das Personal soll sich hüten, Maßnahmen zu versuchen, die dem Arzte zukommen; ein gut geschulter und gewissenhafter Krankenpfleger wird nie Kurpfuscher werden.

G. Pflege bei übertragbaren Krankheiten

1. Allgemeines über Infektionskrankheiten und ihre Übertragung, sowie deren Verhütung.

1. Was ist neben der Fürsorge für die Kranken die Hauptaufgabe des Pflegepersonals während der Pflege ansteckender Kranker?	Die Verhütung der Übertragung von Krankheitskeimen.
2. Was ist bei Personen mit ansteckenden Krankheiten besonders ansteckend? (Vgl. Nr. 15, S. 51.)	Alle Aus- und Abscheidungen, z. B. Lungenauswurf, Nasenschleim, Speichel, Erbrochenes, Stuhl, Harn; Blut, Milch, Eiter, Hautabsonderungen, wie Schweiß, Schuppen und die Haare. Dasselbe gilt von den Leichen und Tierkadavern.
3. Wie wird die Weiterverbreitung der Krankheitskeime durch das Pflegepersonal verhindert? (Vgl. Nr. 46, S. 184.)	Durch peinlichste Reinlichkeit bei der Pflege und gewissenhafteste Befolgung der Desinfektionsvorschriften.
4. Wie kann die Isolierung der Kranken vorgenommen werden?	Entweder werden die Gesunden vom Kranken entfernt oder die Kranken in Isolierhäuser gebracht. Am wirksamsten wird auch das Pflegepersonal mit isoliert.
5. Wie werden dann Speisen und andere	Man richtet Einreiche- und Ausreichefenster ein. Die Desinfektion aller Gegenstände erfolgt

Frage:	**Antwort:**
Bedürfnisse des Kranken ins Zimmer gebracht?	dann stets vor dem Hinausreichen noch im Krankenzimmer, bzw. dessen Nebenräumen.
6. Wie wird sich das Pflegepersonal selbst gesund erhalten? (Vgl. Nr. 3, S. 7.)	Durch peinliche Reinlichkeit am eigenen Körper, häufige Bäder und Wäschewechsel, durch Vorsicht vor dem Angehustetwerden! Die Widerstandsfähigkeit des Körpers wird erhöht durch häufigen Aufenthalt in frischer Luft, ausreichenden Schlaf und Ruhe, zweckmäßige Ernährung.
7. Welche besonderen Vorschriften sind bei der Pflege ansteckender Krankheiten zu beachten? (Vgl. Nr. 12, S. 150, Nr. 39, S. 154.)	Die Krankenzimmer sind mit erhöhter Sorgfalt reinzuhalten, Aufwirbeln von Staub beim Bettmachen ist zu vermeiden. Die gebrauchte Wäsche wird 2 Stunden in die Desinfektionsflüssigkeit gelegt, ehe sie zum Waschen gegeben wird. Die Ausscheidungen des Kranken werden in dichtwandigen Gefäßen aufgefangen und darin desinfiziert, jede entstehende Verunreinigung des Fußbodens usw. muß sofort desinfiziert werden. Das Personal trägt im Krankenzimmer einen großen weißen Mantel, der vor dem Verlassen wieder abzulegen ist. Tunlichst jede Berührung mit Ansteckungsstoffen ist zu vermeiden (Pinzetten, Gummihandschuhe). Das Personal darf nichts undesinfiziert aus dem Krankenzimmer schaffen. Bei etwaigen Besuchen gelten dieselben Vorschriften.

2. Desinfektionslehre.

a) Allgemeines über Desinfektion.

8. Was versteht man unter **Desinfektion?**	Die Vernichtung der Krankheitserreger, die ein Kranker ausscheidet.
9. Was versteht man unter **Sterilisation?**	Die Befreiung eines Gegenstandes, einer Flüssigkeit usw. von Keimen aller Art (schädlichen und unschädlichen).
10. Welche beiden Hauptarten der Desinfektion werden unterschieden?	a) Die laufende Desinfektion, d. h. Desinfektion am Krankenbette zur fortlaufenden Beseitigung aller Krankheitskeime während der Pflege des Kranken.
	b) Die Schlußdesinfektion, d. h. Desinfektion des Krankenzimmers und sämtlicher mit dem Kranken in Berührung gewesener Gegenstände nach Abgang des Kranken.

Frage:	Antwort:
11. Welche Desinfektionsart ist die wichtigste?	Die Desinfektion am Krankenbette ist wichtiger als die Schlußdesinfektion, da der erkrankte Mensch seine Umgebung durch seine Ab- und Ausscheidungen am meisten gefährdet.
12. Was muß bei Bekämpfung der ansteckenden Krankheiten desinfiziert werden? (Vgl. Nr. 32, Seite 153.)	Es soll eine Vernichtung aller Ansteckungsstoffe stattfinden, und zwar sollen alle Räume und Gegenstände, mit denen der Kranke vor seiner Isolierung in Berührung gekommen ist, auch die Transportmittel, ferner fortlaufend während der Krankenpflege alle Ausscheidungen des Kranken sowie seine Wäsche, ferner das Krankenzimmer durch Aquazidwaschung des Fußbodens und schließlich nach Abgang (Genesung oder Verlegung oder Tod) des Kranken alles Ansteckende desinfiziert werden.
13. Was gibt es für Desinfektionsmittel?	Die Desinfektionsmittel, d. h. Mittel zur Abtötung krankheitserregender Keime, zerfallen in physikalische und chemische Desinfektionsmittel.

b) Die physikalischen Desinfektionsmittel.

Frage:	Antwort:
14. Was sind physikalische Desinfektionsmittel?	Durch die Natur gebotene Mittel, wie Licht und Wärme.
15. Worin besteht die desinfizierende Wirkung des Sonnenlichtes? (Vgl. Nr. 4, Seite 13.)	Sonnenlicht hemmt die Entwicklung der Krankheitskeime um so mehr, je intensiver die Sonne sie bestrahlt. Unmittelbare Einwirkung der Sonnenstrahlen vernichtet z. B. Tuberkelbazillen in wenigen Minuten, Typhus- und Milzbrandkeime in $1^{1}/_{2}$—2 Stunden, Milzbrandsporen in $3^{1}/_{2}$ Stunden. Auf der Wirkung des Sonnenlichtes beruht auch die Selbstreinigung der Flüsse. Das Sonnen der Betten, das Lüften der Kleider, die helle und sonnige Beschaffenheit der Wohn- und Schlafräume sind daher von besonderer Wichtigkeit.
16. Welchen Einfluß hat die Kälte auf Krankheitserreger?	Niedrige Temperaturen wirken lediglich entwicklungshemmend, ohne die Entwicklungsfähigkeit vollständig aufzuheben. Im Eise bleiben viele Keime (Typhus und Cholera) noch tagelang lebensfähig. Eisgekühlte Nahrungsmittel sind nicht steril.
17. In welcher Form wird die Wärme angewandt?	Durch Verbrennen und Auskochen, als strömender Dampf und als trockene Hitze.

Frage:	Antwort:
18. Was wird verbrannt?	Keimbehaftete, leicht brennbare Gegenstände von geringem Wert.
19. Was wird ausgekocht?	Die dazu geeigneten Gegenstände, wie Instrumente, Eßgeschirr.
20. Was kann im strömenden Wasserdampf desinfiziert werden?	Reine Wäsche, Möbel, ohne fournierte Holzbekleidung, Federbetten, Matratzen, Keilkissen, Teppiche, Stepp-, Reise-, Bett- und wollene Decken, Gardinen, Portièren, Sofas und Roßhaarkissen, Kleidungsstücke ohne Pelz und ohne Lederbesatz, Bücher, Akten, Strohsäcke, soweit sie nicht verbrannt werden sollen.
21. Welche Gegenstände dürfen nicht im Dampf desinfiziert werden?	Geleimte und fournierte Möbel, Hüte, Hutfedern, Pelz-, Leder- und Gummisachen, in Leder gebundene Bücher, Sammet und Plüsch, wertvolle Kleider, gestickte Uniformen und stark befleckte Wäsche.
22. Wie geschieht die Desinfektion der fournierten Möbel, Ledersachen?	Durch gründliches Abwaschen mit einer desinfizierenden Flüssigkeit oder durch Formaldehydgas.
23. Wie wird Pelzwerk desinfiziert?	Es wird auf der Haarseite mit verdünntem Kresolwasser, Sublimat- oder 1%iger Formaldehydlösung durchfeuchtet, feucht gebürstet und zum Trocknen aufgehängt.
24. Wie werden Haar- und Kleiderbürsten desinfiziert?	Sie werden 2 Stunden in 1%ige Formaldehydlösung gelegt, ausgewaschen und getrocknet.
25. Warum darf mit Blut, Eiter oder Kot beschmutzte Wäsche nicht im Dampf desinfiziert werden?	Weil die Flecke im Dampf „einbrennen".
26. Wie werden Gegenstände, die weder Wasserdampf noch das Abscheuern vertragen, desinfiziert?	Bei der Zimmer(schluß)desinfektion durch das gasförmige Formaldehyd.
27. Wie und wo wird die Desinfektion mit strömendem Wasserdampf ausgeführt?	In einem Dampfdesinfektionsapparate, zumeist in einer besonderen Anstalt.

Frage:	Antwort:
28. Welche Notbehelfe gibt es an Stelle der Desinfektions-Apparate?	Die Desinfektionstonnen; das sind Tonnen mit durchlöchertem Boden, die auf einen Kessel mit kochendem Wasser gesetzt werden. Im Deckel der mit Desinfektionswäsche usw. gefüllten Tonne muß ein Abzugsloch sein.

c) Die chemischen Desinfektionsmittel.

Frage:	Antwort:
29. Wann wenden wir die **chemischen Desinfektionsmittel** an?	Bei Gegenständen, die Hitze in irgendeiner Form nicht vertragen und durch ihre Größe oder sonstwie ungeeignet dazu sind.
30. Was ist bei Verwendung der chemischen Desinfektionsmittel zu beachten?	1. Daß die Desinfektionsflüssigkeit eine ganz bestimmte Konzentration haben muß, um entsprechend zu wirken. 2. Daß die Krankheitskeime mit dem Mittel in enge Berührung kommen. 3. Daß die Mittel nicht zu kurze Zeit auf die Keime einwirken.
31. Welches sind die gebräuchlichsten Desinfektionsmittel, und wie werden sie zubereitet?	1. **Heiße 2%ige Sodalösung:** 20 g Soda auf 1 Liter heißes Wasser. 2. **Verdünntes Kresolwasser** $(2^1/_2\%)$: 50 ccm Kresolseifenlösung oder $^1/_2$ Liter Kresolwasser wird mit Wasser zu 1 Liter Desinfektionsflüssigkeit aufgefüllt (5 %ige Kresolseifenlösung). Von anderen Kresolseifen sind die gebräuchlichsten T.B.-Bazillol, **Parmetol, Alkalysol** in 2%iger, **Sagrotan** in 1%iger Lösung, besonders zur Desinfektion der Hände und Instrumente. 3. **Karbolsäurelösung** (3%) wird nur noch selten gebraucht, da sich durch Ätzen der Wundränder oft Gangrän bildet; ebensowenig Lysol und Lysoform wegen ihrer geringen Wirkung. 4. **Sublimatlösung** $(1\,^0/_{00})$: eine rote Sublimat- oder blaue Oxyzyanidpastille zu 1,0 g auf 1 Liter Wasser, sehr giftig, Sublimat greift Metalle an (Instrumente, Ringe)! Sublimat soll nach Möglichkeit durch andere Mittel, z. B. **Clorinalösung** (0,3%ig), ersetzt werden, da es Einfuhrprodukt ist, oder **Zephirol** (1%ig). Zephirol ist ungiftig besonders für Eßgeschirre, Ausscheidungen und Wäsche. Zephirol darf ebenso wie Sublimat nicht mit Seife vermengt werden!

Frage:	**Antwort:**
	5. Kalkmilch: Je 1 Teil Kalkpulver (frisch gebrannter Kalk — Ätzkalk — mit gleichen Teilen Wasser gelöscht) wird allmählich mit 3 Teilen Wasser verrührt. An Stelle des Kalkpulvers kann auch je 1 Teil gelöschter Kalk (aus einer Kalkgrube) genommen werden. Umrühren!
	6. Chlorkalkmilch: Zu 1 Liter Chlorkalk 5 Liter Wasser. Umrühren! Vor dem Gebrauch jedesmal frisch zubereiten. Kalkmilch ebenso wie Chlorkalkmilch sind sehr billig. Andere gebräuchliche Chlorpräparate sind **Chloramin** (1%ig), das völlig ungiftig ist, zur Oberflächendesinfektion, **Rohchloramin** ($1-2\%$ig); **Clorina** ($0,3\%$ig) und **Caporit** ($2\%_{00}$ig) besonders für Großdesinfektion von Ställen usw.
	7. Formaldehyd in Dampfform (Zimmerdesinfektion) und in wässeriger Lösung ($1-2\%$): $30-60$ g der käuflichen Formaldehydlösung ($=$ **Formalin**, 35% Formaldehyd enthaltend), mit Wasser zu 1 Liter Desinfektionsflüssigkeit (zur Konservierung von Präparaten).
	8. Alkohol, zur Händedesinfektion meist 70%ig als Spiritus; zum Aufbewahren von Spritzen, Messern und Scheren absoluter ($= 96\%$ig) ist aber nicht immer keimfrei.
	9. Jod-, Sepsotinktur zur Desinfektion des Operationsfeldes. Besser ist Mastisolpinselung.
	10. Die gebräuchlichsten schwächeren Desinfektionsmittel sind: Borsäurelösung 3%ig, Salizylsäurelösung 5%ig, Lösung von übermangansaurem Kali $\frac{1}{2}-1\%$ig ($=$ durchsichtig violett, ohne feste Kristalle), essigsaure Tonerdelösung zu Umschlägen 10%ig, Wasserstoffsuperoxyd, 1 Teelöffel bis 1 Eßlöffel auf ein Glas Wasser zum Gurgeln.

d) Laufende Desinfektion während der Pflege.

| **32.** Welche Aufgaben hat die laufende Desinfektion? (Vgl. Nr. 12, Seite 150.) | Sie hat sich zu erstrecken auf den Kranken selbst, auf seine Ausscheidungen, auf alle mit ihm und seinen Ausscheidungen in Berührung gekommenen Gegenstände, auf das Krankenzimmer, den Abort und sonstige benutzte Räume |

Frage:	**Antwort:**
	und endlich auf das Pflege- und Wartepersonal, Bazillenträger und Dauerausscheider.
33. Wie werden die Ausscheidungen des Kranken desinfiziert, und zwar Auswurf, Rachenschleim und Gurgelwasser?	In Speigefäßen mit verdünntem Kresolwasser, Chloramin- oder Sublimatlösung aufgefangen, bleibt der Auswurf so 2 Stunden stehen; wird der Auswurf in Sägespäne entleert, so müssen diese dann verbrannt werden. Zur Desinfektion tuberkulösen Auswurfs dient Chloramin, Alkalysol, Parmetol oder T.B.-Bazillol, alles in 5%iger Lösung bei 4stündiger Einwirkungszeit!
34. Wie Erbrochenes, Stuhlgang und Harn?	Das Auffangen geschieht in Nachtgeschirren, die sofort mit gleicher Menge Kalkmilch oder verdünntem Kresolwasser aufzufüllen sind und so 2 Stunden stehen müssen.
35. Wie werden Blut, Wundausscheidungen und Hautabsonderungen aufgefangen?	Mit Verbandstoffen, die sofort verbrannt oder in Gefäße mit Desinfektionsflüssigkeit 2 Stunden lang gebracht werden. Das gleiche gilt von allen gebrauchten Verbandstoffen, Vorlagen von Wöchnerinnen und Kehricht.
36. Wie Waschwässer, Badewässer, Schmutzwässer?	Die Desinfektion der Wässer erfolgt mit Chlorkalkmilch, und zwar wird so viel zugesetzt, daß das Gemisch stark nach Chlor riecht, oder Kalkmilch so viel, bis Lackmuspapier blau wird. Dauer 2 Stunden. Bei Badewasser wird aus Rücksicht auf die Ventile eine abgeseihte Chlorkalkmilch genommen. Auch $0{,}2\,\%$ige Caporitlösung ist geeignet.
37. Was geschieht mit den Gefäßen, Waschbecken, Spuckgefäßen, Nachtgeschirren, Steckbecken und Badewannen?	Sie werden nach der Desinfektion des Inhalts gründlich mit verdünntem Kresolwasser oder Sublimatlösung gescheuert. Angesetzte Ränder in Nachtgeschirren werden durch Auswaschen mit verdünnter Salzsäure schnell entfernt.
38. Wie wird das Eßgeschirr desinfiziert?	Es wird in $2\,\%$igem Sodawasser ausgekocht; Messer und Gabeln kommen 1 Stunde in $1\,\%$ige Formaldehydlösung.
39. Was geschieht mit Bett- und Leibwäsche? (Vgl. Nr. 7, Seite 149.)	Sie kommt sofort in ein Gefäß mit $5\,\%$iger Kresolseifen- oder $1\,\%_{00}$ Sublimatlösung, muß von der Flüssigkeit vollständig bedeckt sein und 2 Stunden darin bleiben; dann erst kann sie zum Waschen (Kochen!) gegeben werden.

Frage: **Antwort:**

40. Wie erfolgt die tägliche Desinfektion des Fußbodens?

Er wird täglich einmal mit verdünntem Kresolwasser aufgewischt; sodann aber ist jede Beschmutzung sofort mit einer desinfizierenden Lösung, z. B. Aquazid, gründlich zu reinigen.

41. Wie werden Hände und Körperteile, die infiziert worden sind, behandelt?

Sie werden alsbald in einer der Desinfektionsflüssigkeiten gründlich gebürstet und danach 5 Minuten mit Heißwasser, Seife oder Praecutan und Bürste energisch gereinigt.

e) Schlußdesinfektion.

42. Wie geschieht die Zimmerdesinfektion?

In geschlossenen Räumen wird Formaldehyd (pro cbm Luftraum 5 g Formaldehyd oder 5 ccm Formaldehydlösung und 30 ccm Wasser) verdampft. Nach 4 Stunden frühestens, womöglich erst nach 7 Stunden geschieht, nach vorheriger Entfernung des Formaldehydgases durch Einleiten von Ammoniakgas, das Öffnen des Zimmers.

Die Vornahme dieser Desinfektion liegt geprüften Desinfektoren ob.

43. Wie wirkt Formaldehydgas?

Nur oberflächlich, deshalb muß ihm durch Auseinanderstellen und Ausbreiten der einzelnen Gegenstände tunlichst viel Oberfläche geboten werden.

44. Was geschieht mit den im Zimmer befindlichen großen Gerätschaften, wie Bettstellen, Möbeln?

Alle Möbel, Wände und Fußboden werden nach Formaldehydgasdesinfektion gründlich mit Seifenwasser abgewaschen.

45. Was geschieht nach der Desinfektion am besten mit den Wänden und Lehmböden?

Die Wände erhalten einen frischen Kalkanstrich, die Fußböden aus Lehm werden mit Kalkmilch bestrichen. Tapezierte Wände, die außerdem vorher mit Brot abgerieben sind (Krümel verbrennen!) werden am besten neu tapeziert.

46. Was hat der Genesene vorzunehmen, ehe die Isolierung aufgehoben werden kann?

Alle von ihm seit Beginn der Krankheit getragene Wäsche und Kleidung muß desinfiziert werden, er selbst muß baden.

47. Wie sind die Leichen von Personen zu behandeln, die an ansteckenden Krankheiten gestorben sind? Vgl. S. 161, 180.)

Sie werden in Tücher gehüllt, die mit einer der 3 Desinfektionsflüssigkeiten getränkt sind, dann werden sie in dichte Särge gelegt, die am Boden mit einer reichlichen Schicht Sägemehl, Torfmull oder anderen saugenden Stoffen bedeckt sind.

H. Die Pflege Geisteskranker (Irrenpflege).

Frage:	Antwort:
1. Wo werden Geisteskranke untergebracht?	In Irren-, Heil- und Pflegeanstalten, die zum Teil als offene für leichtere Fälle, zum Teil als geschlossene betrieben werden. In letzteren werden die gemeingefährlichen Kranken in verschlossenen Räumen gehalten.
2. Wie ist im allgemeinen der Verlauf von Geisteskrankheiten (Psychosen)?	**Akute** Geisteskrankheiten geben gewöhnlich eine bessere Voraussage als die **chronischen.** Nachlassen der Erscheinungen (**Remissionen**), freie Zwischenräume (**Intervalle**) täuschen oft völlige Gesundung vor.
3. Auf welche **Ursachen** sind Geisteskrankheiten häufig zurückzuführen? (Vgl. Z. 3, Seite 34.)	a) **Exogene** Ursachen sind Kopfverletzungen, Vergiftungen (Alkohol, Morphium, Kokain), ansteckende Krankheiten, besonders Syphilis (Paralyse, Tabes), ferner Schwangerschaft und Wochenbett. Zu diesen körperlichen Ursachen kommen b) **reaktive**, wie Aufregung, Kummer, und c) **endogene**, besonders die persönliche Veranlagung, die teilweise erblich ist.
4. Welche Geisteskrankheiten sind sicher erblich? (Vgl. Z. 56, Seite 186.)	Angeborener Schwachsinn, zirkuläres Irresein, Epilepsie, Chorea und Schizophrenie, die die Hauptgruppe der endogenen Geisteskrankheiten bildet.
5. Welches sind die häufigsten Krankheitserscheinungen bei Geisteskranken?	a) **Die Veränderung der Stimmung.** Sie kann sich in einer krankhaften Steigerung der Lustgefühle, gehobenem Selbstgefühle, Überschätzung der eigenen Persönlichkeit, starkem Rede- und Betätigungsdrang kundgeben (**manische Erregung**). Diese Kranken sind aufgeregt, zerreißen ihre Kleider usw. bis zur Tobsucht. Sie zeigen stets einen unsteten Tätigkeitsdrang. Die **melancholische Verstimmung** (Trübsinn), **Depression** dagegen setzt sich zusammen aus einer Verlangsamung aller Denktätigkeit und erschwerter Auslösung aller Bewegungen einschließlich der Sprache und Willenshandlungen. Die Kranken sind unentschlossen, ohne jeden Grund verstimmt, oft ängstlich und selbstquälerisch. Gefahr des Selbstmordes trotz scheinbarer Ruhe. Manie und Depression im Wechsel ergeben das **manich-depressive** oder **zirkuläre Irresein.** Die **hypochondrische Verstimmung** ist häufig bei Neurasthenikern. Sie sind reizbar, mißmutig,

Frage:	**Antwort:**
	niedergeschlagen und quälen sich oft mit Gedanken an eine unheilvolle körperliche Krankheit. Selbstmordgefahr. **Hysterische Krankheitszustände** beruhen auf einer erhöhten Beeinflußbarkeit der Vorstellung durch Krankheitsempfindung ohne eigentliche (organische) Veranlassung. Sie können zu Lähmungen von Gliedmaßen, eingebildeter Taubheit, Blindheit usw. führen, auch zu Epilepsie vortäuschenden Krämpfen und Dämmerzuständen. b) **Sinnestäuschungen.** Die Kranken glauben Stimmen und Töne zu hören oder Dinge zu sehen, zu riechen usw., die nicht vorhanden sind (**Halluzinationen**). Oder sie deuten äußere Wahrnehmungen falsch, hören zum Beispiel ein unbestimmtes Geräusch und entnehmen daraus Worte und Reden (**Illusionen**). Da sie zu Abwehrmaßnahmen einerseits oder zu Selbstmord neigen, sind auch diese Kranken gemeingefährlich. Besondere Ideen (**Wahnideen**), Größenwahn, Verfolgungsideen der Kranken erfordern besonders genaue Beobachtung und Berichterstattung an den Arzt.
6. Was ist Verwirrtheit?	Gänzlich ungeordnetes Denken der Kranken mit Verlust der Orientierung.
7. Was sind Delirien, sogenannte delirante Zustände?	Verwirrtheit in Verbindung mit ruhelosem Betätigungsdrang und massenhaften Sinnestäuschungen; sie kommen besonders bei Alkoholismus (Alkoholdelirien, Delirium tremens) und Fieber (Fieberdelirien) vor.
8. Welche Erscheinungen beobachtet man ferner oft bei Geisteskranken?	Abnahme der Geisteskräfte, die sich bis zum Schwachsinn und Blödsinn steigern kann. Veränderung der Triebe, krankhafte Steigerung des Geschlechtstriebes, Steigerung oder Erloschensein des Ernährungstriebes, den Sammeltrieb (Zusammentragen jeden Fadens und Lappens), schließlich den Trieb, alles zu beschmutzen.
9. Welche körperliche Veränderungen machen sich an Geisteskranken bemerkbar?	Veränderungen des Gesichtsausdruckes, mißmutig oder heiter, starr oder stumpf, ferner Schlaflosigkeit, Lähmungen, Krämpfe, Störungen der Sinne, Sprachstörungen (Silbenstolpern), Störungen der Bewegungsnerven, Reizung oder Lähmung der Gliedmaßen usw., Erstarrung in Zwangshaltung (Katatonie, Katalepsie).

Frage:	**Antwort:**
10. Wie werden heute die Geisteskranken in der Anstalt ärztlich behandelt?	Mit verblüffendem Erfolge durch allgemeine Beschäftigungstherapie bis zur eigenen Landwirtschaft der Anstalt.
11. Welche Kuren helfen oft Geisteskranken wieder zum Gesundsein und zur Arbeitsfähigkeit?	Die Fieberkuren (Malaria oder Rekurrens) bei Gehirnerweichung (Paralyse), ebenfalls oft die Schlangengifteinspritzung; bei Schizophrenie der kräftige Insulinschock.
12. Welche besonderen Anforderungen müssen an den Irrenpfleger gestellt werden?	Außer den im Kapitel A angeführten, vom Krankenpflegepersonal zu fordernden allgemeinen Eigenschaften muß der Irrenpfleger Selbstbeherrschung, Sicherheit im Auftreten, Geduld und Ruhe besitzen, die ihm die nötige Autorität gegenüber den Kranken erst ermöglichen. Eine gewisse körperliche Gewandtheit und Körperkraft sind nicht zu entbehren.
13. Welche Aufgabe hat der Irrenpfleger?	Neben der eigentlichen Pflege genaueste Beobachtung der körperlichen (Ziffer 9) und der geistigen (Ziffer 5—8) Krankheitszeichen, und zwar müssen alle Beobachtungen und die einzelnen Äußerungen des Kranken aufgeschrieben und dem Arzte berichtet werden.
14. Wie verhält sich der Pfleger dem Wahnkranken gegenüber?	Aus der Überlegung, daß der Geisteskranke für seine Handlungen in keiner Weise verantwortlich ist, muß sich der Pfleger klarmachen, daß der Wahn sich nicht ausreden läßt. Eine mit Taktgefühl und von Herzen kommender Teilnahme gewählte Form milder Ablehnung, selbst in Form eines leichten Scherzes, wird das Richtige treffen. Nur keine Unwahrheiten und falschen Versprechungen. Alle Aufregungen müssen vermieden werden, daher muß auch der Verkehr mit Anverwandten — je nach ärztlicher Anordnung — eingeschränkt und der Schriftverkehr überwacht werden.
15. Wie beschäftigt man Geisteskranke?	Man sorgt für Lesestoff, der nicht aufregt, vermeidet Tageszeitungen und unterhält sich über das Gelesene. Im allgemeinen schadet etwas Langeweile nichts, denn der Kranke braucht Ruhe! Zerstreuung ist oft vom Übel! Spiele und besonders zweckdienliche Arbeit sind oft die besten Heilmittel für die Kranken.
16. Wie verhält sich der Krankenpfleger	Solange als möglich versucht er durch gütliche Zusprache, Zubettbringen der Erregung der

Frage:	Antwort:

Frage:

unruhigen Kranken gegenüber?

Antwort:

Kranken Herr zu werden. Im äußersten Notfalle tritt der Pfleger, möglichst mit Hilfskräften, dem Angriff eines Kranken oder beabsichtigtem Entweichen entgegen.

Von hinten kommend, dem Kranken die Arme umfassend und an die Körperseite drückend, legt man die eigenen Arme über die Ellbogengelenke des Kranken, um ihn festzuhalten.

Kann man die Arme nicht fassen, so wird lediglich die Brust des Kranken umfaßt und der Kranke etwas hochgehoben usw.

Zwangsmittel (Zwangsgürtel und -jacken) dürfen nur auf ärztliche Anordnung angewandt werden.

17. Wie werden Kranke mit Selbstmordgedanken überwacht?

Alle gefährlichen Werkzeuge, Messer, Gabeln, Scheren, Nadeln, Glassachen, Bänder, Streichhölzer werden entfernt. Überwachung von Fenster und Türen. Das Essen darf nicht selbst geschnitten werden. Das Klosett darf nicht allein besucht werden. Gute Fürsorge für die Arzneien in abgeschlossenem Schranke.

Keinesfalls darf der Pfleger den Kranken auch nur vorübergehend verlassen.

18. Wie begegnet man den Nahrungsverweigerern?

Man muß unterscheiden (individualisieren)! Oft essen die Kranken besser, wenn niemand dabei ist, oder heimlich etwa ihnen im Bette zugesteckte Sachen. Manche essen wieder, wenn ihr Fasten ignoriert wird. Bisweilen muß man die Mahlzeiten im Nebenraum abseits der anderen einnehmen lassen. Als äußerstes kommt Schlundsondenfütterung durch den Arzt in Frage oder künstliche Ernährung vom After aus. (Vgl. Nr. 60, Seite 79.)

19. Welche besondere Pflege erfordern die angeboren Schwachsinnigen und die Idioten, die sogenannten Asozialen?

Sorge für Reinlichkeit und Ordnung, besonders in armen Familien. Regelmäßiges Waschen und Baden, Anhalten zu ordnungsgemäßem Wasserlassen und Stuhlgang.

Sachgemäße Ernährung, gutes Kauen und Mäßigkeit im Essen.

Körperliche Bewegung, Handarbeitsunterricht.

20. Wie verhält sich der Krankenpfleger beim epileptischen Anfall?
(Vgl. 29, 30, Seite 132.)

Der Pfleger hat den epileptischen Anfall genau zu beobachten, ob die Pupillen auf Lichteinfall reagieren, ob blutiger Zungenbiß da ist, ob Urin unter sich gelassen wurde. Er schützt den Kranken vor Verletzungen. Langlegen in Rückenlage. Beengende Kleidungsstücke (Kragen, Hosenbund)

Frage:	Antwort:
21. Was ist erforderlich zur Unterbringung Geisteskranker in einer Heilanstalt?	werden geöffnet. Das Daumenausbiegen usw. nützt nichts und hat deshalb zu unterbleiben. Antrag durch den Ortsarmenverband usw. (wer trägt die Kosten?) und ausführliches ärztliches Zeugnis.

J. Pflege Sterbender. Zeichen des eingetretenen Todes; Behandlung der Leiche.

Frage:	Antwort:
1. Wie hat sich das Pflegepersonal bei Kranken, deren Tod vorauszusehen ist, zu verhalten?	Es muß mit treuer Fürsorge in der Pflege ausharren und die ärztlicherseits getroffenen Anordnungen bis zum letzten Atemzug pünktlich ausführen. Der Kranke darf nicht auf den Gedanken kommen, daß man ihn verloren gibt.
2. Wie bewahrt man im Krankenhaus den Sterbenden vor den Blicken der anderen Kranken und diese vor dem Anblick des Sterbenden?	Durch Vorstellen eines Bettschirmes um das Bett, wenn nicht das Bett mit dem Sterbenden in ein anderes Zimmer gefahren werden kann.
3. Bei eintretender Verschlimmerung im Befinden Schwerkranker, besonders Katholischer, soll die Pflegerin an was denken?	An die rechtzeitige Benachrichtigung des Geistlichen zur Verabfolgung der Tröstungen der Religion.
4. Was sind die Zeichen des herannahenden Todes?	Pulslosigkeit, aussetzendes Atmen (vgl. Nr. 25, S. 38), bisweilen große Unruhe, Unbesinnlichkeit, sodann gebrochenes Auge, kalter Todesschweiß.
5. Was für Zeichen des eingetretenen Todes unterscheiden wir?	Bedingte und untrügliche.
6. Was rechnet man zu den bedingten Todeszeichen?	1. Das Aufhören der Atmung und der Herztätigkeit (Ohr auf die Brust!). 2. Bei Aufträufeln von Siegellack bilden sich weder Rötung noch Blasen auf der Haut. 3. Ein mit einem Faden stark abgeschnürtes Fingerglied wird nicht rot wie beim Lebenden.

Frage:	**Antwort:**
	4. Die im Dunkeln gegen das Licht gehaltene Hand zeigt an den Fingern kein rosafarbenes Durchschimmern.
	5. Der tote Körper nimmt nach einiger Zeit die Temperatur seiner Umgebung an (Todeskälte).
7. Woran kann man bisweilen noch — oder z. B. bei künstlicher Atmung wieder — schwache Atemzüge erkennen?	Ein vor Nase und Mund gehaltener Metallspiegel beschlägt; ein vorgehaltener Federflaum oder eine Kerzenflamme wird bewegt durch die Atmungsluft.
8. Was sind untrügliche Todeszeichen?	1. Die Toten- oder Leichenstarre, die nach 1 bis 2 Stunden am Unterkiefer und Genick beginnt; nach 8 Stunden ist der ganze Körper bis zu den Beinen erstarrt. Die Totenstarre dauert einen bis mehrere Tage.
	2. Die Toten- oder Leichenflecke. Wenige Stunden nach dem Tode erscheinen an den nach unten liegenden Teilen der Leiche blaurote Flecken; die durch das Liegen gedrückten Stellen bleiben weiß.
	3. Eintrocknen der Hornhaut und Weichwerden des Augapfels.
	4. Fäulniserscheinungen, und zwar Leichengeruch, Austritt übelriechender Flüssigkeit aus Mund und Nase, Auftreibung und grünliche Färbung des Unterleibes.
9. Wie lange soll der Verstorbene auf seinem Lager liegenbleiben?	Bis der Tod durch den Arzt festgestellt ist; im allgemeinen jedoch 2 Stunden.
10. Zu welcher Zeit soll im Krankenhaus die Leiche nach der Totenkammer überführt werden?	Zu einer Zeit, in der der Transport von anderen Kranken nicht bemerkt wird.
11. Wie muß die Leiche vor Eintritt der Totenstarre besorgt werden? (Vgl. Seite 155 Ziffer 47, Seite 180 Ziffer 23.)	Die Leiche wird, wenn nötig, gewaschen, Verbände werden entfernt, Schmuck und künstliches Gebiß werden abgenommen (gut aufbewahren!). Die Leiche wird unmittelbar nach dem Tode im Bett geradegestreckt, die Hände über der Brust oder dem Leib gefaltet; die Augenlider werden sanft zugedrückt, der Mund durch Hochbinden des Unterkiefers geschlossen, die Leiche nur mit einem Laken zugedeckt.

Frage:	Antwort:
12. Wer hat in der Privatpflege die standesamtliche Meldung des eingetretenen Todes zu vollziehen?	Die Pflegerin hat dafür zu sorgen, daß das Familienhaupt oder derjenige, in dessen Behausung der Tod erfolgte, spätestens am nächsten Wochentage die Anzeige erstattet (**Personenstandsgesetz** vom 5. November 1937).

VII. Volksgesundheitspflege.

A. Wochenpflege.

1. Welche Zeit umfaßt das Wochenbett?	Wochenbett nennen wir die ersten 6 Wochen nach Beendigung der Geburt, in denen sich die Schwangerschaftsveränderungen, besonders die der Gebärmutter zur Norm zurückbilden; die ersten Tage unter schmerzhaften Nachwehen.
2. Wann darf eine Pflegerin niemals den Dienst bei der Wöchnerin antreten?	Wenn sie unmittelbar vorher Personen mit ansteckenden Krankheiten, besonders mit Kindbettfieber, Rose, Eiterungen, Diphtherie oder Scharlach gepflegt hat.
3. Welche Krankheit droht jeder Wöchnerin?	Das Wochenbett- (Kindbett-) Fieber, das auf dem Eindringen von Krankheitskeimen in die Geburtswege während der Geburt oder bei der Wochenpflege beruht!
4. Wie kann dies nahezu mit Sicherheit vermieden werden?	Durch peinlichste Asepsis bei der Geburt und größte Sauberkeit bei der Wochenpflege.
5. Was ist bei allen Wöchnerinnen regelmäßig zu beobachten?	Temperatur und Puls, weil Erhöhung der Temperatur fast immer den Verdacht auf Kindbettfieber erweckt, die Brustdrüsen, der Wochenfluß und Stuhlgang.
6. Wann ist sofort der Arzt zu benachrichtigen?	Wenn die Temperatur auf 38^0 C in der Achselhöhle steigt, bei allen Stillstörungen, wenn der Wochenfluß zu riechen anfängt oder plötzlich ganz aufhört, schließlich bei anhaltenden auch geringen Blutungen wegen Verdachtes auf Nachgeburtsreste.
7. Was hat die Pflegerin für die Wochenpflege vorrätig zu halten?	Waschgelegenheit und womöglich abgekochtes heißes und kaltes Wasser, die ärztlich verordneten Desinfektionsmittel, Spülkanne mit ausgekochtem Gummischlauch und je einem Mutterrohr und Afterrohr, Steckbecken, Fieberthermometer, sterile Watte, dreieckige Tücher, $1/_2$ Liter Weingeist.
8. Wie ist das Wochenbettzimmer zu wählen?	Groß und ruhig ohne überflüssigen Inhalt, besonders ohne Staubfänger. Die Lüftung soll ohne Zug möglich sein, da die Wöchnerin wegen ständig

Frage:	**Antwort:**
	feuchter Haut besonders empfindlich ist gegen jede Erkältung.
9. Welche Temperatur soll das Wochenbettzimmer haben?	19° C.
10. Wie soll das Wochenbett beschaffen sein?	Es soll freistehen, womöglich eine dreiteilige Matratze und keine Federbetten haben; das Kopfende wird durch Kissen ein wenig erhöht, das Fußende zum Stützen mit dickem Querpolster versehen. In der Mitte des Bettes wird über das Bettlaken eine breite Gummiunterlage gelegt und darüber eine noch breitere Leinenunterlage. Zum Zudecken dient nur eine Steppdecke oder eine überzogene wollene Decke.
11. Wie wird die Wöchnerin alsbald nach der Entbindung gelagert?	Die Frau soll im Wochenbett vollste körperliche und seelische Ruhe haben, deshalb müssen alle Aufregungen, auch Besuche von ihr ferngehalten werden. Die ersten 3 Tage ist nur Rückenlage gestattet. Um den Leib wird zur guten Rückbildung der Bauchdecken ein festgewickeltes Handtuch gelegt.
12. Wann darf die Wöchnerin erst aufstehen?	Am 9. Tage, wenn nicht andere ärztliche Verordnungen getroffen sind. Das um den Leib gewickelte Handtuch wird beim Aufstehen durch eine passende Leibbinde ersetzt, um der Bildung eines Hängebauchs vorzubeugen.
13. Wann wird das erste Umbetten vorgenommen?	Frühestens am 2. Tage mit Hilfe der Hebamme unter ängstlichem Vermeiden unnötiger Bewegung und Abkühlung.
14. Wann und wie soll die Wäsche gewechselt werden?	Sobald sie verunreinigt ist; frische Wäsche muß gut durchwärmt sein.
15. Wie soll die Ernährung der Wöchnerin sein?	Die ersten Tage flüssig, Suppendiät, dann leicht und naturgemäß. Stillende Frauen sollen viel trinken, besonders viel Milch, aber keinen Alkohol, nicht stillende möglichst wenig Flüssigkeit aufnehmen. Strengstes Nikotinverbot!
16. Wann erfolgt gewöhnlich der erste Stuhlgang?	Erst am 3. oder 4. Tage, erstmalig nach einem Eßlöffel Rizinusöl. Späterhin keine Abführmittel, weil sie in die Milch übergehen, sondern Obst zur Stuhlregelung, notfalls Einlauf.
17. Was geschieht bei Harnverhaltung?	Wenn trotz Bärentraubenteegaben nach 24 Stunden noch kein Wasser gelassen ist, entleert die Pflegerin die Harnblase durch Einführen eines Glas- oder Silberkatheters, sorgsam ausgekocht

Frage:	Antwort:
	und nicht berührt, in die gut sichtbar gemachte und desinfizierte Harnröhrenmündung der Wöchnerin. Größte Vorsicht ist nötig, wegen Gefahr eines Blasenkatarrhes.
18. Was ist Wochenfluß?	Eine Wundabsonderung aus den Geburtsorganen.
19. Wie sieht der Wochenfluß aus?	In den ersten 2 Tagen blutig, dann braunrot, am 5. und 6. Tage eiterähnlich, gelblich, vom 8. Tage an dünnflüssig. Der Wochenfluß hat einen faden, süßlichen Geruch.
20. Wie lange hält der Wochenfluß an?	Bei stillenden Frauen 4—6 Wochen, bei nichtstillenden bisweilen 2—3 Monate.
21. Wann tritt das erste Unwohlsein wieder auf?	Nach 4—6 Wochen bei Nichtstillenden, bei stillenden Frauen meist erst, wenn das Kind entwöhnt ist. Wiedereintritt der Periode ist kein Grund zum Abstillen!
22. Wie wird der Wochenfluß aufgefangen?	Durch eine Vorlage aus steriler Wundwatte, die am besten mit dreieckigem, sauberem Leinentuch befestigt wird; 3—4 mal täglich Wechsel.
23. Was geschieht mit der gebrauchten Watte und der beschmutzten Wäsche?	Die Watte wird verbrannt, die Wäsche in Sodalösung gekocht, dann gewaschen und geplättet.
24. Wann muß die beschmutzte Watte dem Arzt aufgehoben bzw. dieser benachrichtigt werden?	Wenn der Wochenfluß faulig riecht, sehr stark ist oder länger als 4 Tage blutig bleibt, wegen des Verdachtes, daß noch Plazentareste in der Gebärmutter zurückgeblieben sind.
25. Wie geschieht die Reinigung der Wöchnerin?	Außer der regelmäßigen Abwaschung von Gesicht und Händen, sowie Haarkämmen ist täglich mindestens zweimal Waschen der Gesäßgegend mit abgekochtem, lauwarmen Wasser erforderlich. Dazu wird die Wöchnerin auf eine am Rand durch Lysol desinfizierte und erwärmte Bettschüssel gelegt, die Beine leicht gespreizt; Abspülen mit dem Strahl der sterilen Spülkannenflüssigkeit, Abtrocknen mit reiner Wundwatte; Vermeiden jeder Berührung mit den Händen!
26. Bei Reinigung des Afters darf nur wie gewischt werden?	Von den Geschlechtsteilen nach dem After, nicht umgekehrt, damit keine Wundinfektion (Kindbettfieber) eintritt.
27. Wann ist besondere Vorsicht nötig?	Bei Dammrissen. Die Dammnaht darf nicht verunreinigt werden, damit keine Infektion ein-

Frage:	**Antwort:**
	tritt. Die Wöchnerin darf sich nur vorsichtig bewegen, damit die Naht nicht reißt.
28. Sind Scheidenspülungen bei Wöchnerinnen erlaubt?	Nein, nur auf ausdrückliche ärztliche Anordnung.
29. Wie werden sie ausgeführt?	Bei leicht gespreizten Beinen werden die Schamlippen auseinandergezogen und das ausgekochte Mutterrohr wird bei fließender Spülflüssigkeit so tief in die Scheide eingeführt, als es ohne Schmerz geschehen kann.
30. Welche Erkrankung kann noch im Anschluß an die Geburt auftreten?	Die Thrombose im Bein, seltener im Becken. Sie beginnt mit Schmerzen und Schwellung des Beines, Spannung und Rötung der Haut. Das Bein muß hochgelagert und zwischen Kissen oder auf einer Schiene ruhiggestellt werden.
31. Wie kann die Brust zum **Stillgeschäft** vorbereitet werden?	In den letzten Monaten der Schwangerschaft werden die Brustwarzen durch tägliches Waschen, möglichst mit verdünntem Spiritus abgehärtet; Hohlwarzen werden mit Milchsaugern herausgesogen.
32. Wie werden die Brüste während des Nährgeschäfts gepflegt? (Vgl. Z. 15.)	Durch peinliches Abwischen mit ausgekochtem Mull- oder Leinewandläppchen oder Watte und abgekochtem Wasser, evtl. auch mit Weingeistzusatz, nach jedem Anlegen des Kindes.
33. Wenn die Warzen oder auch andere Stellen der Brust schmerzen, muß was geschehen?	Meldung an den Arzt, weil wundgesogene Warzen leicht Anlaß zu schweren Entzündungen und Eiterungen der Brust werden können.
34. Wie kann der Schmerz bis zur Ankunft des Arztes gelindert werden?	Durch Hochbinden der Brust.
35. Wie können die Warzen vor Wundsein geschützt werden?	Durch sogenannte Warzenhütchen aus Gummi oder Bestreichen der Warzen mit Gaudanin (eine Paragummilösung).
36. Was sind Milchknoten?	Die sich in den ersten Tagen durch das Einschießen der Milch in den Brüsten bildenden schmerzhaften Knoten. Die Pflegerin vermag sie nicht mit Sicherheit von entzündlichen Anschwellungen zu unterscheiden. Sie treten oft auch später auf, besonders wenn die Brust nicht genügend entleert wird.

Frage:	Antwort:
37. Warum ist das Gestilltwerden von so großer Bedeutung für das Kind?	Die Muttermilch ist die von der Natur für das Kind bestimmte Nahrung mit den ihm nötigen Nährstoffen. Sie enthält außerdem Schutzstoffe gegen ansteckende Krankheiten, wird nie zersetzt und verunreinigt.
38. Hat das Stillen irgendwelche Nachteile für die Frau?	Nein! Es wirkt sich im Gegenteil auf eine bessere Rückbildung der Geschlechtsorgane aus. Es ist nicht der Fall, daß stillende Mütter frühzeitig altern und verblühen!
39. Wann nur ist der Mutter das Stillen zu verbieten?	Bei schweren Erkrankungen der Mutter (Lungen-, Herz-, Nierenleiden) und sehr fehlerhaften besonders eingezogenen Brustwarzen (evtl. Abspritzen und füttern). Stets wird vor dem Zufüttern der Arzt gefragt.

B. Säuglingspflege.

1. Worauf kommt es bei der Säuglingspflege vor allem an?	Auf peinlichste Reinlichkeit bei der Pflege, und auf gewissenhafteste Überwachung der Ernährung; auf Fernhaltung aller, auch leicht infizierter Personen.
2. Wann übernimmt die Pflegerin das Neugeborene von der Hebamme?	Wenn es abgenabelt und gebadet ist, eine Einträufelung von 1%iger Höllensteinlösung in die Augen und einem sterilen Nabelverband bekommen hat.
3. Was ist für die Säuglingspflege bereitzuhalten?	Badewanne; sterile Mullkompressen und Nabelbinde; Puder; die erforderliche Kleidung, und zwar ein hinten offenes Hemdchen und Jäckchen aus weichem Stoff, Windeln, und zwar je eine weiße dünne und eine wollene, Flanelltuch und Gummiunterlage; eine eigene Lagerstätte für den Säugling, und zwar ein auf Füßen stehendes Kinderbett oder entsprechend gestellter Korb mit Roßhaar- oder Seegrasmatratze oder sonstiger fester Unterlage, einer leichten Decke und evtl. einem Kissen zum Zudecken (kein Kopfkissen!); zwei Emailleschälchen, eins für abgekochtes Wasser und ausgekochtes Mull- oder Leinewandläppchen zum Reinigen der Augen, eins mit Alkohol; Uhr; Säuglingswaage, Waschvorrichtung, Thermometer.
4. Warum sind Emailleschälchen zu empfehlen?	Weil sie mit dem Läppchen und Saugpfropf zusammen ausgekocht und steril aufbewahrt werden können. Der Deckel wird erst vor dem Gebrauch abgenommen.

Frage:

Antwort:

5. Wie wird eine **Windelpackung** ausgeführt?

Auf dem Wickeltisch wird ein Flanelltuch ausgebreitet, darauf eine dicke und eine dünne weiße Windel dreieckig zusammengelegt, die über dem Säugling eingeschlagen und so verknotet werden, daß die Knoten nicht drücken können; Einwickeln in das Flanelltuch. Gummihöschen sind nur bei älteren Kindern zu empfehlen.

6. Wie muß der gesunde Säugling beschaffen sein?

Das gesunde Neugeborene hat ein Durchschnittsgewicht von 3300 g bei 50 cm Länge. Es hat eine rosige Gesichtsfarbe, gut ausgeprägte Finger- und Zehennägel und feines Wollhaar auf der Haut, das sich bald verliert. Die Temperatur beträgt 36,9°C im Darm, der Puls 120—140 Schläge und die beschleunigte Atmung 35—40 Atemzüge in der Minute.

7. Welche unbedenklichen Vorgänge beobachtet man bei einem gesunden Säugling?

Eine gelbliche Verfärbung der Haut, die nach etwa einer Woche wieder verschwindet, und bisweilen Anschwellen der Brüste, die dann eine milchartige Flüssigkeit absondern (Hexenmilch).

8. Wie ist die Verdauung beim gesunden Säugling?

Die ersten 3 Tage wird noch grünschwarzes „Kindspech" entleert, dann folgen die gelben breiigen Milchstühle 2—4mal täglich.

9. Wie oft uriniert der Säugling?

Etwa doppelt so oft, als er Mahlzeiten bekommen hat.

10. Was versteht man unter physiologischer Gewichtsabnahme?

Durch die geringe Nahrungsaufnahme, aber reichliche Abgänge entsteht ein Gewichtsverlust — bis zu 10% des Anfangsgewichts —, der sich aber nach 2 Wochen wieder ausgeglichen hat.

11. Wie ist die normale **Gewichtszunahme beim Säugling**? (Vgl. Z. 22.)

Die Gewichts- und Wachstumskurve soll eine stetig ansteigende sein. Als Durchschnittszahlen gelten für die Gewichtszunahme für eine Woche 150—200 g. Das Anfangsgewicht soll nach $^1/_2$ Jahr verdoppelt, nach 1 Jahr verdreifacht sein.

12. Wie verhält sich der gesunde Säugling? (Vgl. Z. 57.)

Er schläft zwischen den Mahlzeiten und schreit nur, wenn er hungrig ist, naß liegt oder sonstiges Unbehagen empfindet.

13. Wie entwickelt sich der gesunde Säugling?

Im 2. Monat verfolgt der Säugling vorgehaltene Gegenstände mit den Augen, reagiert auf Geräusche und lächelt, das Köpfchen wird gehoben. Vom 5. Monat an sitzt er mit Unterstützung, vom 6. Monat an fast frei. Das Sitzen und Laufen zu unterstützen, ist aber falscher Ehrgeiz der Eltern; es ist wichtig und natürlich, daß das Kind sich

Frage:	Antwort:
	körperlich selbständig entwickelt, am besten in einem Kindergatter. Im 5. Monat Zahndurchbruch — es gibt kein Zahnfieber! —, mit $^3/_4$ Jahr Beginn des Laufens. Wer erst nach einem Jahr laufen lernt, ist verdächtig auf Rachitis (englische Krankheit).
14. Wann soll das Neugeborene zum ersten Male angelegt werden?	Frühestens 6, meist 12 Stunden nach der Geburt, damit die Wöchnerin zunächst Ruhe hat; es kann auch ohne Schaden bis zu 24 Stunden gewartet werden.
15. Wie geschieht das Anlegen?	Vorher wäscht die Pflegerin sich und der Wöchnerin die Hände, dann wird die Brustwarze mit abgekochtem kalten Wasser und Mull- oder Leinewandläppchen oder Watte gewaschen. Die Wöchnerin legt sich etwas auf die Seite, deren Arm das Kind aufnimmt und faßt zwischen Zeige- und Mittelfinger der anderen Hand die Brustwarze, um sie dem Kind in den Mund zu schieben. Diese Finger bleiben liegen und halten die Brust von der Nase des Säuglings fern, damit er während des Saugens atmen kann.
16. Wie lange soll das Kind an der Brust liegenbleiben?	Bis es satt ist, also etwa $^1/_4$ Stunde bis 20 Minuten. Wenn es nicht mehr schluckt, sondern nur lutscht, wird es abgenommen, weil das Kind durch Saugen ohne Trinken leicht Erbrechen bekommt und die Warzen wund werden.
17. Wie oft soll das Kind angelegt werden?	Ganz regelmäßig; gewöhnlich 5 mal in Abständen von 4 Stunden und mit einer nächtlichen Pause von 8 Stunden, die für Mutter und Kind sehr wichtig ist; also früh 6 Uhr, 10, 14, 18 und 22 Uhr.
18. Welche Brust wird gegeben?	Für eine Mahlzeit immer nur eine, und zwar abwechselnd; nur im Notfall beide.
19. Wieviel soll der Säugling täglich an der Brust trinken?	Am 1. Tage 10 g zu jeder Mahlzeit, dann täglich um 10 g je Mahlzeit steigend bis zum 10. Tage, also von täglich 50 g bis $^1/_2$ Liter Ende der 2. Woche und $^3/_4$ Liter Ende des 2. Monats. Durchschnittlich nimmt der Säugling in den ersten Monaten $^1/_6$, später $^1/_7$ seines Körpergewichtes täglich zu sich.
20. Wie kann man kontrollieren, ob das	Durch Feststellung des Gewichts vor und nach dem Trinken.

Frage:	**Antwort:**
Neugeborene genug Nahrung erhält?	
21. Wie sieht eine Säuglingswaage aus?	Es ist eine auf einer exakten Dezimalwaage ruhende Blechmulde, in die der Säugling mit seiner Kleidung gelegt wird.
22. Wieviel soll der Säugling überhaupt wiegen? (Vgl. Z. 11.)	Bei der Geburt wiegt ein Knabe durchschnittlich 3400, ein Mädchen 3200 g, nimmt in den ersten 4 Tagen an Gewicht ab, erreicht in der Mitte oder Ende der 2. Woche das Anfangsgewicht wieder und soll nun ungefähr im ersten Vierteljahr 3×70, im zweiten 2×70 und im dritten 1×70 g wöchentlich zunehmen.
23. Wie lange soll ein Kind gestillt werden?	Wenigstens 6, wenn irgend möglich bis zu 9 Monaten. Besonders wichtig ist das Stillen im Sommer, wo durch künstliche Ernährung leicht Ernährungsstörungen auftreten.
24. Was soll geschehen, wenn eine Mutter nicht stillen kann?	Es ist wichtig, daß der Säugling wenigstens einige Wochen Muttermilch hat; langt sie bei der Mutter nicht zu oder kann die Mutter überhaupt nicht stillen, so muß das Fehlende durch künstliche Nahrung ersetzt werden. Handelt es sich um kranke oder schwächliche Säuglinge, so soll man versuchen, Ammenmilch oder Milch von einer Frauenmilchsammelstelle zu bekommen.
25. Was ist bei **Flaschenernährung** als ganz besonders wichtig von der Pflegerin zu verlangen?	Die größte Pünktlichkeit, Sauberkeit und Vorsicht.
26. Was haben wir als Ersatz für Muttermilch?	Die Kuhmilch, die allerdings viel weniger Vitamin C enthält (nur $^1/_6$), weniger süß ist bei etwa gleichem Fettgehalt, aber reicher an Eiweiß und Salzen.
27. Woher soll die Milch beschafft werden?	Tunlichst aus einer als zuverlässig bekannten, womöglich für Kindermilchlieferung zugelassenen Molkerei. Ist das nicht möglich, aus einem nahe gelegenen Stalle, weil die Milch auf längerem Transport, besonders in der heißen Zeit, leidet. Ferner sollen die Kühe mit Trockenfutter, nicht mit Rübenschnitzel oder Kohl gefüttert sein.

Frage: **Antwort:**

28. Was geschieht mit der Milch sogleich nach Empfang?

Sie wird sofort nach Empfang mehrere Minuten gekocht und dann gut zugedeckt in demselben Gefäß am kühlen Ort aufbewahrt. Sterilisierte oder pasteurisierte Milch darf nur erwärmt, nicht aufgekocht werden.

29. Welcher Kochapparat ist am praktischsten?

Der sogenannte Soxhletsche Apparat: die Milch wird nicht im Topf, sondern alle für einen Tag nötigen, milchgefüllten Flaschen werden auf einem Gestelle im Wasserbad gekocht. Die Flaschen sind mit einer Gummiplatte (die sich beim Abkühlen der Milch von selbst einzieht) verschlossen und brauchen dann zum Gebrauch nur erwärmt zu werden (vgl. Seite 68).

30. Wie lange soll die Milch gekocht werden? (Vgl. Z. 88, Seite 59.)

3—5 Minuten. Durch längeres Kochen werden wichtige Nahrungsstoffe (Vitamine) zerstört, die lebensnotwendig sind. Sehr lang sterilisierte Milch ruft Skorbut (Barlowsche Krankheit) hervor.

31. Wie wird die Kuhmilch verdaulicher und der Frauenmilch ähnlicher gemacht?

Die Kuhmilch wird verdünnt und bekommt immer einen Zusatz von 5% Zucker. In den ersten Monaten verdünnt man die Milch mit einer Schleimabkochung (1—3 Eßlöffel Haferflocken, Graupen oder Reis mit 1 Liter Wasser 1 Stunde lang kochen, durchseihen und mit abgekochtem Wasser wieder zu 1 Liter auffüllen), vom 4. Monat an mit einer Mehlabkochung (30 g Weizen-, Hafer- oder Reismehl mit 1 Liter Wasser bis zu 20 Min. lang kochen, durchseihen und mit abgekochtem Wasser wieder zu 1 Liter auffüllen).

32. Welche Fettmischungen empfehlen sich als Heilnahrung für den Säugling?

Am besten ist die sogenannte **Buttermehlnahrung.** Für die ersten 3—4 Wochen werden 2 Teile Milch und 3 Teile Wasser genommen, dazu 3% Butter, 3% Weizenmehl und 4% Zucker getan. Die Butter und das Weizenmehl werden über leichter Flamme geröstet. Also auf 1 Liter berechnet: 30 g Butter, 30 g Weizenmehl als Einbrenne in 400 g Milch + 600 g Wasser, dazu 40 g Zucker und etwas Salz.

Vom 2. Monat an bis zum 5. wird halb Milch halb Wasser und 5% Zucker an Stelle vorstehender Mengen gegeben.

Die Buttermehlnahrung wird in einer täglichen Menge von anfangs 500—600, später 800—900 g

Frage:	**Antwort:**
	verabreicht. Über 1 Liter darf von Fettnahrungen nie gegeben werden; die Kinder brauchen bei Fettmischungen stets weniger, als bei Zuckermehlmischungen.
	Buttermehlnahrung ist nicht billig. Im Notfall kann gute Margarine dazu verwendet werden.
33. Wie wird normalerweise die Flaschenmilch verdünnt?	In den ersten zwei Monaten $1/_3$-Milch (1 Teil Milch und 2 Teile Haferschleim), vom 3. Monat ab Halbmilch, vom 4. Monat an $2/_3$-Milch, ab 6. Monat $3/_4$-Milch und nach 1 Jahr Vollmilch, immer mit Zusatz von $5^0/_0$ Zucker.
34. Wie kann man ohne Waage die ungefähren Gewichtsmengen von Mehl, Zucker, Butter annehmen?	Durch Tee- und Eßlöffelfüllung. 1 gestrichener Teelöffel Weizenmehl = 5 g 1 gehäufter Eßlöffel Weizenmehl = 20 g 1 gestrichener Teelöffel Zucker = 5 g 1 gehäufter Eßlöffel Zucker = 25 g 1 gestrichener Teelöffel Butter = 7 g 1 gestrichener Eßlöffel Butter = 15 g
35. Welcher Zucker ist zu nehmen?	Meist Kochzucker oder Traubenzucker, auf ärztliche Anordnung Milchzucker, der leicht abführt, oder Malzsuppenextrakt, der stärker, oder Honig, der stark abführt; dagegen wirken Malzzucker und Soxhlets Nährzucker stopfend.
36. Sind Kindermehle zu empfehlen?	Sie sind zur Zeit teuer und entbehrlich. Gut ist das Aletemilchpulver.
37. Ist völlig ausgemahlenes Mehl, sog. schwarzes Mehl brauchbar?	Ja. Aber nicht vor dem 5.—6. Monate des Säuglings. Bis dahin nehme man, wenn irgend möglich, weißes Mehl.
38. Wieviel gibt man jedesmal dem Säugling in die Flasche?	Von ca. 60 g am Ende der 1. Woche steigend bis auf 200 g im 5. Monat.
39. Wieviel Milch und Zucker soll bei künstlicher Ernährung ein Säugling täglich bekommen?	Als Durchschnitt etwa $1/_6$ seines Gewichtes an Trinkgemenge und $1/_{100}$ an Zucker, auf 5 Mahlzeiten verteilt.
40. Wie warm soll die Milch sein?	Wenn man die Flasche über dem äußeren Augenwinkel gegen die Schläfe hält, muß man eine angenehme Wärme empfinden.
41. Wie gibt die Pflegerin die Flasche?	Sie hält die Flasche etwas schräg, aber nicht so, daß das Kind Luft mit einsaugt. Nach der ersten

Frage:	**Antwort:**
	Hälfte wird das Kind einen Moment aufgerichtet, bis es 1—2 mal aufgestoßen hat, dann trinkt es die zweite Hälfte ruhiger aus und speit seltener.
42. Was geschieht mit der Flasche nach dem Trinken?	Die nicht getrunkene Milch wird stets weggegossen, die Flasche mit Salz oder Sodalösung sofort gründlich gereinigt, mit reinem Wasser nachgespült und umgestülpt aufbewahrt. Der Sauger wird auch in heißem Sodawasser gut gesäubert, nachgespült und trocken aufbewahrt.
43. Woraus sollen die Saugpfropfen sein?	Aus braunem Gummi, nicht aus Kautschuk, weil dieser zuweilen Arsen enthält.
44. Wie groß soll das Loch in der Spitze sein?	Wenn man die umgekehrte Flasche schräg hält, soll die Milch langsam herausträufeln.
45. Was für Saugvorrichtungen sind zu verwerfen?	Solche mit langen Zinn- oder Gummiröhren, weil sie nicht sauber gehalten werden können.
46. Dürfen Saugpfropfen ohne Flasche dem Kind gegeben werden?	Unter keinen Umständen; „Lutscher" oder „Zulpe" sind oft schuld an Verdauungsstörungen und Mundinfektionen.
47. Was darf dem Säugling außer der Milch verabreicht werden?	Im Anfang gar nichts, vom 2. Monat an als Beikost roher Fruchtsaft (Apfelsinen, Zitronen, Tomaten, Karotten) mit Zuckerzusatz, später geriebener Apfel; vom 5. Monat an dünner Grießbrei oder Brühreis, Gemüsebrei (Spinat, Möhren, Blumenkohl), Obstmus, auch Kartoffeln.
48. Was ist für den Säugling wichtig neben der zweckmäßigen Ernährung?	Viel Luft und — vorsichtig — Sonne und Strampelmöglichkeit. Vom 3. Monat an ist etwas Gymnastik mit zeitweiser Bauchlage sehr gut.
49. Wie oft wird der Säugling gebadet?	Im 1. Lebensjahre täglich. Jedoch wegen der Nabelwunde erst vom 6. Lebenstage an.
50. Wie warm und wie lange?	35—36° C, 5 Minuten lang.
51. Wie wird das Kind im Bad angefaßt?	Man faßt mit dem Unterarm unter den Schulterblättern hin, die Finger in der Achselhöhle, Daumen auf der Schulter. Die andere Hand bleibt frei zum Bespülen und Abwaschen des Säuglings mit dem Lappen. Umdrehen zum Waschen der Rückseite. Nach dem Bad gut abtrocknen und einpudern!

Frage:	**Antwort:**
52. Soll der Mund des Säuglings regelmäßig mit ausgewaschen werden?	Nein, beim gesunden Kind ist es überflüssig. Vor allem darf das Badewasser weder zum Auswaschen des Mundes noch der Augen benützt werden.
53. Welche Bedeutung hat die Nabelschnur?	Das neugeborene Kind wird vom mütterlichen Blut ernährt, das vom Mutterkuchen aus durch die Nabelschnur strömt. Vom Augenblick der Geburt an atmet das Kind durch die Lungen, kann Nahrung durch die Verdauungswerkzeuge aufnehmen und braucht die Nabelschnur nicht mehr. Sie wird bei der Geburt steril abgebunden, durchtrennt. Der am Kind befindliche Nabelschnurrest fällt am 4.—6. Tage ab. Der andere Teil der Nabelschnur hängt am Mutterkuchen und wird mit diesem und den Eihautresten zusammen als Nachgeburt kurz nach der Geburt des Kindes ausgestoßen.
54. Als was ist der Nabel beim Neugeborenen anzusehen?	Als frische Wunde und muß deshalb genau so steril behandelt werden. Es wird sogleich nach dem Bad der Nabelschnurrest auf sterile Kompressen gelegt, steril bedeckt und der Verband mit der Nabelbinde festgehalten.
55. Was muß bei Nabelblutungen geschehen?	Sofortiges Herbeirufen des Arztes, bis dahin steriler Druckverband.
56. Warum soll das Kind nicht im Bett der Amme oder Mutter liegen, außer wenn es trinkt?	Weil es im Schlaf hinausgeworfen oder erdrückt werden könnte.
57. Was bedeutet das Schreien des Säuglings gewöhnlich? (Vgl. S. 167, Z. 12.)	Hunger, Naßliegen oder Unbehagen durch Wundsein. Die Pflegerin soll versuchen, die Ursache festzustellen. Ist das Kind hungrig, so soll trotzdem nicht von den regelmäßigen Mahlzeiten abgewichen werden, sie dürfen höchstens etwas reichlicher gegeben werden. Keinesfalls darf durch Wiegen, Schaukeln und Umhertragen das Kind verwöhnt werden. Unterbleibt dies, so wird das Kind sehr bald auch bis zur Mahlzeit schlafen und das Schreien unterlassen.
58. Welche Säuglingskrankheit ist besonders wichtig?	Der akute Brechdurchfall, besonders im Sommer (Sommerdiarrhoe), der vielfach als Überhitzung, begünstigt durch zu warmes Einbetten, heiße Stubenluft (Küchenofen usw.) aufgefaßt wird.

Frage:	Antwort:
59. Was muß die Pflegerin bis zur Ankunft des herbeigerufenen Arztes tun?	Es muß dafür gesorgt werden, daß unbedingt jede Milch weggelassen wird; Flüssigkeit wird nur als leicht gesüßter Fencheltee zugeführt.
60. Was deutet auf Verdauungskrankheiten hin?	Schlaffheit der Haut, aufgetriebener Leib, bisweilen Temperatursteigerungen, wenn dabei die Entleerungen wäßrig sind und mit einzelnen weißen Stücken, wie von gehackten Eiern, durchmengt, oder ungewöhnlich grün aussehen, übel riechen. Verstopfung beruht bisweilen auf Überernährung.
61. Was wird da für den Arzt aufgehoben?	Eine Windel mit Stuhlgang.
62. Wie wird das Wundwerden des Kindes verhindert?	Es werden alle Hautfalten, besonders am Hals und die an den Schenkeln nach dem Bad bzw. nach den Ausleerungen gut getrocknet und eingepudert.
63. Welche Bedeutung hat die Gelbsucht der Neugeborenen?	Sie ist meist vollständig ungefährlich.
64. Welche Bedeutung haben Augenentzündungen bei Neugeborenen (Blenorrhoe)?	Sie sind stets als gefährlich und ansteckend anzusehen und erfordern Hinzuziehung eines Arztes, da in wenigen Tagen Erblindung eintreten kann. Ausfluß und Scheidenentzündung kommt auch bei Kindern vor und kann gefährlich, sowie sehr ansteckend sein. Diese Erkrankungen beruhen meist auf Gonorrhöe.
65. Welche Bedeutung haben weiße Flecken der Mundschleimhaut?	Das sind Schwämmchen oder **Soor**, eine Mundkrankheit, die durch Unreinlichkeit entsteht und zu schweren Entzündungen der Mundschleimhaut führen kann und damit zu ernsten Störungen in der Nahrungsaufnahme. Ärztliche Behandlung ist erforderlich.
66. Sind Säuglingskrämpfe (Spasmophilie) gefährlich?	Ja, besonders der Kehlkopf- oder Stimmritzenkrampf, bei dem die Kinder sterben können.
67. Was für Hautausschläge kommen beim Säugling vor?	Die vom Wundsein der Geschlechtsteilfalten ausgehenden Eiterblütchen, Milchschorf und Säuglingsekzem, die meist Ausdruck der exsudativen Diathese sind, Rose (Erysipel) und die Schälblasen, die gutartig sein, aber auch auf angeborener Syphilis beruhen können und anstecken.

Frage:	**Antwort:**
68. Was ist **Rachitis**?	Die sogenannte englische Krankheit, bei der die Knochen weich bleiben (Rosenkranz, Schwitzen am Hinterkopf, Kraniotabes, Bein- und Armverkrümmungen, Neigung zu Stimmritzenkrampf, unregelmäßiges Zahnen).
69. Was gibt es für angeborene Fehler?	Hasenscharten, Gaumenspalten, Wolfsrachen, Schiefhals, Fingerverwachsungen, Eingeweidebrüche, Hüftgelenksverrenkung, Klumpfüße usw. Alle diese Fehler erfordern Herbeiziehung des Arztes.

C. Gesundheitliche Vor-, Für- und Nachsorge.

1. Auf was erstreckt sich die gesundheitliche Fürsorge? (Vgl. S. 181, Ziffer 32.)	Von den Gesundheitsämtern werden unter Leitung von Amtsärzten nach dem Gesetz über die Vereinheitlichung des Gesundheitswesens vom 3.7. 1934 die ärztlichen Aufgaben der Gesundheitspolizei, der Erb- und Rassenpflege, gesundheitliche Volksbelehrung, Schulgesundheitspflege, Mütter- und Kinderberatung, Fürsorge für Tuberkulose, Geschlechtskranke, Sieche und Süchtige usw. ausgeübt.
2. Was bestimmt das **Mutterschutzgesetz vom 17. 5. 1942**?	Werdende Mütter dürfen nicht mit schweren oder gefährlichen Arbeiten, nicht nachts, nicht sonntags, nicht 6 Wochen vor bis 6 Wochen nach der Niederkunft (stillende Mütter bis 8 und solche nach Frühgeburten sogar bis 12) beschäftigt werden. Während der Schwangerschaft bis 4 Monate nach der Niederkunft sind Kündigungen unwirksam.
3. Welche partei- und staatlichen Einrichtungen sorgen besonders für Mutter und Kind?	Das **Frauenamt** (Reichsmütterdienst) schult schon die Mädchen und kommenden Mütter. Die Beratungsstelle für Erb- und Rassenpflege bei den Gesundheitsämtern gibt entsprechend Aufklärung; Mütterberatungsstellen gewähren ärztliche, wirtschaftliche und rechtliche Beratung. Das Hilfswerk „Mutter und Kind" der NSV. dient der Müttererholungsfürsorge. Säuglingsfürsorgerinnen besuchen alle Neugeborenen und betreuen sie in Säuglingsfürsorgestellen. Die Kleinkinder (1. bis 6. Lebensjahr) werden vom 2. bis 3. Jahr in Krippen, und vom 4. bis 6. Jahr in Kindergärten untergebracht. Kindertagesstätte!
4. Wer übt die Schulgesundheitspflege aus?	Der Amtsarzt, der Schularzt und ihr Hilfspersonal.

Frage:	Antwort:
5. Wer übt die Fürsorge für Körperbehinderte (Krüppelfürsorge) **aus?**	Ebenfalls das Gesundheitsamt. In Preußen müssen Krüppel unter 18 Jahren und drohende Verkrüppelungen seitens der Ärzte, der Lehrer oder Krankenpflegepersonen dem Jugendamt gemeldet werden. Durch rechtzeitige ärztliche Behandlung soll Heilung bzw. Besserung der Erwerbsfähigkeit erzielt werden.
6. Auf was erstreckt sich die Tuberkulosenfürsorge der Gesundheitsämter und der **Landesfürsorgeverbände?** (Vgl. Seite 185, 197.)	Die Tuberkulosefürsorgestelle hat die Erkrankten möglichst frühzeitig zu erfassen, sie und die Ansteckungsbedrohten laufend zu überwachen, die geeigneten Heilmaßnahmen zu vermitteln und die nötigen Maßnahmen gegen die Weiterverbreitung der Seuche durchzuführen. Die **Tuberkulosehilfe** erstreckt sich auf Heilbehandlung, Absonderung und Pflege sowie wirtschaftliche Fürsorge für den Kranken und dessen Familie, sobald sein Einkommen 7200.— RM. nicht übersteigt. Dazu gehört auch die Unterbringung der tuberkulös-Gesunden an Arbeitsstellen.
7. Wie vermeidet der Offen-Tuberkulöse die Ansteckung seiner Umgebung?	Der tuberkelbazillenhaltige Auswurf darf nicht in die Stube gespuckt werden. Der Kranke muß ein Spuckfläschchen mit sich führen, das auskochbar ist. Niemanden anhusten!

VIII. Gesetze und Verordnungen.

1. Gesetz zur Ordnung der Krankenpflege vom 28. 9. 1938.

Frage:	Antwort:
1. Wer darf im Deutschen Reich berufsmäßig die Krankenpflege ausüben?	Nur wer dazu die Erlaubnis besitzt, welche von der höheren Verwaltungsbehörde erteilt wird an politisch zuverlässige, gut beleumundete, gesunde Antragsteller deutschen oder artverwandten Blutes (vgl. S. 188, Z. 71) nach Ablegung der staatlichen Krankenpflegeprüfung, § 1 (3).
2. Wo und wie lange erfolgt die Ausbildung des Krankenpflegepersonals?	In den staatlich anerkannten Krankenpflegeschulen nach Vollendung des 18. Lebensjahres und abgeschlossener Volksschulbildung sowie einjähriger hauswirtschaftlicher Tätigkeit. Der Lehrgang, der neben der fachlichen und weltanschaulichen Ausbildung auch Körperschulung vorsieht, dauert 2 Jahre — gewisse Vorbildung kann angerechnet werden — und wird durch die staatliche Krankenpflegeprüfung abgeschlossen.

Frage:	**Antwort:**
3. Welche Berufsbezeichnungen führt das Krankenpflegepersonal?	Krankenschwester und Krankenpfleger. Sie sind geschützt. Wer sie unbefugt führt, kann mit Gefängnis bis zu einem Jahr bestraft werden, ebenso mit 3 Monaten, wer ohne Erlaubnis die Krankenpflege beruflich ausübt.
4. Sind die Berufstrachten geschützt?	Ja. Die Berufstrachten und Berufsabzeichen sind vom Reichsinnenminister genehmigt und dürfen nur von Krankenschwestern und Krankenpflegern getragen werden.
5. Wo und von wem werden die Prüfungen abgehalten?	In einem mit Krankenpflegeschule verbundenen Krankenhaus, nach der vorgeschriebenen Prüfungsordnung, von einer Prüfungskommission, die aus dem beamteten Arzt der höheren Verwaltungsbehörde als Vorsitzendem, dem ärztlichen Leiter der Krankenpflegeschule, dessen Vertreter oder Vertreterin, einem Arzte der Schule und der Lehrschwester besteht.
6. Welche Nachweise sind dem Gesuche um Zulassung zur Prüfung beizufügen?	Nachweis 1. deutschen oder artverwandten Blutes, 2. der Vollendung des 18. Lebensjahres, 3. der abgeschlossenen Volksschulbildung, 4. der gesundheitlichen Eignung durch ärztliches Zeugnis; ferner behördliches Leumundszeugnis, eigenhändig geschriebener Lebenslauf, Bescheinigung über die Teilnahme am 2jährigen Lehrgang der Krankenpflegeschule mit dem Urteil des Leiters über die körperliche, geistige und charakterliche Eignung für den Krankenpflegeberuf.
7. Aus welchen Teilen besteht die Prüfung?	Aus einem theoretischen und einem praktischen Teil, sie findet in der Regel an zwei aufeinander folgenden Tagen statt.
8. Was wird im praktischen Teile geprüft?	Selbständige Pflege eines Kranken bis zum Morgen des 3. Tages, einschließlich einer Nachtwache und schriftlichen Berichtes an den Arzt, ferner erste Hilfe bei Unglücksfällen, Hilfeleistung bei Operationen, bei der Betäubung, bei Ausführung ärztlicher Verordnungen, Badepflege, Desinfektion. (Vgl. die praktischen Aufgaben Seite 200.)
9. Wie oft darf die Prüfung wiederholt werden?	Nur einmal nach weiterem sechsmonatigen Besuche einer Krankenpflegeschule.
10. Kann die Erlaubnis zur berufsmäßigen Krankenpflege zurückgezogen werden?	Ja, wenn Tatsachen bekannt werden, die den Mangel an Eigenschaften dartun, die zur berufsmäßigen Ausübung der Krankenpflege erforderlich sind.

Frage:	**Antwort:**
11. Wie weit geht die strafrechtliche **Verantwortung der Schwester** gegenüber den ihr anvertrauten Kranken?	Ernste Versäumnisse bei Krankenwachen, Verwechslungen von Arzneien usw., werden als fahrlässige Körperverletzung mit Gefängnis bis zu 3 Jahren, auf Antrag ferner mit einer Buße bestraft.
12. Ist der Pfleger außerdem zum Ersatz des angerichteten Schadens verpflichtet?	Ja, bei allen durch Vorsatz oder Fahrlässigkeit verursachten Schäden.
13. Was bedeutet die **Deutsche Arbeitsfront** für das Krankenpflegepersonal?	Im Fachamt Gesundheit der DAF Berlin C 2, werden alle Betriebe und Einzelpersonen des Gesundheitswesen zusammengefaßt und betreut, insbesondere die Schwestern-**Berufsorganisationen:** NS.-Reichsbund Deutscher Schwestern, die Schwesternschaft des Deutschen Roten Kreuzes (Gesetz vom 9. 12. 37), schließlich die konfessionellen Schwesterschaften, und zwar die evangelische Diakoniegemeinschaft und der katholische Caritasverband.
14. Muß auch das Krankenpflegepersonal ein **Arbeitsbuch** besitzen?	Ja, nach dem **Gesetz zur Ordnung der nationalen Arbeit vom 20. 1. 34,** das das Grundgesetz des deutschen Arbeitsrechtes darstellt, und nach der Verordnung über das Arbeitsbuch vom 22. 4. 39; und zwar muß es sich jeder Arbeitnehmer selbst beim Arbeitsamte ausstellen lassen.
15. Ist die **Arbeitszeit** für das Krankenpflegepersonal einheitlich geregelt?	Jawohl! Nach der Verordnung der Reichsregierung über die Arbeitszeit in Krankenpflegeanstalten vom 13. Februar 1924 soll die Arbeitszeit in der Regel 10 Stunden nicht überschreiten, mit angemessenen Pausen bis zu 60 Stunden wöchentlich.
16. Ist der Krankenpfleger verpflichtet, auf Verlangen der Polizei Hilfe zu leisten?	Ja, ebenso wie jeder andere Bürger. Verweigerung zieht Geldstrafe nach sich oder Gefängnis bis zu 2 Jahren. Nach dem Sinne des Führers hat jeder jedem zu helfen, wenn er in Not ist! RStG.-Buch § 330 c. **(Liebesparagraph!)**
17. Ist die Ausbildung der **Säuglings- und Kleinkinderpflegerinnen** reichseinheitlich geregelt?	Jawohl; nach einem einjährigen Lehrgange erfolgt die Anerkennung als Säuglings- und Kleinkinderpflegerin für die Pflege des gesunden Kindes in der Familie. Nach einem zweijährigen Lehrgang die Anerkennung als Säuglings- und Kleinkinderschwester für die Pflege auch des kranken Kindes.

Frage:	Antwort:
18. Ist die Ausbildung, Zulassung und Tätigkeit der **medizinisch-technischen Gehilfinnen und Assistentinnen** staatlich geregelt?	Ja, durch die Verordnung vom 17. 2. 1940. Die Vorbedingungen sind die gleichen wie bei den Krankenschwestern. Sodann wird eine Ausbildung als Helferin des D. R. K. und Übung in Kurzschrift und Maschineschreiben gefordert. Die Ausbildung dauert 1 Jahr in einer staatlich anerkannten Lehranstalt für medizinisch-technische Gehilfinnen „mit angegliedertem" Krankenhaus. Die Prüfung erfordert Kenntnisse in der Hilfeleistung bei ärztlichen Verrichtungen, bei Anwendung von Röntgendiagnostik und den üblichen elektrischen Apparaten und medizinischen Laboratoriumsarbeiten einschließlich mikroskopischer Untersuchungen. Die Gehilfin „rückt" nach einem weiteren einjährigen Lehrgang zur medizinisch-technischen Assistentin auf, die nun auch Hilfeleistungen bei Röntgen- und Radiumbestrahlungen ausüben sowie selbständig bakteriologisch arbeiten darf.
19. Was bezweckt das **Hebammengesetz** vom 21. 12. 38 und die 6. Verordnung vom 16. 9. 41?	Die Sicherstellung ausreichender Hebammenhilfe für jede deutsche Frau durch Beratung in der Schwangerschaft, Hilfe bei Geburt und Fehlgeburt und Versorgung der Wöchnerin und des Neugeborenen.
20. Ist jede Schwangere verpflichtet, eine Hebamme zur Entbindung herbeizuziehen?	Ja. Notfalls muß es der Arzt sogar nach der Entbindung zur Pflege von Mutter und Kind veranlassen.
21. Wo werden die Hebammen ausgebildet?	In Hebammenlehranstalten, wo Frauen zwischen 18 und 35 Jahren in $1^1/_2$jährigem Lehrgang ausgebildet werden und die staatliche Prüfung erfolgt, auf Grund derer die Hebamme, sobald sie die Niederlassungserlaubnis hat, den Beruf ausüben kann. Jede Hebamme muß sich alle 3 Jahre einer Nachprüfung durch den Amtsarzt nach dem amtlichen Hebammenlehrbuch unterziehen und alle 5 Jahre an einem Fortbildungskursus teilnehmen. In diesen Hebammenlehranstalten werden auch die **staatlich anerkannten Wochenpflegerinnen** ($1/_2$ Jahr) ausgebildet.
22. Dürfen Hebammen selbständig wichtige Arzneimittel geben und Einspritzun-	Nach dem Runderlaß des R. M. d. I. vom 2. 7. 1940 dürfen Hebammen bei Lebensgefahr, wenn kein Arzt erreichbar ist, bei Wehenschwäche stündlich 0,1 g Chinin und bei Blu-

Frage:	Antwort:
gen bei der Gebärenden vornehmen?	tungen in der Nachgeburtszeit vor Ausstoßung des Mutterkuchens 1 ccm Orathin oder Myopituigan unter die Haut spritzen. Sie dürfen ferner bei Lebensgefahr des Kindes und straffem Damm die Episiotomie (seitliche Dammspaltung) vornehmen. Meldung an den Arzt und schriftlicher Bericht an den Amtsarzt erforderlich!
23. Was ist zum Schutz der Leichen gesetzlich verboten? (Vgl. S. 155.)	Das Beerdigen eines Leichnams ohne Vorwissen der Behörde oder unbefugtes Wegnehmen eines Leichenteiles.
24. Wann ist ein Testament rechtsgültig (nach Gesetz vom 31. 7. 38)?	Entweder wenn es vor einem Notar oder Richter errichtet wird, oder wenn es unter Angabe des Ortes und Tages eigenhändig geschrieben und unterschrieben ist.
25. Wie weit geht die gesetzliche **Schweigepflicht** des Pflegepersonals? (Vgl. Z. 18, Seite 9.)	Mit Geldstrafe bis zu 10 000 RM. oder Gefängnis bis zu 1 Jahr und Geldstrafe werden Medizinalpersonen bestraft, wenn sie Privatgeheimnisse, selbst die Diagnose offenbaren, die ihnen kraft ihres Amtes bekannt sind. Zur Wahrung dieses Berufsgeheimnisses muß sogar die Zeugenaussage vor Gericht verweigert werden. In zweifelhaften Fällen befrage der Pfleger den Richter, ob er gesetzlich aussagen darf.
26. Wer ist zur standesamtlichen Anzeige der Geburt eines Kindes verpflichtet?	In erster Linie der Vater, dann die Hebamme, der Arzt oder eine andere bei der Geburt zugegen gewesene Person. (Nach dem **Personenstandsgesetz** vom 5. November 1937.)
27. Wie wird sie erstattet?	Mündlich vor dem zuständigen Standesbeamten innerhalb einer Woche.
28. Wer muß einen Sterbefall, auch ein totgeborenes Kind anmelden?	Das Familienhaupt oder derjenige, in dessen Behausung sich der Sterbefall ereignet hat oder wer beim Tode zugegen war.
29. Wer hat Fahrpreisermäßigung auf Eisenbahnen?	Die Mitglieder von Krankenpflegevereinen in Ausübung des Berufes und bei Reisen zu Erholungszwecken, ferner auch mittellose Kranke auf Bescheinigung der Behörde bei Reisen nach Krankenhäusern usw.
30. Was versteht man unter „**Genfer Konvention**"?	Die 1864 in Genf getroffene Vereinbarung der europäischen Großmächte, daß im Kriege die bei der Krankenpflege beschäftigten Personen und teilweise auch das dazu gehörige Material den Kriegsgesetzen nicht unterworfen sein sollen.

Frage:	**Antwort:**
31. Welches Zeichen der Neutralität ist vereinbart worden?	Das rote Kreuz im weißen Felde, das vom Krankenpflegepersonal in einer — gestempelten — Binde um den linken Oberarm getragen wird.

2. Vorschriften zur Bekämpfung übertragbarer Krankheiten, einschließlich der Geschlechtskrankheiten.

32. Welche wichtigen Gesetze und Verordnungen zur Verhütung und Bekämpfung ansteckender Krankheiten kennen Sie?	1. Das **Reichsimpfgesetz** vom 8. April 1874. 2. Das **Reichsseuchengesetz** vom 30. Juni 1900. 3. Das **Reichsgesetz zur Bekämpfung der Geschlechtskrankheiten** vom 18. Februar 1927 und die 2. Verordnung vom 27. Februar 1940. 4. **Richtlinien zur Verhütung übertragbarer Krankheiten in Kinderheimen** (Runderlaß des Reichsministers des Inneren vom 30. Juni 1939). 5. Das Reichsgesetz zur Bekämpfung der Papageienkrankheit und **Gesetz über die Vereinheitlichung des Gesundheitswesens** vom 3. Juli 1934. 6. Verordnung gegen die Verbreitung übertragbarer Krankheiten durch die Luftfahrt vom 2. 6. 1937. 7. **Verordnung zur Bekämpfung übertragbarer Krankheiten** vom 1. Dezember 1938.
33. Gibt es in Deutschland **Impfzwang**?	Ja, durch das Reichsimpfgesetz vom 8. April 1874 und Ausführungsverordnungen vom 22. Januar 1940.
34. Das Impfen gewährt Schutz gegen welche Krankheit?	Gegen die Erkrankung an Pocken.
35. An welchen Körperstellen und wie wird vom Arzte geimpft?	Gewöhnlich auf dem Oberarm, und zwar bei den Erstimpfungen auf dem rechten, bei den Schulwiederimpfungen auf dem linken. Laut Preuß. Min.-Erlaß vom April 1934 genügen 2 seichte 3 mm lange Hautschnitte nach Hautreinigung mit Alkohol.
36. Wer muß geimpft werden?	Jedes Kind vor Ablauf des auf sein Geburtsjahr folgenden Kalenderjahres und jeder Schüler innerhalb des 12. Jahres, sofern nicht ärztliches Attest über Krankheit oder über das Überstehen der natürlichen Pocken der Polizeibehörde vorgelegt wird.
37. Wie haben sich die Angehörigen der	Darüber sind besondere Verhaltungsvorschriften von den Landesbehörden herausgegeben, welche

Frage:	**Antwort:**
Impflinge bei und nach der Impfung zu verhalten?	den Angehörigen bei der Impfung ausgehändigt werden und genau zu beachten sind.

Insbesondere sollen keinerlei Verbände angelegt werden. Halblanger weißer Hemdsärmel genügt als Schutz der Impfpusteln.

Wiedervorstellung der Geimpften beim Arzt hat zwischen 6 und 9 Tagen nach der Impfung zu erfolgen; 9. Tag ist Höhepunkt der Impfreaktion.

38. Wann muß die Wiederimpfung erfolglos Geimpfter erfolgen?

Im nächsten Jahre.

39. In welchem Umfange wird das Krankenpflegepersonal zur Bekämpfung gemeingefährlicher Krankheiten herangezogen?

Es liegt ihm die gesetzliche Anzeigepflicht ob, sobald es die Pflege übernommen hat und die Anzeige nicht durch den Arzt oder Haushaltungsvorstand erstattet ist, bei jeder Erkrankung oder Todesfall oder auch nur Verdacht auf Erkrankung an übertragbarer, gemeingefährlicher Krankheit.

40. Welche gemeingefährlichen Krankheiten waren im Deutschen Reiche nach dem Reichsseuchengesetz vom 30. Juni 1900 anzeigepflichtig?

Aussatz (Lepra), Cholera (asiatische), Fleckfieber (Flecktyphus), Gelbfieber, Pest (orientalische Beulenpest), Pocken (Blattern); seit 3. Juli 1934 kommt dazu die Papageienkrankheit (Psittacose).

41. Welche übertragbaren Krankheiten sind außer diesen gemeingefährlichen Krankheiten innerhalb 24 Stunden nach Erkennen anzeigepflichtig?

A. Jede Erkrankung, jeder Sterbefall und Verdachtsfall an 1. Kindbettfieber nach Geburt und Fehlgeburt; 2. übertragbarer Kinderlähmung; 3. bakterieller Lebensmittelvergiftung; 4. Milzbrand; 5. Paratyphus; 6. Rotz; 7. übertragbarer Ruhr; 8. Tollwut; 9. Tularämie; 10. Typhus; 11. a) ansteckender Lungen- und Kehlkopftuberkulose, b) Hauttuberkulose, c) Tuberkulose anderer Organe.

B. Jede Erkrankung und jeder Sterbefall an 12. Bangscher Krankheit; 13. Diphtherie; 14. übertragbarer Gehirnentzündung; 15. übertragbarer Genickstarre; 16. Keuchhusten; 17. Körnerkrankheit; 18. Malaria; 19. Rückfallfieber; 20. Scharlach; 21. Trichinose; 22. Weilscher Krankheit.

Frage:	**Antwort:**
	C. Bazillenausscheider von Erregern: 23. der bakteriellen Lebensmittelvergiftung; 24. des Paratyphus; 25. der übertragbaren Ruhr; 26. des Typhus.
42. Wie und an wen wird die Anzeige erstattet?	Schriftlich oder mündlich, auch telephonisch an das zuständige Gesundheitsamt, das die Ortspolizeibehörde benachrichtigt.
43. Wer die Anzeige über 24 Stunden verzögert, wird wie bestraft?	Mit Geldstrafe bis zu 150 RM oder Haft nicht unter einer Woche.
44. Wem darf der Zutritt zu einem ansteckenden Kranken nicht versagt werden?	Dem beamteten Arzt.
45. Welche Schutzmaßregeln können ferner getroffen werden zur Verhütung der Weiterverbreitung gemeingefährlicher Krankheiten?	1. Beobachtung krankheits- und ansteckungsverdächtiger Personen. 2. Meldepflicht für zureisende Personen, auch für gesunde, die aus verseuchten Gegenden kommen. 3. Isolierung der erkrankten und verdächtigen Personen, womöglich mit Pflegepersonal, Arzt und Seelsorger, entweder im Hause oder im Krankenhause. 4. Dem Pflegepersonal in der Gemeindepflege ist verboten, gleichzeitig außer dem ansteckenden Kranken andere Kranke zu pflegen; es muß überhaupt den Verkehr mit anderen Personen vermeiden. 5. Gesundheitspolizeiliches Überwachen der Herstellung und des Vertriebes von Gegenständen, die die Krankheiten verbreiten können, unter Umständen Verbot der Ausfuhr. 6. Beschränkung der Menschenansammlung (z. B. bei Märkten) und der Schiffahrt. 7. Fernhalten jugendlicher Personen vom Schulbesuch, wenn sie aus Behausungen stammen, in denen ansteckende Krankheiten vorgekommen sind; Mitteilung an den Schulvorstand. 8. Verbot bestimmter Wasserversorgungs- und Badeanstalten. 9. Räumen von Wohnungen und Gebäuden. 10. Anordnung der Desinfektion.

Frage:	**Antwort:**
	11. Vernichtung von Ratten und Mäusen und Ungeziefer (besonders bei Pestgefahr).
	12. Vorsichtsmaßregeln bei Behandlung von Leichen.
46. Kommen stets alle Maßregeln in Betracht?	Nur bei den im Reichsseuchengesetz genannten Krankheiten; bei den übrigen übertragbaren Krankheiten werden meist nur einzelne von diesen Maßregeln getroffen. Zur Bekämpfung der Geschlechtskrankheiten besteht seit 1927 ein besonderes Gesetz. (Vgl. Nr. 52, Seite 185.)
47. Wer ordnet die jedesmal erforderlichen Schutzmaßregeln an?	Die Gesundheitspolizei, das ist der beamtete Arzt oder dessen Behörde.
48. Kann Entschädigung für Schaden an Sachen und Behinderung an Arbeitsverdienst bezahlt werden?	Ja, auf Antrag hat die Polizeibehörde die Entschädigung zu zahlen, wenn der Geschädigte die Kosten nicht selbst tragen kann.
49. Für Laboratorien, in denen mit Pest-, Cholera- und Rotzerregern gearbeitet wird, gibt es besondere Vorschriften, welche?	Sie sind sehr streng; der Leiter der Arbeiten muß polizeiliche Erlaubnis dazu haben; es dürfen selbst zu den Reinigungsarbeiten nur gut ausgebildete, sehr gewissenhafte Leute verwendet werden.
50. Wie regelt sich der Schulbesuch nach Infektionskrankheiten entsprechend den Reichsrichtlinien gegen die Verbreitung übertragbarer Krankheiten durch Schulen, Kinderheime und ähnliche Einrichtungen vom 30. 4. 1942?	Erkrankte Lehrer oder Schüler müssen vom Schulbesuch ferngehalten werden, bis nach ärztlichem Zeugnis Weiterverbreitung nicht mehr zu fürchten ist, oder die **Regelzeit der Krankheit** abgelaufen ist: 6 Wochen bei Pocken und Scharlach, 4 Wochen bei übertragbarer Gehirnentzündung, Genickstarre und Kinderlähmung; 2 Wochen bei Grippe und Röteln; bei Masern, solange Husten besteht, sonst 2 Wochen; bei Keuchhusten, solange die krampfartigen Anfälle bestehen. Bei Diphtherie **muß mindestens eine 3 malige** in 2 tägigen Zwischenräumen vorgenommene Untersuchung auf Bazillen negativ sein; aber 6 Wochen nach klinischer Genesung, gleich welchen Bazillenbefundes, muß das Kind zum Schulbesuche wieder zugelassen werden! Bei Rekonvaleszenten nach Cholera, Paratyphus, **Ruhr, Typhus** muß eine 3 malige in

Frage:	**Antwort:**
	8 tägigen Zwischenräumen vorgenommene Untersuchung des Stuhles negativ sein, bei Dauerausscheidern von Bazillen entscheidet der beamtete Arzt über den Schulbesuch.
	Für den Aufenthalt in **Schullandheimen** müssen nicht nur Garantien für Nichteinschleppung von ansteckenden Krankheiten (Zeugnis des Arztes und des Haushaltungsvorstandes) vorhanden sein, es müssen sogar die Angestellten ärztlich und röntgenologisch auf Tuberkulose untersucht sein.
51. Was bestimmt das Gesetz zur Bekämpfung der **Tuberkulose?** (Vgl. S. 197, Z. 16.)	Daß jede ansteckende Erkrankung an Lungen- und Kehlkopftuberkulose, jeder Verdacht von Hauttuberkulose dem zuständigen Amtsarzt binnen 8 Tagen, Todesfall binnen 24 Stunden, mitzuteilen sind. Als Fürsorgemaßnahmen sind vorgesehen: Belehrung des Kranken und seiner Umgebung, Schutz der Familienangehörigen und der sonstigen Umgebung vor Ansteckung, vorbeugende Behandlung des Bedrohten, Verhütung der Weiterverbreitung.
52. Was bestimmt das Reichsgesetz vom 18. 2. 1927 zur Bekämpfung von **Geschlechtskrankheiten?**	Wer an einer Geschlechtskrankheit (Syphilis, Tripper, weicher Schanker) leidet und dies weiß, hat die Pflicht, sich von einem für das deutsche Reich approbierten Arzt behandeln zu lassen. Andernfalls kann er einem Heilverfahren unterworfen oder in einem Krankenhaus untergebracht werden, wenn dies zur Verhütung der Ausbreitung der Krankheit erforderlich erscheint. Wer wissentlich andere ansteckt, wird mit drei Jahren Gefängnis bestraft. Wer Mittel zur Heilung oder Linderung von Geschlechtskrankheiten ankündigt oder anpreist, wird mit Gefängnis bis zu 6 Monaten bestraft. Eine geschlechtskranke Frau, die ein fremdes Kind stillt, oder ihr geschlechtskrankes Kind in fremde Pflege gibt, ohne von der Krankheit Mitteilung zu machen, wird mit Gefängnis bis zu einem Jahr bestraft.
53. Was bestimmt die 2. Verordnung zur Bekämpfung der Geschlechtskrankheiten vom 27. 2. 1940?	Zu den ärztlichen Eingriffen, die nur mit Einwilligung der Kranken vorgenommen werden dürfen, gehört außer der Entnahme von Rückenmarksflüssigkeit (Lumbalpunktion) auch die Blasenspiegelung (Zystoskopie, Ureterenkatherismus) und die Dehnung der Harnröhre.

3. Erbgesetzgebung.

Frage:	**Antwort:**

54. Welche Gesetze sind zur **Erbgesund-heitspflege** im Dritten Reiche geschaffen worden?

a) Das **Gesetz zur Verhütung erbkranken Nachwuchses vom 14. 7. 1933,**

b) das **Gesetz gegen gefährliche Gewohnheitsverbrecher und über Maßregeln der Sicherung und Besserung vom 24. 11. 1933,**

c) **Gesetz zum Schutze des deutschen Blutes und der deutschen Ehre vom 15. 9. 1935,**

d) **Gesetz zum Schutze der Erbgesundheit des deutschen Volkes (Ehegesundheitsgesetz) vom 18. 10. 1935**

mit ihren Ausführungsbestimmungen und Durchführungsverordnungen.

Zu a:

55. Wer kann und soll unfruchtbar gemacht **(sterilisiert)** werden?

1. Wer erbkrank ist, wenn nach den Erfahrungen der ärztlichen Wissenschaft zu erwarten ist, daß seine Nachkommen an schweren körperlichen oder geistigen Erbschäden leiden werden, und

2. wer an schwerem chronischen Alkoholismus leidet.

56. Wer ist **erbkrank** im Sinne des Gesetzes?

Wer an 1. angeborenem Schwachsinn, 2. Schizophrenie, 3. zirkulärem (manisch-depressivem) Irresein, 4. erblicher Fallsucht, 5. erblichem Veitstanz, 6. erblicher Blindheit, 7. erblicher Taubheit und 8. an schwerer erblicher, körperlicher Mißbildung leidet.

57. Wer beantragt die Sterilisierung?

Antragberechtigt ist der Unfruchtbarzumachende selbst bzw. sein gesetzlicher Vertreter, der beamtete Arzt und für Anstaltsinsassen der Anstaltsleiter.

58. Wer ist **anzeigepflichtig?**

Erbkranke sind vom praktizierenden Arzte und von allen Personen, die sich mit Heilbehandlung oder Beratung von Kranken befassen, also **auch vom Krankenpflegepersonal,** von Zahnärzten und Heilpraktikern dem Amtsarzt anzuzeigen. Unterlassung verwirkt Geldstrafe bis zu 150.— RM. (Anzeige-Vordruck Anlage 3).

59. An wen ist der Antrag zu richten?

Der Antrag (Vordruck Anl. 4) nebst ärztlicher Bescheinigung, daß der Unfruchtbarzumachende über Wesen und Folgen des Eingriffs aufgeklärt (Vordruck Anl. 1) und ihm das Merkblatt (Anl. 2) ausgehändigt worden ist, wird mit amtsärztlichem

Frage:	**Antwort:**
	Gutachten (Vordruck Anl. 5) und eventuell mit Intelligenzprüfungsbogen (Vordruck Anl. 5a) an die Geschäftsstelle des zuständigen Erbgesundheitsgerichtes eingereicht.
60. Wie setzt sich das **Erbgesundheitsgericht** zusammen?	Es ist einem Amtsgericht angegliedert und besteht aus einem Richter, einem beamteten und einem weiteren approbierten Arzte.
61. Welche Aufgabe hat das Erbgesundheitsgericht?	In nichtöffentlichem Verfahren stellt es Erörterungen an, vernimmt Zeugen und faßt Beschluß über den Antrag auf Unfruchtbarmachung.
62. Ist Beschwerde gegen einen Beschluß des Erbgesundheitsgerichtes möglich?	Ja, innerhalb eines Monats beim Erbgesundheitsobergericht, das einem Oberlandesgericht angegliedert ist und ebenfalls aus einem Richter, dem Amtsarzt und einem weiteren Arzte besteht.
63. Wer darf die zur Unfruchtbarmachung notwendigen chirurgischen Eingriffe ausführen?	Nur bestimmte, hierfür besonders zugelassene Fachärzte in genau festgelegten Krankenanstalten. Der Operateur hat nach erfolgtem Eingriffe auf Vordruck (Anlage 6) dem beamteten Arzte darüber Bericht zu geben.
64. Kann der Eingriff auch zwangsweise durchgeführt werden?	Ja. Wenn das Gericht die Unfruchtbarmachung beschlossen hat, muß sie durchgeführt werden, auch zwangsweise.
65. Wer trägt die Kosten?	Für das Gerichtsverfahren der Staat; die ärztlichen Kosten müssen die Krankenkassen und Fürsorgeverbände bezahlen, darüber hinaus der Unfruchtbargemachte.
66. Besteht Schweigepflicht für die am Verfahren und am chirurgischen Eingriff Beteiligten?	Ja; Zuwiderhandlungen können mit Gefängnis bis zu einem Jahre bestraft werden.
67. Wie erfolgt die Unfruchtbarmachung (Sterilisierung)?	Es werden beim Manne ohne Entfernung der Hoden die Samenleiter in der Leistenbeuge und bei der Frau die Eileiter zumeist in der Bauchhöhle ohne Entfernung der Eierstöcke verlegt oder undurchgängig gemacht oder durchtrennt.
68. In welchem Lebensalter soll sterilisiert werden?	Im geschlechtsreifen Alter; Kinder nicht vor Ablauf des 10. und bei zwangsweisem Eingriff nicht vor dem 14. Lebensjahre; Männer im hohen Lebensalter nur, wenn sie fortpflanzungsfähig sind und Frauen nicht über 45—50 Jahre.

Frage:

Antwort:

69. Darf auch mit Radium oder Röntgenstrahlen sterilisiert werden?

Nur bei Frauen über 38 Jahre.

Zu b:
70. Welche Maßregeln der Sicherung und Besserung sieht das **Gesetz gegen gefährliche Gewohnheitsverbrecher** vor?

Die Unterbringung in einer Heil- und Pflegeanstalt, in einer Trinker-Heil- oder Entziehungsanstalt, in einem Arbeitshause; Sicherungsverwahrung; Entmannung gefährlicher Sittlichkeitsverbrecher; Untersagung der Berufsausübung; die Reichsverweisung.

Zu c:
71. Was bestimmt das **Gesetz zum Schutze des Blutes und der Ehre** vom 15. 9. 1935?

Es verbietet Eheschließungen und außerehelichen Verkehr zwischen Juden und Staatsangehörigen deutschen oder artverwandten Blutes (**Deutschblütigen**). Der Mann, der zuwiderhandelt, wird mit Gefängnis oder Zuchthaus bestraft. Ferner verbietet das Gesetz den Juden die Beschäftigung weiblicher deutscher Staatsangehöriger unter 45 Jahren in ihrem Haushalte und schließlich das Hissen der Reichsflagge.

72. Wer gilt als **Jude?** (Reichsmin. d. Innern vom 26. 11. 1935).

Jude ist ohne Rücksicht auf seine Staatsangehörigkeit und sein Geschlecht, wer von 4 volljüdischen Großeltern abstammt (Volljude) und wer von 3 volljüdischen und einem anderen Großelternteile abstammt. Jüdischer Mischling ist, wer von einem (Mischling zweiten Grades) oder zwei (Mischling ersten Grades) der Rasse nach volljüdischen Großelternteilen abstammt.

Zu d:
73. Was bestimmt das Gesetz zum Schutze der Erbgesundheit des deutschen Volkes (**Ehegesundheitsgesetz**) vom 18. 10. 1935 und Verordn. vom 22. 10. 1941?

Eine Ehe darf nicht geschlossen werden, wenn einer der Verlobten an einer die Nachkommen oder den anderen Verlobten **schädigenden** Krankheit oder an einer Erbkrankheit im Sinne des Gesetzes zur Verhütung erbkranken Nachwuchses leidet, entmündigt ist oder ohne entmündigt zu sein an einer geistigen Störung leidet, die die Ehe für die Volksgemeinschaft unerwünscht erscheinen läßt.

74. Was haben die Verlobten vor der Eheschließung vorzulegen?

Ein **Ehetauglichkeitszeugnis**, das von dem für die Braut zuständigen **Gesundheitsamte** ausgestellt wird, wenigstens z. Z. eine Eheunbedenklichkeitsbescheinigung; jeder Verlobte hat sich beim Gesundheitsamte seines Bezirks untersuchen zu lassen.

Frage:	**Antwort:**
75. Wann wird das Ehetauglichkeitszeugnis bzw. die Eheunbedenklichkeitsbescheinigung wieder ungültig?	Wenn die Ehe nicht innerhalb von 6 Monaten nach der Ausstellung geschlossen ist.
76. Ist gegen Versagung oder Zurücknahme des Ehetauglichkeitszeugnisses Einspruch möglich?	Ja; jeder Verlobter kann die Entscheidung seines zuständigen Erbgesundheitsgerichtes anrufen und gegen dessen Entscheidung binnen 2 Wochen Beschwerde beim Erbgesundheitsobergericht einlegen.
77. Müssen Frauen über 45 Jahre und Ausländer das Ehetauglichkeitszeugnis beibringen?	Von Frauen über 45 Jahre, und wenn beide Verlobten oder der männliche Verlobte eine fremde Staatsangehörigkeit besitzen, ist die Beibringung nicht nötig, ferner nicht, wenn die Ehe nach dem Personennotstandsgesetz (lebensgefährliche Erkrankung) ohne Aufgebot geschlossen werden darf.
78. Gibt es Befreiungsmöglichkeiten im Ehegesundheitsgesetz?	Der Reichsminister des Innern oder seine Beauftragten können Befreiung bewilligen.

IX. Sozialversicherung und Unfallverhütungsvorschriften.

1. Sozialversicherung.

79. Auf was erstreckt sich die Deutsche **Reichsversicherungsordnung** vom 19. 7. 1911?	Auf Kranken-, Unfall- (Gewerbekrankheiten), Invaliden- und Hinterbliebenenversicherung.
80. Besteht eine Angestelltenversicherung?	Ja; sie ist durch das Angestelltenversicherungsgesetz vom 28. 5. 1924 und Nachträge vom 21. 12. 1937 für die Invaliden-, Alters- und Hinterbliebenenversicherung der Angestellten reichsgesetzlich geregelt; dasselbe gilt von der Knappschaftsversicherung durch das **Reichsknappschaftsgesetz** vom 1. 7. 1926 und vom 21. 12. 1937 für die Arbeiter und Angestellten in bergmännischen Betrieben.
81. Welche neueren Sozialgesetze gibt es und was enthalten sie?	Das Gesetz über **Arbeitsvermittlung** und **Arbeitslosenversicherung** vom 12. 10. 1929 und 27. 12. 1937.

Frage:	**Antwort:**
	Das Gesetz über den Aufbau der Sozialversicherung vom 5. 7. 1934 und besonders das Gesetz über den Ausbau der Rentenversicherung vom 21. 12. 1937, das die finanziellen Grundlagen für dauernde Leistungsfähigkeit der Invaliden-, Angestellten- und der knappschaftlichen Pensionsversicherung ohne Mehrbelastung der Versicherten schafft und aus Mitteln der Arbeitslosenversicherung auch eine Erhöhung der Kinderbeihilfen vorsieht, das Gesetz über Verbesserung der Leistungen in der Rentenversicherung vom 24. 7. 1941 (7. 3. 1942) und die Verordnung über die **Krankenversicherung der Rentner** vom 4. 12. 1941, wonach jeder der zum Bezug von Invaliden- usw.-Rente berechtigt ist, für den Erkrankungsfall bei der Ortskrankenkasse versichert ist.
82. Wer sind die Träger der Reichsversicherung, d. h. wer leistet die Entschädigung?	Für die Krankenversicherung die Krankenkasse, für die Unfallversicherung die Berufsgenossenschaft, für die Invaliden- und Hinterbliebenenversicherung die Landesversicherungsanstalt, ferner für die Angestelltenversicherung die Reichsversicherungsanstalt für Angestellte in Berlin.
83. Welche öffentlichen Behörden entscheiden bei Streitigkeiten zwischen den Versicherten und den genannten Versicherungsträgern?	Das Versicherungsamt, sodann das Oberversicherungsamt und schließlich das Reichs- (Landes-) Versicherungsamt, sofern jeweilig innerhalb eines Monats Berufung eingelegt wird.

a) Krankenversicherung.

Frage:	**Antwort:**
84. Wer untersteht der **Krankenversicherungspflicht**?	Alle Arbeiter, die gegen Entgelt beschäftigt werden, ohne Rücksicht auf die Höhe des Einkommens. Alle Angestellten, Handlungsgehilfen, Lehrer, Erzieher, Krankenpflegepersonen, Musiker, Bühnenmitglieder und Werkmeister, wenn ihr regelmäßiger Jahresverdienst nicht RM. 3600.— übersteigt. Alle Lehrlinge, auch wenn sie kein Entgelt erhalten; Arbeitslose, die Hauptunterstützung erhalten.
85. Wer ist u. A. befreit von der Versicherung?	Staats- und Gemeindebeamte, sowie Krankenpflegepersonen usw., die als Entgelt nicht mehr als 65 RM. monatlich und den freien Unterhalt beziehen, sofern entsprechende Unterstützung durch den Arbeitgeber im Krankheitsfalle gewährleistet ist.

Frage: | **Antwort:**

86. Wer kann der Versicherung freiwillig beitreten?

Versicherungsfreie Beschäftigte, Familienangehörige des Arbeitgebers, die ohne Entgelt in seinem Betriebe beschäftigt sind. Kleine Gewerbetreibende, die höchstens zwei Versicherungspflichtige beschäftigen bei Gesamteinkommen unter RM. 3600.—.

87. Wodurch erwirbt der Versicherungspflichtige Anspruch auf die Leistungen der Krankenkasse?

Durch die Mitgliedschaft bei einer Orts-, Land-, Betriebs-, Innungskrankenkasse (auch knappschaftlichen oder einer Ersatzkasse). Die Mitgliedschaft beginnt ohne weiteres mit dem Tage des Eintritts in die versicherungspflichtige Beschäftigung. Die Anmeldung ist lediglich Sache des Arbeitgebers; ihre Unterlassung schmälert nicht das Recht des Arbeiters auf Unterstützung.

88. Wann erlischt die Mitgliedschaft?

Bei Austritt aus dem Arbeitsverhältnis vom 22. Tage an, wenn nicht freiwillig weitergesteuert wird, und bei Aussteuerung nach Ablauf der 26 bzw. 13 Wochen fortlaufenden Unterstützung.

89. Wer zahlt die Kassenbeiträge?

Zu $^1/_3$ der Arbeitgeber, zu $^2/_3$ der Arbeitnehmer; freiwillige Mitglieder ganz: Sie betragen in der Regel etwa 6 % des Grundlohnes.

90. Was bestimmt die Reichsversicherungsordnung als R e g e l - l e i s t u n g e n der Krankenkassen?

1. **Krankenhilfe** für längstens 26 Wochen, und zwar:

a) **Krankenpflege,** d. i. ärztliche Behandlung und Arznei (Krankenschein- und Rezeptanteilzahlung je 25 Pfg. für die ersten 10 Krankheitstage seitens des Kranken).

b) **Krankengeld** vom vierten Tage nach Beginn der Arbeitsunfähigkeit in Höhe des halben Grundlohnes.

c) Krankenhauspflege bei ansteckenden Krankheiten oder mangels häuslicher Pflege oder zur Beobachtung.

d) Hauspflege durch Krankenschwestern.

e) Bei Krankenhauspflege Hausgeld für Angehörige in Höhe des halben Krankengeldes.

2. **Wochenhilfe** für weibliche, genügend lange Versicherte, und zwar:

a) Hebammenhilfe, Arznei und erforderlichenfalls Arzt.

b) einmaliger Beitrag von RM. 10.— bei der Entbindung und RM. 6.— bei Schwangerschaftsbeschwerden.

Frage:	**Antwort:**
	c) Wochengeld in Höhe des Durchschnittsverdienstes der letzten 13 Wochen, mindestens RM. 2.— täglich, 6 Wochen vor und 6 Wochen nach der Entbindung, stillende Mütter 8 eventuell bis zu 16 Wochen, solche nach Frühgeburt 12 Wochen.
	d) außerdem ein tägliches Stillgeld von RM. 0.50 bis zum Ablauf der 26. Woche auch für die berechtigten Familienangehörigen des Versicherten.
	Kannleistung: Wöchnerinnenheimpflege und Familienwochenhilfe für Ehefrauen und Töchter der Versicherten bei häuslicher Gemeinschaft.
	3. **Sterbegeld** in Höhe des zwanzigfachen Grundlohns.
	4. **Familienhilfe:** bis zu 13 Wochen Krankenpflege und Sterbegeld ist Kannleistung.
91. Wann bedarf es der Zustimmung des Kranken zur Krankenhauspflege nicht?	Bei ansteckenden Krankheiten, bei Zuwiderhandlung gegen die Krankenordnung oder die ärztlichen Anordnungen und wenn der Zustand oder das Benehmen des Kranken ständige Beobachtung erfordert.
92. Welche Strafbefugnis hat die Kasse über die Mitglieder?	Sie kann den Kranken bei Verstoß gegen die Krankenordnung oder Übertreten der ärztlichen Anordnungen mit Geldzahlung bis zum dreifachen Betrage des täglichen Krankengeldes bestrafen.

b) Unfallversicherung.

93. Wer ist gegen **Unfall versichert** (Gesetz über Änderung in der Unfallversicherung vom 9. 3. 1942)?	In gewerblichen und landwirtschaftlichen Betrieben sind alle Arbeiter sowie Unternehmer und Betriebsbeamte bei den Berufsgenossenschaften gegen Unfall und Berufskrankheit versichert bei einem Jahresarbeitsverdienst bis 8400 RM, und zwar lediglich durch die Beiträge der Arbeitgeber, ohne daß die Arbeitnehmer selbst eine Zahlung leisten.
	Seit 1928 sind auch alle Einrichtungen der geschlossenen Gesundheitsfürsorge (Berufsgenossenschaft für Gesundheitsdienst und Wohlfahrtspflege) in die Unfallversicherung einbezogen, insbesondere Krankenhäuser, Kliniken, Sanatorien, Heilstätten und Erholungsheime, Anstalten, Be-

Frage:	**Antwort:**
	triebe mit Röntgeneinrichtungen, Laboratorien sowie die Angestellten der allgemeinen ärztlichen Praxis (Sprechstundenhilfe). Durch Gesetz vom 9. 3. 42 sind auch die im Haushalt Beschäftigten unfallversichert. Ferner sind in den Unfallschutz einbezogen die Betriebe der Feuerwehren (auch freiwillige) und Betriebe zur Hilfeleistung bei Unglücksfällen.
94. Was gewährt die Berufsgenossenschaft?	Bei Beschädigung durch Unfall die Kosten des Heilverfahrens, sodann Unfallrente von der 27. Woche nach dem Unfall an als Teil- oder Vollrente (= $2/3$ des Jahresarbeitsverdienstes + $10^0/_0$ der Rente als Kinderzulage); beim Tod durch Unfall, Sterbegeld (= $1/_{15}$ des Jahresarbeitsverdienstes) und Rente an die Hinterbliebenen.
95. Wer muß den Unfall, wer die Berufs- bzw. Gewerbekrankheit anzeigen?	Der Arbeitgeber muß den Unfall innerhalb von 3 Tagen an die Ortspolizeibehörde und an die Berufsgenossenschaft, der Verletzte sofort an seine Krankenkasse, melden. Der Arzt, der eine **Berufskrankheit** durch Blei, Phosphor, Quecksilber, Arsen, Mangan, Benzol, Kohlenoxyd usw., durch Röntgenstrahlen, Tropenkrankheiten und Infektionskrankheiten in Pflegeanstalten oder beim Pflegepersonal, sowie bei Tierhaltern Weilsche und Bangsche Krankheit, Milzbrand, Rotz und andere vom Tier auf den Menschen übertragbare Krankheiten (vgl. S. 64) feststellt, hat dies dem Gewerbearzt oder der Berufsgenossenschaft für Gesundheits- und Wohlfahrtspflege, Berlin, Oranienburger Straße 13—14, anzuzeigen.
96. Wann verliert der Verletzte alle Ansprüche an die Berufsgenossenschaft?	Wenn der Unfall nicht innerhalb zweier Jahre behördlich festgestellt ist.
97. Auf was soll die Krankenschwester hinwirken?	Daß auch bei unscheinbaren Verletzungen ein etwaiger Unfall gemeldet wird, daß aber auch andererseits die Wohltaten des Gesetzes nicht unberechtigt ausgenützt werden.

c) Invaliden- und Hinterbliebenenversicherung.

98. Wer ist zur Invaliden- und Hinterbliebenenversicherung verpflichtet?	Ohne Mindest- und Altersgrenze alle von Arbeit lebenden Personen, soweit sie nicht angestelltenversicherungspflichtig sind.

Frage:	**Antwort:**
99. Wer ist befreit?	Pensionsberechtigte und Staatsbeamte, Empfänger von Rente von wenigstens 240 RM jährlich, Personen über 65 Jahre.
100. Wer kann sich freiwillig versichern?	Alle deutschen Staatsangehörigen unter 40 Jahren.
101. Wozu berechtigt die Invaliden- und Hinterbliebenen-Versicherung?	Nach Ablauf der Wartezeit von 260 bzw. 520 Beitragswochen zum Bezug von Krankenrente, wenn der Versicherte während eines halben Jahres und darüber erwerbsunfähig gewesen ist, zum Bezug von Invalidenrente, wenn er dauernd weniger als $^1/_3$ arbeitsfähig ist; wer das 65. Lebensjahr erfüllt hat, erhält Altersrente. Witwenrente erhält die Witwe, wenn sie über 65 Jahre alt ist, wenn sie invalid, d. h. mehr als $^2/_3$ erwerbsunfähig ist oder vorübergehend invalid ist nach 26 Wochen Krankheit, oder wenn sie, 55 jährig, mindestens 4 lebende Kinder geboren hat oder mehr als drei waisenrentenberechtigte Kinder erzieht. Waisenrente die Kinder bis zum 15. bzw. 21. Jahre.
102. Was können die Versicherungsanstalten zur Verhütung der Invalidität gewähren?	Heilverfahren in Krankenhäusern, Badeorten und Kuranstalten, mit gleichzeitiger Auszahlung von Hausgeld an die Angehörigen.
103. Wie werden die Invalidenbeiträge entrichtet?	Durch Einkleben von Beitragsmarken in Quittungskarten, die von den Postanstalten zum Nennwert abgegeben werden.
104. Wer bezahlt die Marken?	Der Arbeitgeber, der den Versicherten die Beitragswoche hindurch beschäftigt. Er kann die Hälfte des Betrages bei der Lohnzahlung wieder abziehen. Während der Arbeitsunfähigkeit ruht der Beitrag.

d) Angestelltenversicherung.

105. Wer ist Träger der Angestelltenversicherung (jetzt Rentenversicherung der Angestellten)?	Die Reichsversicherungsanstalt für Angestellte in Berlin-Wilmersdorf.
106. Wer ist angestelltenversicherungspflichtig?	Alle Angestellten in gehobener Stellung bis zu einem Jahreseinkommen von RM. 7200.—, alle Kranken- und Wohlfahrtspfleger und Erzieher.

Frage:	Antwort:

107. Wer angestelltenversicherungsfrei?

Die im Dienste des Reiches oder der Gemeinde stehen und denen ein Ruhegehalt zugesichert ist. Diejenigen, die als Entgelt nur freien Unterhalt erhalten, ferner diese Leute während der Ausbildung; Ärzte, Zahn- und Tierärzte.

108. Wann kann eine freiwillige Angestelltenversicherung eintreten?

Als Fortsetzung einer abgebrochenen Pflichtversicherung, als Selbstversicherung für Personen unter 40 Jahren.

109. Welches sind die Leistungen der Angestelltenversicherung?

1. Zahlung von Ruhegeld.

2. Zahlung von Hinterbliebenenrente.

Vorschriften entsprechen denen der Reichsversicherungsordnung außer: frühere Gewährung des Ruhegeldes bei dauernder Berufsunfähigkeit nach einer Wartezeit von 60 Beitragsmonaten; von 180 Monaten bei Selbstversicherung und denen über 65 Jahren. Ruhegeld besteht aus einem jährlichen Grundbetrag von RM. 360.— und dem Steigerungsbetrag von 12,5% der nach dem 1. Januar 1924 entrichteten Beiträge. Für jedes Kind unter 15 Jahren wird ein Zuschuß von jährlich RM. 90.— gewährt. Witwenrente erhält auch die nicht arbeitsunfähige Witwe. Waisenrente erhalten Kinder bis zum 15. bzw. 21. Lebensjahr.

3. Heilverfahren zur Vorbeugung der Berufsunfähigkeit und

4. Beitragserstattung in bestimmten Fällen, sind Kannleistungen.

110. Müssen während der Krankheit Sozialversicherungsbeiträge gezahlt werden?

Bei der Kranken- und Invalidenversicherung sind während der Krankheit keine Beiträge zu entrichten. Bei der Angestellten-, Arbeitslosen-, Unfallversicherung müssen die Beiträge dann gezahlt werden, wenn der Versicherte sein Arbeitsentgelt weiter bezieht.

2. Unfallverhütungsvorschriften (UVV.).

111. Welche Pflichten hat der Betriebsführer?

Einrichtung des Betriebes und die Unterhaltung der Betriebsmittel haben eine gefahrlose Arbeit der Versicherten innerhalb des Betriebes zu gewährleisten. Unfallverhütungsvorschriften sind bekanntzugeben. Anordnungen der Berufsgenossenschaft sind durchzuführen. Unfallvertrauens-

112. Welche Pflichten haben die Versicherten?

113. Wie soll ein Betrieb angelegt und geführt werden?

114. Was ist bei Errichtung und Betrieb von elektrischen Anlagen zu beachten?

115. Welche Vorschriften gelten zur Infektionsverhütung?

männer sind zu bestellen. Den Unfallverhütungsvorschriften zuwiderhandelnde Betriebsführer können bis zu 100000 RM. bestraft werden.

Verhalten im Betriebe gemäß den Unfallverhütungsvorschriften. Auf dem Wege von und zur Arbeit sind die Verkehrsvorschriften zu beachten. Ordnungsstrafe bei Zuwiderhandlung.

Betriebsmittel müssen den Anforderungen der UVV. entsprechen und mit entsprechenden Schutzvorrichtungen versehen sein. Das Personal ist zu belehren und muß für die zu verrichtende Arbeit geeignet sein. Vorrichtungen für Feuerschutz sind zu treffen. Arbeitsplätze, Verkehrswege, Fußböden, Galerien, Bühnen, Übergänge sind unfallsicher anzulegen. Transporteinrichtungen zum Tragen schwerer Lasten müssen vorhanden sein. Treppen, Leitern, Vertiefungen, Schiebetüren müssen genügend gesichert und beleuchtet sein. Gesundheitsgefährliche, feuer- und explosionsgefährliche Räume müssen Schutzvorrichtungen haben. Beim Hantieren mit Licht und Feuer ist die nötige Vorsicht anzuwenden. Augenschutz und Schutzkleidung müssen beim Verrichten von die Augen oder die Haut schädigenden Arbeiten benutzt werden. Die Arbeitskleidung muß zweckentsprechend sein. Alkoholgenuß während der Arbeitszeit (einschl. der Pausen) ist verboten.

Für die Errichtung und den Betrieb elektrischer Starkstromanlagen sind die Vorschriften des Verbandes Deutscher Elektrotechniker maßgebend. Die Anlagen sind den UVV. entsprechend anzulegen.

Für Tuberkulose- und andere Infektionskrankenanstalten ist das Personal nach dem Gesundheitszustand auszuwählen und zu überwachen. Es ist vor Dienstantritt an Hand der vom Reichstub.-Ausschuß herausgegebenen „Anweisung zur Verhütung der Ansteckung mit Tuberkulose für in Anstalten tätige Krankenpflegepersonen" über die Verbreitungswege der Tuberkulose eingehend zu belehren. Die Unterkunftsräume sowie Nahrung und Wäsche des Personals müssen von denen der Kranken getrennt sein. Schutzkleidung, Wascheinrichtungen mit fließendem Wasser müs-

Frage:	**Antwort:**

Frage:

116. Welches sind die Anweisungen zur Verhütung der Ansteckung mit **Tuberkulose** für in Anstalten tätige Krankenpflegepersonen (vgl. Seite 185, Z. 51).

117. Was besagt die UVV. für **pathologisch-anatomische** Betriebe und für **bakteriologische Laboratorien?**

Antwort:

sen vorhanden sein. Krankenwäsche und -geschirr müssen bei der Reinigung desinfiziert, die infektiösen Ausscheidungen verbrannt oder desinfiziert werden.

Zum Schutze gegen Ansteckung durch Auswurf sind mit Deckel versehene Spucktöpfe, Taschenspuckflaschen von den Kranken zu benutzen. Der Auswurf muß desinfiziert werden. Schutzkleidung bei Reinigung der Spuckgefäße erforderlich. Zum Schutze gegen Sprechtröpfchen muß sich die pflegende Person um Armeslänge vom Kranken beim Sprechen entfernt halten. Zum Schutze gegen die Hustentröpfchen muß der Kranke beim Husten eine Narkosemaske, die mit Leinwand bespannt ist, vor den Mund halten.

Zum Schutz gegen Ansteckung durch Staub (eingetrocknete Hustentröpfchen) Bettwäsche mindestens aller 2 Wochen wechseln, sofort in 5% Alkalysollösung legen. Hustenmasken und Schutztücher der Pflegepersonen sind täglich zu wechseln und zu desinfizieren.

Der Stuhl muß 4 Stunden mit 5%iger Alkalysollösung desinfiziert werden, ehe er in das Klosett kommt. Zum Schutz gegen Ansteckung durch Harn ist darauf zu achten, daß beim Entleeren der Harngefäße der Inhalt nicht verspritzt wird.

Bei Sektionstätigkeit ist auf zweckentsprechende Schutzkleidung, Desinfektion der Leichenwäsche, der Räume und Geräte zu achten. Hautschädigungen sind sofort ärztlich zu behandeln. Fließend Wasser und Einrichtungen zum Desinfizieren müssen vorhanden sein. Essen, Trinken und Rauchen in den Räumen, in denen mit infektiösem, für den Menschen pathogenem Material gearbeitet wird, ist verboten.

Die Tafel: „Besondere Maßnahmen bei Infektionen mit verschiedenen Erregern nach Dr. F. v. Gutfeld" ist in den Arbeitsräumen der bakteriologischen Laboratorien aufzuhängen. Infektionen sind dem Betriebsleiter sofort zu melden. Pipetten dürfen nicht in den Mund genommen werden. Zentrifugendeckel fest schließen.

Frage:

Antwort:

118. Wie müssen die **Desinfektionsbetriebe** angelegt sein?

Die reinen und unreinen Räume müssen gut getrennt und die Wände und Fußböden glatt sein. Vor dem Betreten der unreinen Räume ist besondere (waschbare) Kleidung anzulegen. Desinfektionsflüssigkeiten müssen bereitstehen.

119. Welche Vorschriften gelten für **Bestrahlungsbetriebe?**

Für die Einrichtung von Röntgenanlagen gelten die „Vorschriften für den Hochspannungsschutz und den Strahlenschutz in medizinischen Röntgenanlagen“ der deutschen Röntgengesellschaft. Der Hersteller muß dem Betriebsführer schriftlich bescheinigen, daß die Bauvorschriften innegehalten worden sind. Für den Betrieb der Röntgenanlagen, sowie für Verwendung und Aufbewahrung von Röntgenfilmen gelten die Vorschriften der deutschen Röntgengesellschaft (DIN Rönt 1, 23).

120. Welche Vorschriften gelten für **elektromedizinische** Anlagen?

Elektro-medizinische Anlagen müssen so angelegt sein, daß die Personen vor Stromübergang, Splitter, Funken geschützt sind. Schutz bei Hochspannung, Kennzeichen von Schalt- und Hebelstellungen sind erforderlich.

121. Welche Vorschriften gelten für **Betriebe der Zahnheilkunde?**

Quecksilber und Zyanverbindungen sind sorgfältig unter Verschluß zu halten. Quecksilberabfälle sind sofort zu beseitigen. Beim Anrühren von Giftstoffen Hände bekleiden.

122. Was ist bei giftigen Gasen und Dämpfen zu beachten?

Schutzmaßnahmen sind zu treffen beim Betreten von Räumen, Befahren von Apparaten, bei Gefäßen, Kanälen, Gruben usw., in denen sich giftige, betäubende oder nicht atembare Gase oder Dämpfe ansammeln können. Als gefährlich sind hauptsächlich die nachstehenden Gase, Dämpfe und Stoffe anzusehen:

Alkaloide, Ammoniakgas, Anilin, Nitro- und Amidoverbindungen, Arsenverbindungen, Äther, Azetylengas, Benzin, Benzol, Chlorate und Bromate, Chromate, Zyanwasserstoff, Dämpfe, die narkotische Wirkung auslösen, Fluorwasserstoff, Formaldehyd, Kohlenoxyd, Kohlensäure, Leuchtgas und Ölgas, Phosgen, Quecksilberverbindungen, Schwefelverbindungen, Sumpfgas und Wasserstoff.

123. Was ist bei Betriebsunfällen zu beachten?

Der Betriebsführer sorgt für erste Hilfe, wenn notwendig Zuziehung des Arztes oder Beförderung des Verunglückten in eine Heilanstalt. Die Tafel für erste Hilfe ist in jedem Betrieb aufzuhängen. Verbandszeug, Beförderungsmittel und Rettungs-

Frage:	**Antwort:**
	geräte sind bereitzuhalten. Vorgebildete Betriebshelfer müssen zu Hilfe stehen. Der Versicherte hat bei einem Unglücksfall dem Betrieb gegenüber Meldepflicht und die Pflicht, sich behandeln zu lassen. Ist der Verletzte vom Arzt behandelt worden und länger als drei Tage arbeitsunfähig gewesen, muß der Arzt die Arbeitsfähigkeit erst festgestellt haben, ehe er zur Arbeit wieder zugelassen wird.
124. Welche Ausführungsbestimmungen gibt es ?	Die Berufsgenossenschaft kann auf Antrag des Betriebsführers im Einzelfalle Abweichungen von den Vorschriften widerruflich genehmigen, ebenso, wenn es der Unfallschutz erfordert, besondere Maßnahmen treffen.

I. Aufgaben zur praktischen Ausführung.

1. Die während der **selbständigen Pflege eines Kranken** (einschließlich einer Nachtwache) gemachten Beobachtungen sind in einem schriftlichen Bericht niederzulegen, und zwar sind Temperatur, Puls, Atmung, Ausleerungen, ärztliche Verordnungen, das allgemeine Verhalten des Kranken, sowie etwaige besondere Vorkommnisse in der Niederschrift zu verzeichnen. Bei sog. Examenswachen gehört noch die Krankenvorgeschichte dazu.

Es ist (in der Prüfung!) nach Möglichkeit zu demonstrieren, beispielsweise:

2. das Pulszählen, Zählen der Atmung, Messen der Körperwärme in der Achselhöhle und im After (Ziffer 1—37, Seite 35—39),
3. die Waschung der Kranken an Gesicht, Hals und Händen; Mundpflege bei Schwerkranken (Seite 89),
4. die Ganzwaschung des im Bett liegenden Kranken (28, Seite 89),
5. das Verabreichen der Kost und Füttern des Schwerkranken (S. 77),
6. das Wechseln der Leibwäsche des Kranken (Seite 90),
7. das Umbetten eines Kranken durch zwei Pfleger (Seite 91),
8. die Beförderung des Kranken auf einer Trage einen längeren Weg und eine Treppe hinauf und hinab (Seite 92),
9. die genaue Untersuchung des Urins (Seite 39—43), Laboratoriumsarbeiten: Das Färben von Objektträgerausstrichen (75—77, S. 45), Bestimmung der Blutsenkungsgeschwindigkeit (81, Seite 46);

die Ausführung ärztlicher Verordnungen:

10. das Verabreichen von Pulver (ersetzt durch Zucker) in Oblaten, von Pillen und Tabletten (3—8, Seite 99),
11. das Verabreichen von flüssigen Arzneien in Tropfen (9—12, Seite 100),
12. das Bereiten eines Teeaufgusses (13, Seite 100),
13. das Inhalierenlassen (26, Seite 101),
14. das Einreiben mit öliger und spirituöser Flüssigkeit (62, Seite 106),
15. die Spülung der Nase (44, Seite 104),
16. das Ausspritzen und Einträufeln ins Ohr (36, Seite 102),
17. das Einträufeln ins Auge (33—37, Seite 102),
18. ein Einlauf, ein Nährklystier, ein Kontrastbreieinlauf zu Röntgendarmaufnahmen (48—56, Seite 104—105),
19. das Einführen eines Stuhlzäpfchens (24—25, Seite 101),

20. womöglich das Katheterisieren eines Mannes durch den Pfleger, einer Frau durch die Pflegerin (29, Seite 97),
21. das trockene Schröpfen, womöglich auch Blutegel setzen (70—77, S. 106),
22. das Anlegen der Staubinde nach Prof. Bier (78—81, Seite 107),
23. der Gebrauch der Saugglocke bei eiternden Wunden und antiseptischer feuchter Verband (82, Seite 108),
24. das Elektrisieren mit dem galvanischen und faradischen Apparat, Diathermiebehandlung, das Anstellen der künstlichen Höhensonne (83, 84, Seite 108),
25. das Ausführen von Massagen und Krankengymnastik (85—90, Seite 108),
26. das Anlegen von Bindenverbänden an Kopf, Rumpf und Gliedmaßen (Seite 125),
27. die Verwendung der Verbandtücher (76, Seite 126);

die Hilfeleistung bei der Wasserbehandlung und Badepflege:

28. das Anlegen eines hydropathischen Umschlags an den Gliedmaßen (113—116, Seite 111),
29. das Anlegen eines Prießnitzschen Umschlags um die Brust (117, S. 112),
30. die feuchte oder trockene Einwickelung des Kranken (105, Seite 110),
31. die kalte Abreibung (108, S. 111),
32. die Anwendung von Güssen, der schottischen und der Wechseldusche (103—104, Seite 110),
33. die Vorbereitung eines Vollbades (136, Seite 114),
34. die Vorbereitung eines Teilbades (Armseifenbad),
35. die Hilfeleistung beim Hinführen des Kranken zum Bad, beim Hineinsteigen oder Hineinheben eines unbeweglichen Kranken,
36. die Ausführung des Heißluftbades für sitzende Kranke (131, S. 113),
37. desgl. die für den im Bett Liegenden (133, S. 113),
38. die Verabreichung eines örtlichen Heißluftbades (134, Seite 113),
39. womöglich die eines Sandbades (128, Seite 113),
40. die Vorbereitung und Verabreichung von Breiumschlägen (119, S. 112),
41. von Thermophoren und elektrischen Heizkissen (122, S. 112),
42. das Füllen und Auflegen eines Eisbeutels (124—126, Seite 113),
43. das Anlegen und Regulieren der Kühl- oder Wärmschlangen (127, S. 113),
44. die Ausführung einer Bähung und wenn möglich des allgemeinen Dampfbades (123, Seite 112);

die Vorbereitung zu kleineren ärztlichen Eingriffen:

45. zur Injektion (17, Seite 96),
46. zur Punktion und Probepunktion (18, Seite 96),
47. zum Magenaushebern und Spülen (23—25, Seite 97),
48. zum Aderlaß (26, Seite 97),
49. zum Luftröhrenschnitt (28, Seite 97);

die Hilfeleistung bei Operationen:

50. die vorschriftsmäßige Händedesinfektion (22, Seite 119),
51. das Auskochen der Instrumente usw. (19, Seite 118),

52. das Sterilisieren der Verbandstoffe im Wasserdampf (15, 16, S. 118),
53. das Herrichten eines Operationstisches im Privathaus (11, Seite 117),
54. das Zureichen der Instrumente mit Namen, des Nähmaterials und der Verbandstoffe (25, Seite 120),
55. das Desinfizieren des Operationsfeldes (24, Seite 120);

die Hilfe bei der Betäubung:

56. das örtliche Unempfindlichmachen durch Chloräthyl (31, Seite 121),
57. die Vorbereitung der Einatmungsnarkose (32, Seite 121),
58. das Auftropfen des Chloroforms auf die Maske, des Äthers in die Maske,
59. die Ausführung des Ätherrausches (36, Seite 122),
60. die Beobachtung der Augen, des Pulses, der Atmung (37, Seite 122),
61. die Ausführung der Kochsalzinfusion (21, 22, Seite 96);

die Hilfe beim Verband:

62. das Halten von Gliedmaßen (45—50, Seite 91),
63. die Vorbereitung des Gipsverbandes und Zureichen der gebrauchsfertigen Gipsbinden (91—95, Seite 128),
64. die Vorbereitung und Hilfe beim Heftpflaster- oder Mastixzugverband einschließlich Polsterung der Lagerungsschiene (81—89, S. 127);

die erste Hilfe bei Unglücksfällen:

65. das Abziehen des unteren Augenlides und Umkrempeln des oberen zum Zwecke der Entfernung eines angenommenen Fremdkörpers,
66. die Stillung einer äußeren Blutung durch Hochheben oder Lagern des Gliedes (79, Seite 138),
67. die Stillung einer äußeren Blutung durch Wunddruckverband,
68. die Stillung einer äußeren Blutung durch Abdrücken der zuführenden Schlagader (80, Seite 138),
69. die Stillung einer äußeren Blutung durch Umschnürung des Gliedes oberhalb der Wunde (81—82, Seite 138),
70. die Lagerung eines Ohnmächtigen und Wiederbelebungsversuche (94, 95, Seite 139),
71. die Ausführung der künstlichen Atmung (96, Seite 140),
72. die Behandlung eines Ertrunkenen (97, Seite 140),
73. das Verbinden einer Schußwunde mit dem Verbandpäckchen,
74. die selbständige Versorgung eines komplizierten Beinbruches,
75. die Krankenbeförderung und Herstellung einer Nottrage (51—62, S. 92);

die bei der Pflege eines ansteckenden Kranken notwendige Desinfektion:

76. des Auswurfs des Kranken (31,8—33, Seite 153, 154),
77. die des Stuhles und Urins (34, Seite 154),
78. die Reinigung der Waschbecken, Nachtgeschirre usw. (37, Seite 154),
79. die Desinfektion der Bett- und Leibwäsche ansteckender Kranker (39, Seite 154),
80. die Desinfektion beschmutzter Hände (41, Seite 155),

81. das Abreiben der Tapeten, Abscheuern der Gegenstände, die nicht im Wasserdampf desinfiziert werden können (45, S. 155; 26, S. 151),
82. die Desinfektion von Pelzsachen, Bürsten und Lederzeug (22—24, S. 151),
83. die Desinfektion des Eßgeschirrs (38, S. 154),
84. die Zimmerdesinfektion mit Formaldehydgas (42—44, Seite 155),
85. die Desinfektion in Aborten (55, 56, Seite 86).

Überdies von weiblichen Personen: Säuglingspflege:

86. Versorgung der Wöchnerin (25, Seite 164),
87. Anlegen des Säuglings an die Brust (15—21, Seite 168),
88. Baden des Säuglings, Wickeln usw. (49—51, Seite 172; 5, Seite 167),
89. Fertigmachen der Milchflasche (38—46, Seite 171),
90. Herstellung der Zucker-Schleim- oder Zucker-Mehl-Abkochung und der Buttermehlnahrung (31, 32, Seite 170),
91. Zubereitung einer Rohkostplatte (S. 74, 75) und verschiedener Krankenspeisen (S. 77—79);

Pflege Geisteskranker:

92. Bericht des Pflegers über Beobachtung am Geisteskranken,
93. Handgriffe zum Festhalten unruhiger oder erregter Kranker (16, S. 158)

II. Wie entfernt man Arznei- und andere Flecke?

Alkaliflecke. Das beschmutzte Tuch wird mit verdünnter Essigsäure und nachher mit viel Wasser ausgewaschen.

Anilinfarbe (z. B. Methylenblau, Gentianaviolett). Auswaschen mit Eau de Javelle oder mit verdünnter Salzsäure und sorgfältiges Nachwaschen mit Wasser hilft meistens. Sehr hartnäckige Farbflecke werden mehrere Stunden lang in 0,1 proz. Kaliumpermanganatlösung belassen und mit Wasser bzw. Oxalsäurelösung nachbehandelt.

Blut. Alte Blutflecke, die sich mit Wasser und Seife nicht entfernen lassen, behandelt man mit einer warmen 20proz. Kleesalzlösung und spült mit heißem Wasser nach.

Brandflecke. Mit kaltem Wasser anfeuchten, mit Salz bestreuen und in die Sonne legen.

Chrysarobinflecke. Man wäscht am besten mit Benzol, Chloroform oder absolutem Alkohol aus. Erwärmen verstärkt die Wirkung, doch Vorsicht wegen der Feuersgefahr!

Eisenflecke. Sehr konzentrierte Lösungen von Kaliumbioxalat oder Zitronensäure helfen meistens. Mit Wasser gut nachwaschen!

Entwicklerflecke, photographische. Sind die Flecke nicht allzu alt, so lassen sie sich meist ziemlich vollständig entfernen durch längeres Behandeln mit einer Klärlösung. Und zwar: 20 g Thiocarbamid, 20 g Alaun, 5 g Zitronensäure, auf 1000 ccm Wasser. Nach 2—5 Minuten soll die Entfärbung vollzogen sein.

Ältere Entwicklerflecke sucht man mit rotem Blutlaugensalz und unterschwefligsaurem Natron (Fixiernatron) zu entfernen, indem man die beschmutzte Wäsche (etwa 4 weiße Mäntel) in ein Waschfäßchen bringt, das ca. 70 g rotes Blutlaugensalz und 500 g Fixiernatron auf etwa 20 Liter Wasser enthält. In dieser zitronengelben Lösung wird die Wäsche eingeweicht, dann werden die Flecke verrieben, die Wäsche gespült und zuletzt noch gekocht. Rostflecke sind vorher mit Bitterkleesalz zu entfernen.

Fettflecke. Mit Tetrachlorkohlenstoff oder Benzin ausreiben oder mit Filtrierpapier oder Löschblatt ausbügeln oder mit warmem Seifenwasser auswaschen unter Zusatz von Laventin K. B.

Harzflecke. Harz läßt sich mit 96 proz. Spiritus auswaschen oder mit Terpentinöl.

Goldflecke. Konzentrierte Zyankalilösung entfernt die Flecke schnell. Es muß gut nachgewaschen werden!

Höllenstein. Betupfen mit Jodtinktur (Lugolscher Lösung), trocknen lassen, dann nachwaschen in Salmiakgeist.

Ichthyolflecke. Die Wäsche wird mit warmem Seifenwasser ausgewaschen.

Jodflecke. Befeuchten der Flecke mit 10 proz. Ammoniak oder 10 proz. Natriumthiosulfatlösung.

Kaffeeflecke. Mit Glyzerin betupfen oder in Kochsalzlösung waschen.

Kakaoflecke. In Wasser mit einigen Tropfen Salmiakgeist auswaschen.

Kaliumpermanganatflecke. Behandlung mit 5 proz. Schwefelammonium und gutes Nachwaschen mit Wasser läßt die Flecke sofort verschwinden.

Obstflecke werden mit lauwarmer Milch ausgewaschen oder mit schwach angesäuerter Natriumbisulfitlösung, oder Beträufeln mit Zitronensaft.

Perubalsamflecke sind sehr schwer zu entfernen. Manchmal hilft Behandlung mit Chloroform.

Pikrinsäureflecke. Die Flecke werden etwa eine Minute lang mit Schwefelleberlösung behandelt und dann mit Wasser gut nachgewaschen.

Pyrogallolflecke. Frische Flecke werden so lange mit heißer 5- bis 10 proz. Ferrosulfatlösung behandelt, bis sie tiefschwarzblau geworden sind. Nach Auswaschen mit Wasser entfärbt man mit Kaliumbioxalatlösung und spült gut mit Wasser nach. Alte Flecke sind meist nicht mehr zu beeinflussen.

Resorcinflecke. Verdünnte Zitronensäurelösung!

Rhabarberflecke. Die Flecke sind meist sehr hartnäckig und lassen sich höchstens durch warmes Benzol beeinflussen. Vorsicht wegen Feuersgefahr!

Rivanolflecke. a) Aus Baumwolle und Leinenwäsche entfernt man sie folgendermaßen: In einem Holzbottich oder emailliertem Gefäß mit so viel kalt zubereiteter Lösung von 1 g übermangansaurem Kali und $^1/_8$ Liter Essig auf je 1 Liter Wasser gibt man so viel Wäsche, als man unbehindert darin bewegen kann, für 3—4 Stunden; zeitweilig umrühren und gut in Wasser nachspülen. Die durch Manganoxyd gebräunte Faser wird wieder weiß in Natriumbisulfitlösung (40 g Natriumbisulfitsalz auf je 1 Liter Wasser). Die Bisulfitspuren werden beseitigt, indem die Wäsche kurz in ein verdünntes Säurebad gelegt wird (halb Essig, halb Wasser); gut nachspülen.

b) Aus Wolle, Kunstwolle, Halbwolle. Die Wäsche wird $^1/_2$ Stunde lang in einem Holzbottich mit kochendem Wasser und pro Liter $^1/_8$ Liter Essig wiederholt umgerührt; gründlich nachspülen, nötigenfalls das Verfahren wiederholen.

Sind Rivanolflecke schon stark gebräunt und durch vorstehende Methode nicht vollständig entfernt, legt man die Wäsche nachträglich in warmes Wasser mit $^1/_2$ Liter Essig und 1 Eßlöffel Wasserstoffsuperoxyd (3 proz.) pro Liter.

Rostflecke. Sehr konzentrierte Lösungen von Kaliumbioxalat oder Zitronensäure helfen meistens. Mit Wasser gut nachspülen! Burmol bei Weißwäsche.

Rußflecke mit 20 proz. Weinsäurelösung ausreiben.

Säureflecke werden mit Ammoniak oder Sodalösung behandelt; gut mit Wasser nachwaschen.

Schweißflecke. Auswaschen mit $10^0/_0$ unterschwefligsaurem Natron. Lauwarm gut nachspülen. Abreiben mit Essiglappen, Spiritus oder Salmiakgeist.

Silberflecke (Albargin, Argentum nitricum [Höllenstein], Protargol, Targesin usw.) lassen sich, solange sie noch frisch sind, leicht mit Seifenwasser auswaschen. Ältere, bereits belichtete Flecke können durch 10 Minuten langes Behandeln mit 10 proz. Lösung von Jodkali oder mit Zyankalilösung und ein wenig Perhydrol und in nachfolgender 10—20 proz. Natriumthiosulfatlösung (Fixierbad), besser noch durch Wasserstoffsuperoxyd in Verbindung mit Ammoniak oder mittels Ammoniumpersulfat entfernt werden.

Höllensteinflecke auf der Haut werden durch eine wäßrige Lösung von 10 proz. Sublimat und 10 proz. Ammoniumchlorid entfernt.

Stockflecke. Chlorwasser aus 125 g Chlorkalk, 250 g Klaubersalz, 2 Liter Wasser. Flüssigkeit stehen lassen. Mit untermangansaurem Kali oder Salmiakgeist und Kochsalz spülen.

Tanninflecke werden mit Bleiessig behandelt.

Teeflecke. Wie Kaffeeflecke behandeln oder Fleck über einer Schüssel mit kochendem Wasser begießen.

Teerflecke. Seifenwasser oder Terpentinöl führt meistens zum Ziel. Der letzte Rest wird mit Benzin oder Spiritus entfernt.

Tintenflecke. Flecke von Eisengallustinte wie Rostflecke. Flecke von Anilintinte mit Eau de Javelle wie bei Anilinfarben angegeben. Zitronensaft. Rote Tinte mit kaltem Chlorwasser.

Trypaflavinflecke. a) Weißes Leinen und Baumwollstoffe: Die Wäsche wird in der üblichen Weise eingeweicht, abgeseift, durchgespült und dann in einem Kessel mit einer Lösung, die pro Liter 25 g Aflavol enthält, $^1/_4$ Stunde lang gekocht; dann in der üblichen Weise weiterwaschen.

b) Aus wollenen Kleidern: Wesentlich ist, daß die Flecke entfernt werden, ehe sie eintrocknen. Es genügt gewöhnlich Wasser und Seife. Sind die Flecke eingetrocknet, wird zunächst mit warmem Wasser, dann mit einer Lösung von 1 Eßlöffel Salzsäure auf 10 Liter Wasser von 50⁰ C Wärme $^1/_4$ Stunde lang unter kräftigem Umrühren ausgewaschen. Möglichst weiches Wasser (destilliertes, abgekochtes oder Regenwasser) dazu verwenden.

Tumenolflecke werden mühelos mit Seifenwasser entfernt.

Vioformflecke. Die Wäsche wird 2 Stunden lang in 2 proz. Essigsäurelösung eingeweicht und nach Ausspülen und Auswringen 1 Stunde lang mit 2 proz. Natriumthiosulfatlösung behandelt. Dann wäscht man gut nach und kocht schließlich 10 Minuten lang in Seifenwasser.

Als a l l g e m e i n e Fleckenreinigungsmittel haben sich Spektrol und besonders Rekurd recht gut bewährt.

Alphabetisches Stichwortverzeichnis und Fremdwörterverdeutschung.

(Die Zahlen bedeuten die Seiten.)